Dr. Libby Weaver
Stoffwechsel-Kick.
Power-Rezepte zum Abnehmen

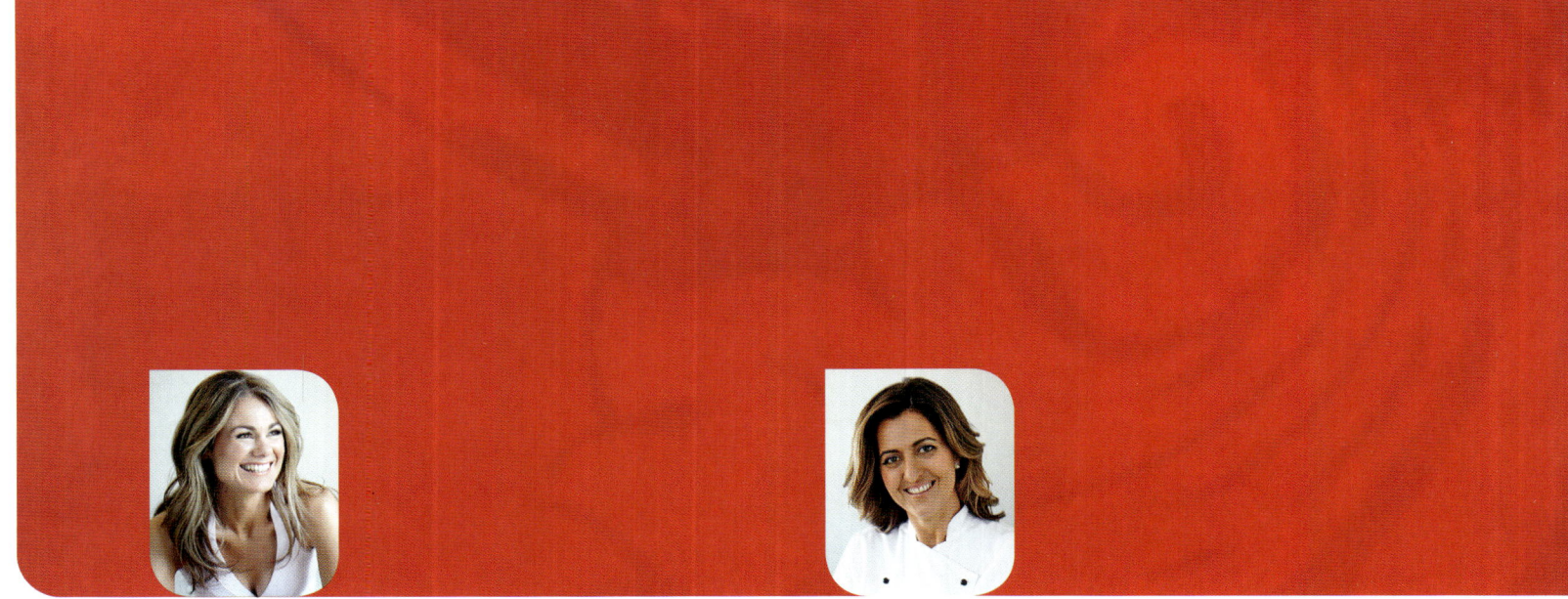

**Dr. Libby Weaver** gehört zu Australiens erfolgreichsten Bestseller-Autoren und Referenten im Bereich Ernährung. Die studierte Ernährungswissenschaftlerin und Biochemikerin schafft es, selbst die kompliziertesten Vorgänge für jedermann verständlich aufzubereiten. Ihre Gesundheitsbotschaften mit ganzheitlichem Ansatz sind weltweit von Bedeutung. Ihre Mission ist es, Menschen davon zu überzeugen, Verantwortung für ihre Gesundheit und ihr Glück zu übernehmen. Erfahren Sie mehr im Abschnitt »Mehr über die Autorinnen« ( Seite 173).

**Cynthia Louise** ist Chefköchin, Referentin, Coach und Ernährungsberaterin. Sie legt ihren Fokus auf echte, vollwertige Lebensmittel, wie sie von der Natur geschaffen sind, um sie zu Mahlzeiten zu verarbeiten, die jedem schmecken. Ihre Berufung fand sie in der individuellen Beratung und nun hilft sie Menschen dabei, einfache Gerichte für die ganze Familie zu entwickeln. Mit Dr. Libby teilt sie den Wunsch, Menschen bei der Umsetzung der richtigen Ernährung zu unterstützen. Erfahren Sie mehr im Abschnitt »Mehr über die Autorinnen« (Seite 173).

Dr. Libby Weaver

# Stoffwechsel-Kick

Power-Rezepte zum Abnehmen

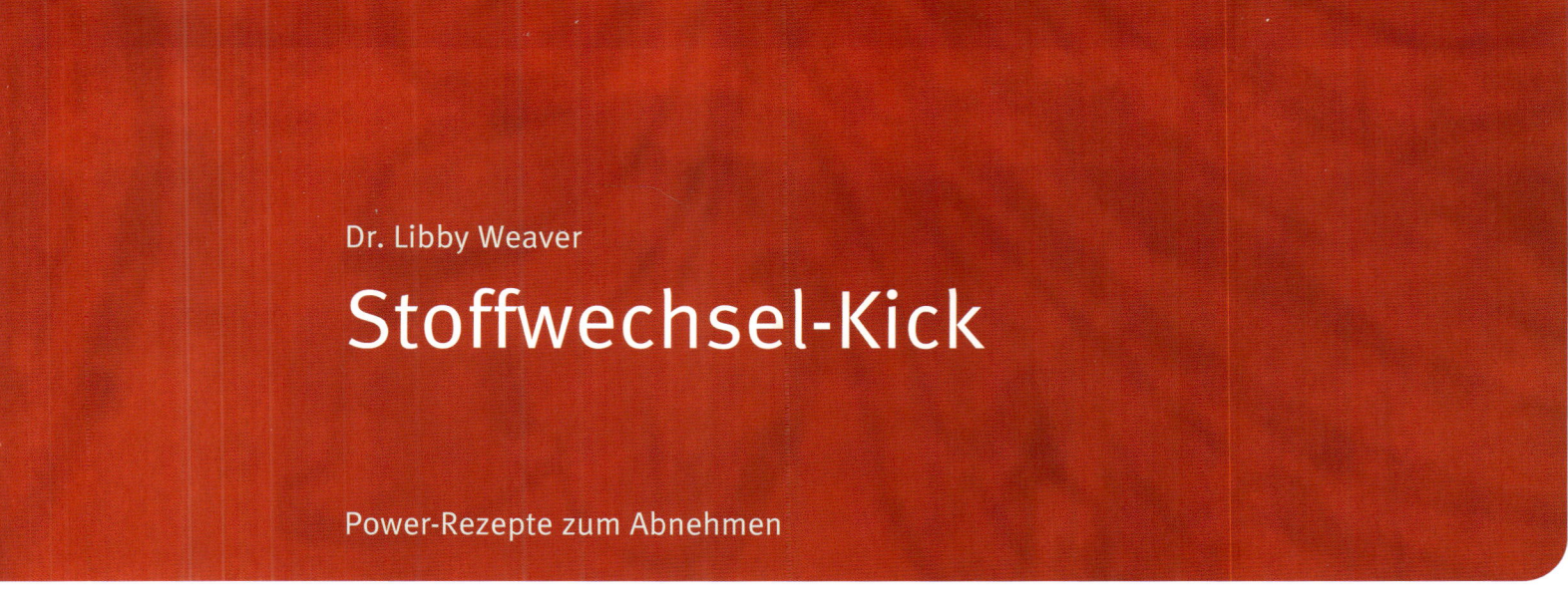

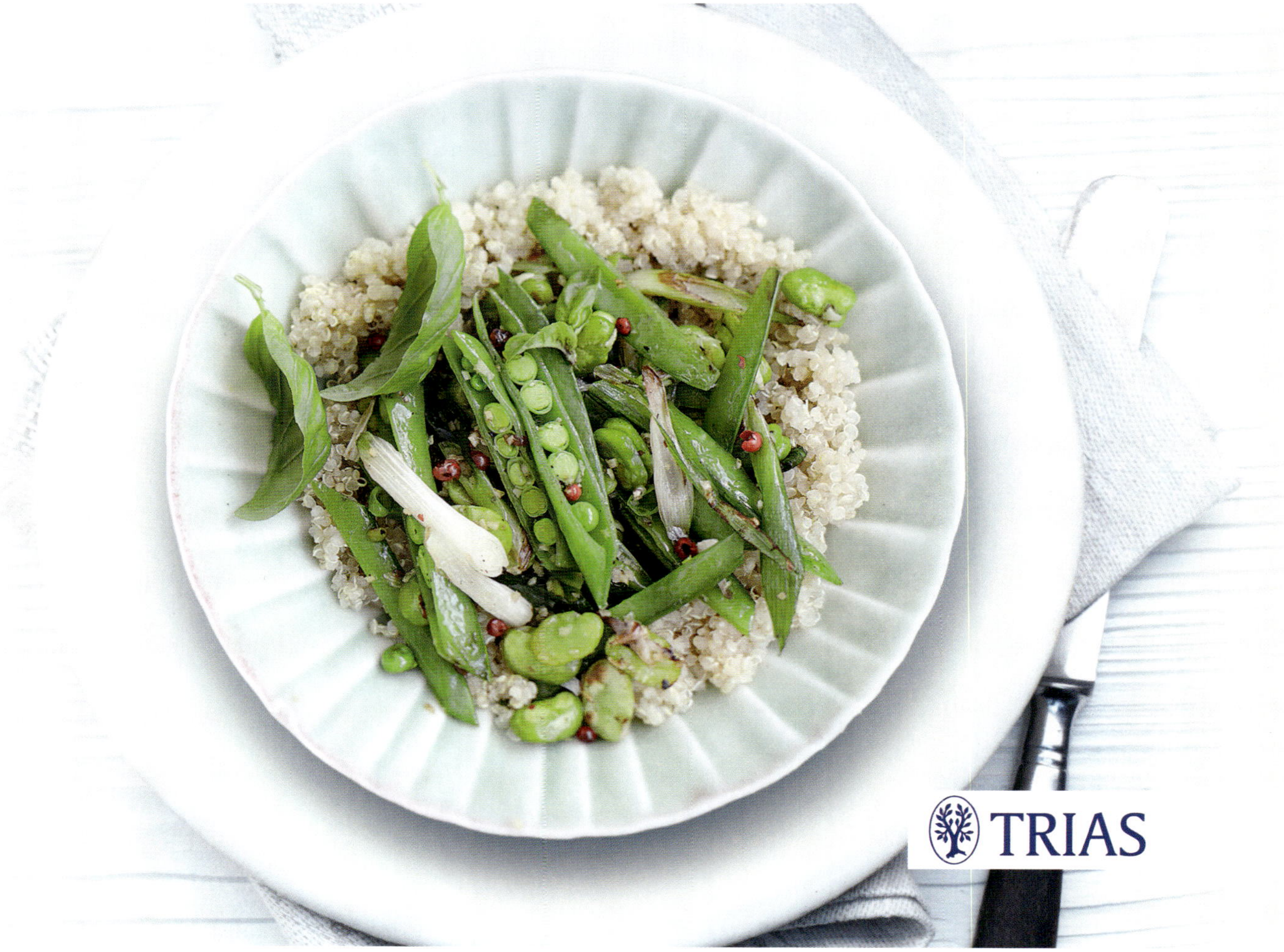

TRIAS

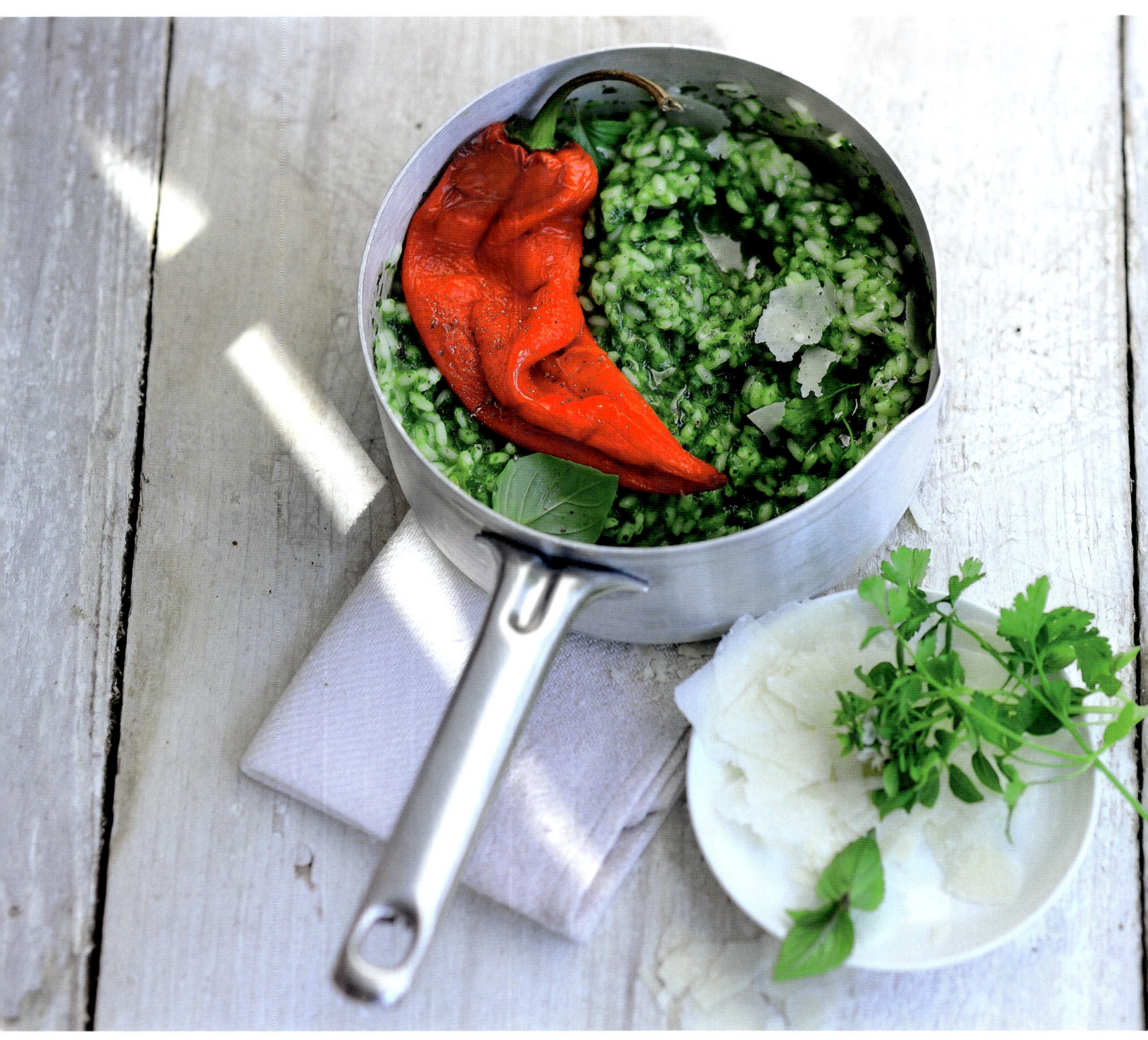

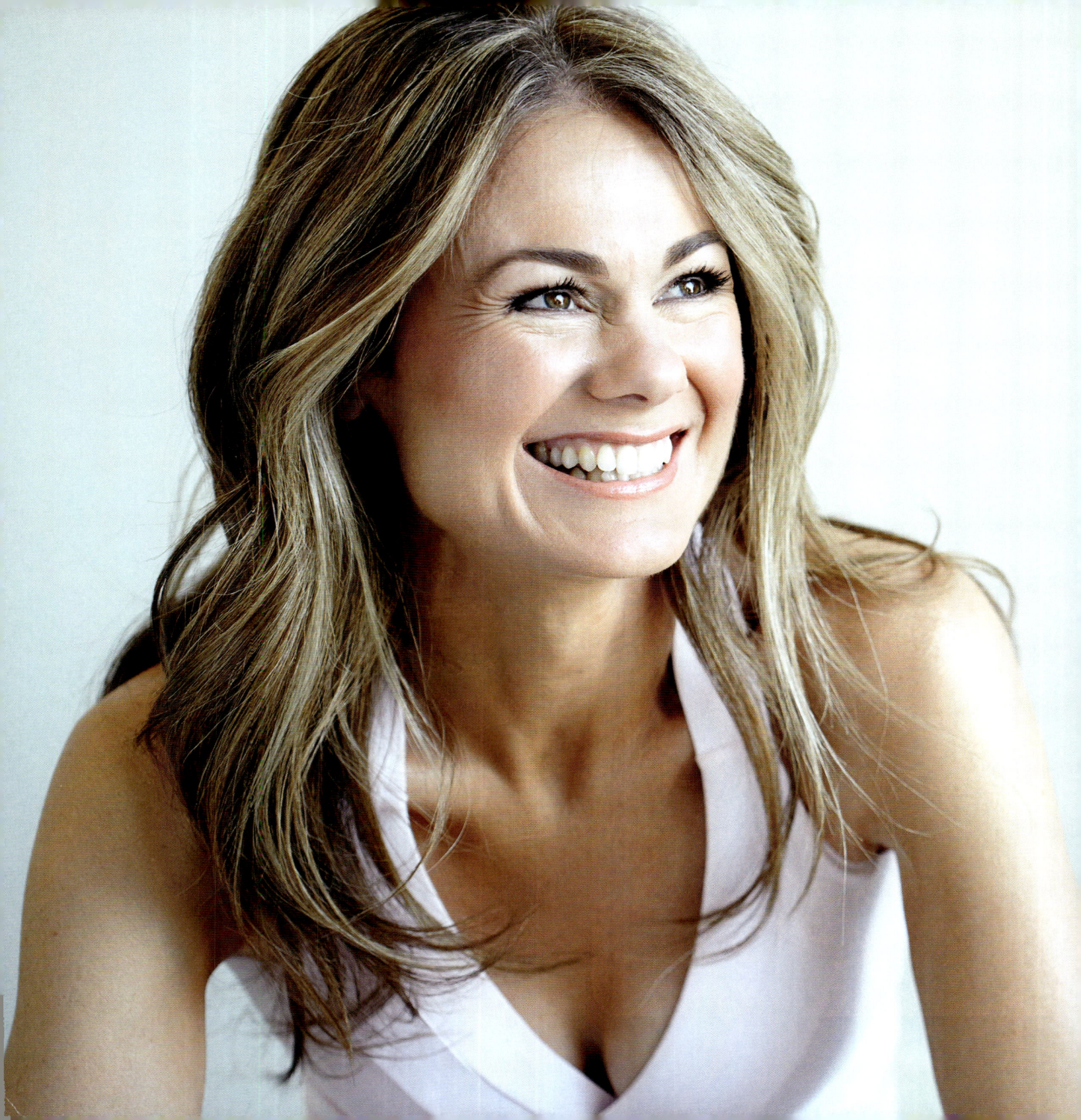

Ich sehe meine Aufgabe darin, zu bilden und zu motivieren, dadurch die Menschen gesünder und glücklicher zu machen und so einen Schneeballeffekt auszulösen, der die Welt verändern kann.

Dr. Libby Weaver

# Zu diesem Buch

*All den hochgeschätzten Menschen gewidmet, die es auf ihrem Teller ergrünen lassen wollen …*
*Dieses Buch ist für euch.*

Die Ernährung gehört fraglos zu den meistdiskutierten Themen im großen Gesundheitsrummel. Doch leider sind viele Menschen, die sich auf die Suche nach neuen Konzepten zum Abnehmen oder zur Verbesserung ihrer Ernährung und damit auch ihrer Gesundheit begeben, nicht selten unzureichend informiert.

Was ist die gesündeste Ernährungsform? Zu dieser Frage kursieren die unterschiedlichsten, manchmal auch abenteuerlichsten Theorien. Viele meiner Patienten schätzen einen hohen Anteil pflanzlicher Lebensmittel auf ihrem Speiseplan und wünschen sich Ideen für schnelle und leckere Mahlzeiten. Als mir das bewusst wurde und ich darüber hinaus immer wieder gefragt wurde, wie man die vielen Anregungen aus meinem ersten Buch, »Stoffwechsel-Geheimnis«, in der täglichen Ernährung praktisch umsetzt, war es nur der nächste logische Schritt, solche Rezepte mit meinem persönlichen Gütesiegel zu entwickeln.

Eine wichtige Voraussetzung war für mich dabei, mit den Rezepten möglichst viele Menschen anzusprechen – angefangen bei vielbeschäftigten Müttern über Teenager bis hin zu denjenigen, die abnehmen und ihr Gewicht halten wollen. Kurzum: ein Kochbuch für einfach jeden, der seine Ernährung verbessern und seinen Stoffwechsel anregen will. Es sollte um gutes, unverfälschtes Essen gehen, wie es wirklich jeder zubereiten kann. Die Gerichte in diesem Buch stecken voller Superfood – die Lebensmittel haben eine hohe Nährstoffdichte, das heißt eine große Menge Vitalstoffe bei einem vergleichsweise geringen Kaloriengehalt, und stecken dabei voller herrlicher Aromen. Wer möchte, bekommt in den überwiegend vegetarischen und veganen Rezepten Tipps zur Anreicherung mit tierischen Proteinen.

Dass eine Ernährung auf pflanzlicher Basis viele gesundheitliche Vorteile hat, wurde bereits durch zahlreiche wissenschaftliche Studien bestätigt. Dabei ist die wohl eindrucksvollste, bekannteste und gleichzeitig nachvollziehbarste die sogenannte »China-Studie«. Die positiven Effekte einer pflanzlichen Ernährung auf den Gesundheitszustand werden auf viele Mechanismen zurückgeführt, unter anderem auf die Wirkung von Antioxidanzien.

Unser Konzept legt den Fokus auf natürliche, »echte« Nahrung – sprich Lebensmittel, wie sie in der Natur vorkommen, die möglichst unverarbeitet verwendet werden, damit sie nichts oder nur wenig von ihren Vitaminen und Mineralstoffen einbüßen … kurz und gut: Lebensmittel, die ihrem Namen gerecht werden, weil sie uns am Leben halten.

Die Rezepte enthalten weder raffinierten Zucker noch Milch oder Milchprodukte und sie sind in den meisten Fällen glutenfrei. In wenigen Ausnahmefällen wird Dinkelmehl verwendet. Dieses kann ohne Schwierigkeiten durch glutenfreies Mehl von guter Qualität ersetzt werden. Damit sind die Rezepte für alle diejenigen geeignet, die unter den immer weiter verbreiteten Lebensmittelallergien oder -unverträglichkeiten leiden.

In das Konzept ist einerseits meine eigene Ernährungskompetenz eingeflossen, darüber hinaus aber auch die von Cynthia Louise, einer der führenden Vollwertköchinnen Australiens. Jeden Rezeptschritt habe ich selbst erprobt, immer mit meiner persönlichen Mission vor Augen, meinem starken geistigen Antrieb: Ich sehe meine Aufgabe darin, aufzuklären und zu motivieren, dadurch die Menschen gesünder und glücklicher zu machen und so einen Schneeballeffekt auszulösen, der die Welt verändern kann.

Ich möchte Menschen dazu ermutigen, mehr gute Nährstoffe aufzunehmen – und das auf eine ganz praktikable Weise. Wir alle wissen, wie schwer es ist, liebgewonnene und lange »eingeübte« Ernährungsgewohnheiten von einem Tag auf den anderen zu verändern. Das brauchen Sie auch erst einmal nicht, denn ich biete Ihnen einen schrittweisen und leichten Einstieg in eine gesündere Ernährung an. Das geht so: Wir gehen davon aus, dass Sie durchschnittlich 35 Mahlzeiten pro Woche zu sich nehmen, also drei Hauptmahlzeiten und zwei Snacks am Tag. Wenn momentan sieben dieser wöchentlichen Mahlzeiten bereits meinen Kriterien einer gesundheitssteigernden, nährstoffreichen Ernährung standhalten, müssen Sie erstmal nur drei zusätzliche Mahlzeiten pro Woche nach unserem Stoffwechsel-Prinzip zubereiten. Damit sind Sie schon bei zehn von 35 Mahlzeiten. Für die meisten Menschen ist das ganz einfach umsetzbar, und lecker ist es ohnehin. Wenn Sie also feststellen, wie leicht es ist, wöchentlich drei Mahlzeiten aus unserem Kochbuch einen Monat lang in Ihren Speiseplan einzubauen, können Sie im nächsten Monat vier weitere hinzufügen, was dann schon 14 von 35 Mahlzeiten entspricht. Und das bedeutet, dass Sie in gerade mal zwei Monaten Ihre Nährstoffzufuhr verdoppelt haben. Eine enorme Verbesserung Ihres Gesundheitszustands!

Sie sehen: Man muss nicht sein gesamtes Essverhalten mit einem Mal umkrempeln, um den Stoffwechsel anzukurbeln, sich fit zu fühlen und schlank zu werden bzw. zu bleiben. Solange weder Ihre Speisekammer noch Ihre Lebensumstände nach einer Generalüberholung rufen (und sollten sie das doch, dann hören Sie unbedingt darauf!), können auch schon kleine Veränderungen auf Sie und Ihre Familie große Auswirkungen haben.

Wenn Sie damit beginnen, mehr auf Ihre Gesundheit zu achten, sollte der Blick auf Ihre Ernährungssituation einen besonders großen Stellenwert einnehmen.

Unser Rezeptsystem deckt alle Mahlzeiten vom Frühstück bis zum Abendessen ab, es sind sogar ein paar leckere üppige Desserts dabei. Ich erkläre Ihnen natürlich auch die Gründe, aus denen ich Ihnen diese besondere Ernährungsweise ans Herz lege. Mein Motto lautet: »Wenn Sie Ihr ›Was‹ und Ihr ›Warum‹ kennen, lässt sich auch das ›Wie‹ erkennen.« Dieses Buch beinhaltet das »Was«, das »Warum« und das »Wie« und es wird die Ernährungsweise für Ihren Körper, Ihren Geist und Ihre Seele revolutionieren.

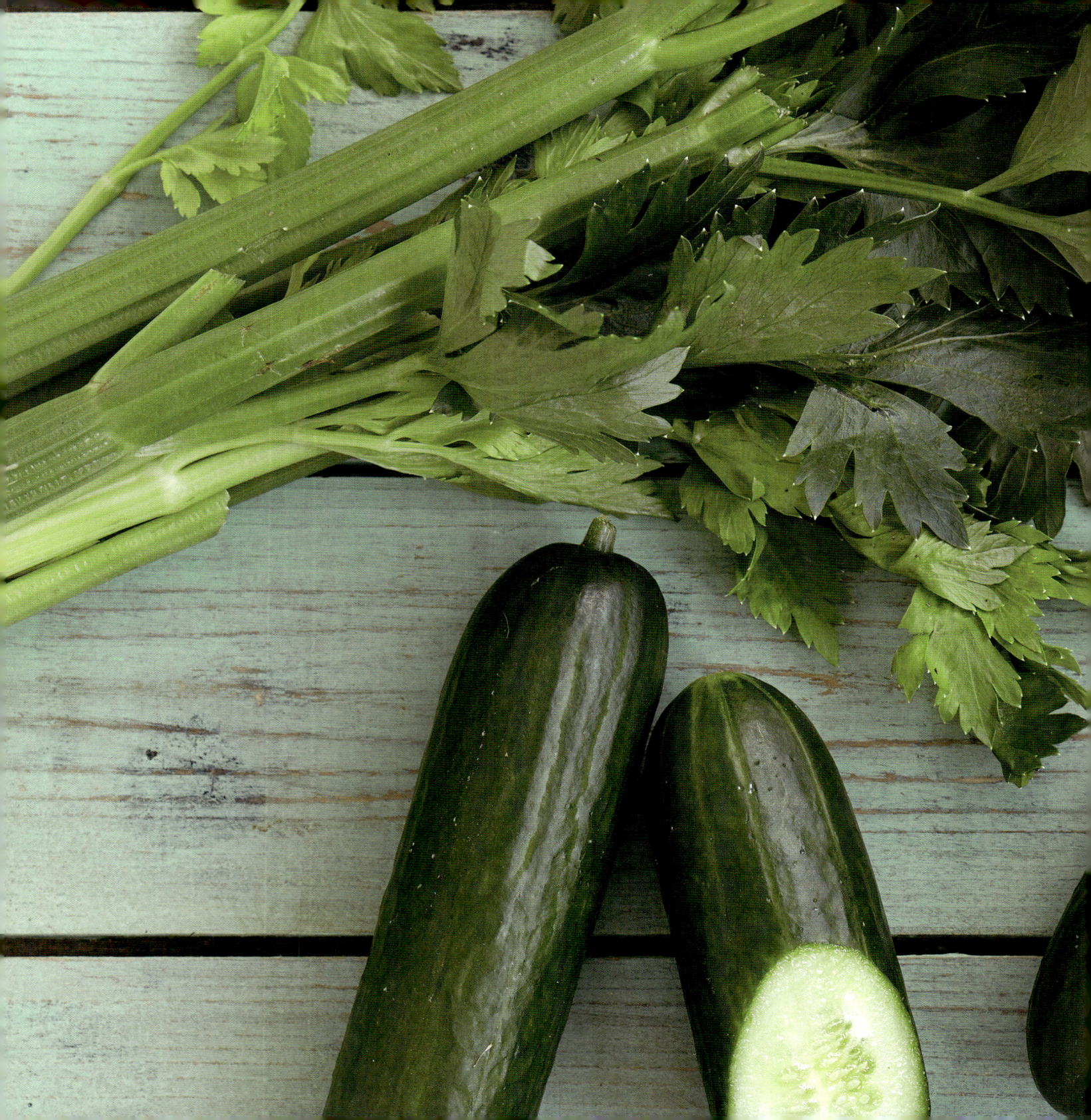

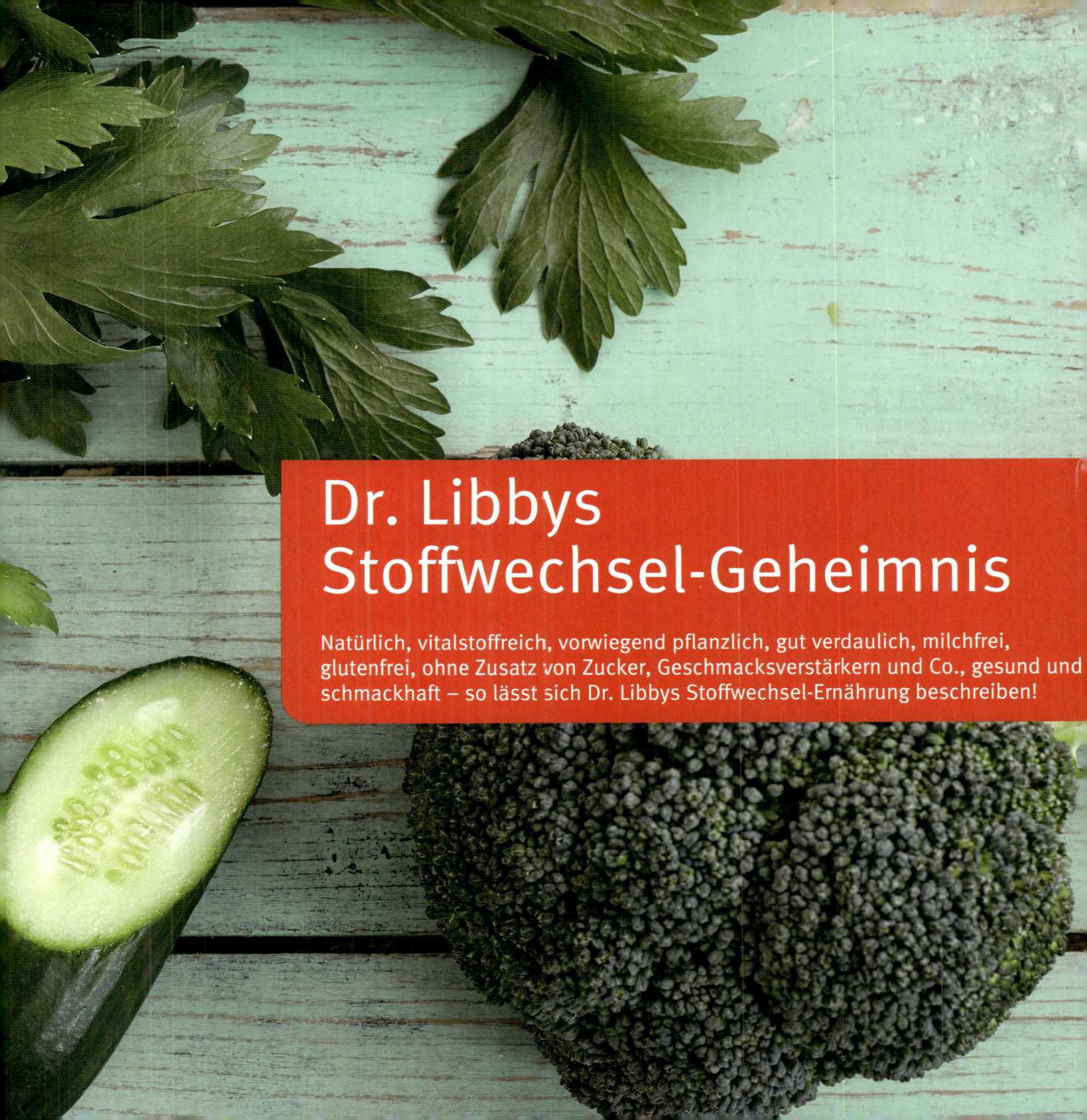

# Dr. Libbys
# Stoffwechsel-Geheimnis

Natürlich, vitalstoffreich, vorwiegend pflanzlich, gut verdaulich, milchfrei, glutenfrei, ohne Zusatz von Zucker, Geschmacksverstärkern und Co., gesund und schmackhaft – so lässt sich Dr. Libbys Stoffwechsel-Ernährung beschreiben!

# Die richtige Ernährung – so funktioniert's!

Basierend auf den 9 magischen Bausteinen zur Gewichtsabnahme, die in »Stoffwechsel-Geheimnis« genau beschrieben sind, wurde ein Ernährungskonzept entwickelt, das leicht umsetzbar ist. Es gibt nur ein paar Grundregeln, die zu beachten sind.

## Die Grundsätze im Überblick:

- Der Nährstoffgehalt der Nahrung wird durch einen hohen Anteil pflanzlicher Kost erhöht.
- Die Zufuhr synthetisch-chemischer Stoffe wird durch die Verwendung von mehr natürlichen oder Bio-Produkten verringert.
- Die Entgiftung des Körpers wird gefördert, indem einerseits leberbelastende Lebensmittel gemieden und andererseits solche Lebensmittel bevorzugt werden, die die Leberfunktion verbessern.
- Die Energieversorgung des Körpers durch die Nahrung wird gefördert, während während der Anteil jener Stoffe minimiert wird, die die Energiebereitstellung bremsen.

Diese Grundsätze werden im Folgenden genauer erläutert. Darüber hinaus wird auf die Funktionsweise des Magen-Darm-Trakts eingegangen sowie auf Tipps und Tricks hingewiesen, wie man Verdauung und Stoffwechsel ankurbelt, um sich fit und gesund zu fühlen.

## Mehr Pflanzliches, mehr Vitalstoffe

Eine gesundheitssteigernde Ernährung basiert immer auf pflanzlichen Lebensmitteln. Mehr davon in den Speiseplan aufzunehmen bedeutet, die Nährstoffdichte deutlich zu erhöhen.

Pflanzliche Lebensmittel sind eine hervorragende Quelle für Ballaststoffe, sowohl lösliche als auch unlösliche. Unlösliche Ballaststoffe erhöhen das Stuhlvolumen, regulieren die Darmtätigkeit und liefern gleichzeitig Nährstoffe für lebenswichtige Darmbakterien. Nur wenn diese nutzbringenden Darmbakterien ausreichend Nahrung bekommen, kann das Gleichgewicht zwischen nützlichen und weniger nützlichen Darmbakterien, das heißt eine gesunde Darmflora aufrechterhalten werden. Ein gesundes Verdauungssystem bedeutet aber noch mehr, es ist die Basis für einen gesunden Körper: Solange es nicht gut funktioniert, können selbst aus einer nährstoffreichen Nahrung wichtige Vitamine und Mineralstoffe nicht optimal aufgenommen werden. Ihre guten Inhaltsstoffe verpuffen ungenutzt. Wie die Verdauung funktioniert, welche Faktoren auf sie einwirken und wie man sie positiv

beeinflussen kann, erfahren Sie ausführlicher im Abschnitt »Die Verdauung: Grundlage für gute Gesundheit« (Seite 18) sowie in dem Buch »Stoffwechsel-Geheimnis«.

## Grüne Blattgemüse – wahre Nährstoffhelden

Bezüglich ihres Gesundheitswerts sind grüne Blattgemüse echte Superstars Nicht nur, weil sie Vitamine und Mineralstoffe in rauen Mengen besitzen, sondern auch wegen ihrer positiven Wirkung auf die Blutzusammensetzung. Ihre Aminosäuren sind die Basis für körpereigenes Protein und dieses wiederum bildet wichtige Zellen unseres Immunsystems, das vor Infektionen und Krebs schützt. Sie bilden Neurotransmitter, die für die Nervenleitung zuständig sind und damit unsere Stimmung beeinflussen, und sie bauen Muskelmasse auf, die den

Stoffwechsel ankurbelt und uns stark und kräftig macht. Die Ernährungsweise von Gorillas, deren Erbgut sich von dem menschlichen nur minimal unterscheidet, demonstriert die Macht einer pflanzenbasierten Kost auf eindrückliche Weise. Von deren angeborener Nahrungsauswahl, die nicht von Marketingeinflüssen gesteuert wird, können wir Menschen viel lernen. Mehr als die Hälfte ihrer Nahrung besteht aus Samen, Sprossen und grünen Blättern, dabei ist ihre Muskelmasse mit die höchste unter allen lebenden Tieren und sie haben eine unglaubliche Körperkraft. Zwar nehmen sie auch etwas tierisches Protein über Insekten auf, aber der Anteil pflanzlicher Nahrung ist weitaus höher.

## Samen und Sprossen – kleine Power-Pakete

Grüne Blattpflanzen sind lebendig. Je mehr lebende Pflanzen wir essen, desto besser fühlen wir uns, unser Körper blüht förmlich auf. Ein Grund, warum Pflanzen voller Nährstoffe stecken, liegt darin, dass sie Samen produzieren müssen, um sich vermehren zu können und damit den Erhalt ihrer Art zu sichern. In den Samen stecken also jede Menge Nährstoffe, die die Fortpflanzung erst möglich machen. Wenn die Samen erst einmal keimen, benötigen sie eine bestimmte Menge an Nährstoffen und Energie, um zu einer Pflanze

heranwachsen zu können. Wegen dieser geballten Power haben wir diese Kraftpakete, Sprossen genannt, in vielen unserer Rezepte verwendet.

Aber auch schon bevor Pflanzen ihre Samen entwickeln, horten sie eine Menge wichtiger Nährstoffe, und das bevorzugt in den Blättern. Deshalb ist grünes Blattgemüse eines der nährstoffreichsten Nahrungsmittel überhaupt. Auch Samen enthalten viele Nährstoffe, sie haben jedoch einen entscheidenden Nachteil: Da die Pflanze ihren »Nachwuchs« davor schützen will, von Tieren aufgegessen zu werden, gibt sie ihren Samen bestimmte Schutzstoffe mit. Solche Inhibitoren, Alkaloide und andere Substanzen, können für ihre »Fressfeinde« schädlich sein. Wirklich verblüffend, unsere Natur.

Wenn Sie selber grünes Gemüse oder Kräuter ziehen wollen, liegt die beste Erntezeit noch vor der Entwicklung der Samen, denn dann ist der Nährstoffgehalt der Pflanze am höchsten. Sobald die Pflanze geblüht hat, beginnen sich die Nährstoffe in den Samen zu sammeln, und wenn diese die Pflanzen dann verlassen, ist der Nährstoffgehalt in den Blättern nahezu null. Sie werden gelb, trocknen aus und fallen ab. So kehren die zurückbleibenden Nährstoffe in das Erdreich zurück und die Pflanze kann bis zur nächsten Wachstumsperiode überdauern. Alle Jahreszeiten und Naturkreisläufe haben ihren Sinn und unsere Gesundheit beruht darauf, diese Kreisläufe zu berücksichtigen, um uns zu ernähren und am Leben zu halten.

### Die Ernährung von heute macht die Gesundheit von morgen

Unsere Ernährung hat sich seit der industriellen Revolution vor etwa 180 Jahren (die sich über einen längeren Zeitraum hinzog) stark verändert. Besonders seit etwa den letzten 30 Jahren ist sie von stark verarbeiteten Lebensmitteln geprägt. Die industrielle Revolution bedeutet weit mehr als die Einführung von Eisenbahnen und Nähmaschinen, sie hat auch die starken Verarbeitungsprozesse für Lebensmittel möglich gemacht – das Konservieren, das Raffinieren von Zucker, das Ausmahlen von weißem Mehl und vieles mehr. All das zog eine noch nie dagewesene Veränderung der Ernährungsweise nach sich. Mit dieser modernen Ernährung boten sich den Menschen bequeme Produkte, was aber gleichzeitig den Anteil hochwertiger Lebensmittel, besonders von Grüngemüse, stark verringerte. Stattdessen konsumierten die Menschen mehr Weißmehl und raffinierten Zucker als jemals zuvor. Doch wenn unsere Ernährung zu einem Großteil aus stark verarbeiteten Lebensmitteln besteht, die eines wesentlichen Anteils ihres Nähr-

stoffgehalts beraubt sind, leidet die Gesundheit.

Oft werde ich gefragt, wie es bei unserer miserablen Ernährung denn möglich sein könne, dass die Menschen in der westlichen Welt immer länger leben. Ich antworte stets mit der Gegenfrage: »Leben wir vielleicht zu kurz, sterben aber zu lang?« Mir geht es nicht um Lebensdauer, sondern um Lebensqualität. Niemand möchte in der zweiten Lebenshälfte auf fremde Hilfe beim Schuhebinden angewiesen sein, weil er selber zu steif oder vielleicht zu dick dafür geworden ist. Niemand möchte jeden zweiten Tag im Krankenhaus an die Dialysemaschine angeschlossen werden, weil seine Nieren nicht mehr zur Blutreinigung in der Lage sind. Natürlich spielen die Gene eine Rolle, keine Frage. Wir müssen uns aber klar machen, dass unsere Ernährung sowohl darauf einen Einfluss ausübt, welche Gene heute oder in Zukunft aktiviert werden, als auch darauf, wie es uns jetzt und für unser weiteres Leben geht.

Lassen Sie sich durch die Tatsache motivieren, dass Sie das Risiko, an einem Großteil unserer Zivilisationskrankheiten zu erkranken, durch eine pflanzliche Ernährung mit einer hohen Nährstoffdichte wesentlich verringern können. Und dass Sie damit Ihre Lebensqualität jetzt und in Zukunft verbessern.

## Mehr Bio = weniger synthetische Stoffe

Ein weiteres Ziel unserer Stoffwechsel-Ernährung ist es, die Aufnahme chemisch-synthetischer Stoffe zu verringern. Das lässt sich mit einem hohen Anteil von biologisch angebauten bzw. einfach mit ungespritzten Lebensmitteln erreichen.

Meiner Meinung nach sind wir Versuchskaninchen, was die Auswirkungen einer dauerhaften Aufnahme von Pestiziden angeht. Sicher, ein auf konventionelle Art angebauter Apfel sieht durch gezielte Pestizidbehandlung perfekt aus. Wir können die Pestizide weder sehen noch schmecken, und doch sind sie da. Pestizide müssen vor ihrem Einsatz selbstverständlich auf ihre Unbedenklichkeit getestet werden, aber die Testdauer ist oft viel zu kurz. Ich glaube kaum, dass Versuche, die beispielsweise über sechs Monate laufen, etwas über die lebenslange Belastung mit diesen Stoffen aussagen können. Es wird auch nicht geprüft, welche Auswirkungen die Kombination verschiedener Substanzen hat, dabei geschieht diese Vermischung tagtäglich im Körper, wenn wir konventionell angebaute Lebensmittel essen.

Sie müssen keine Angst haben, wenn Sie mal einen herkömmlichen, konventionell angebauten Apfel essen. Ich möchte Sie lediglich dahingehend sensibilisieren, alle Gelegenheiten zur Wahl biologisch angebauter Lebensmittel zu nutzen. Und denken Sie auch daran, auf welche Weise Sie die Lebensmittel verzehren: Eine Banane beispielsweise mag gespritzt sein, aber wie viel davon dringt noch durch die Schale, die wir ja schließlich nicht essen, in die Frucht? Das wissen wir in der Tat nicht, aber es erscheint logisch, dass das Bananen-Fruchtfleisch weniger Pestizide enthält als die Schale. Vielleicht sind deshalb konventionell angebaute Bananen gar nicht so schlecht, wer weiß das schon. Anders verhält es sich mit einem gespritzten Apfel, denn hier essen wir meist die ganze Frucht. Dann sollte die Wahl besser auf eine Sorte aus biologischem oder biologisch-dynamischem Anbau fallen.

## Eine kleine Geschichte zum Nachdenken

Eine Zeitlang führte ich ein Bio-Café. Einmal pro Woche wurde ich von einem ortsansässigen Landwirt mit frischem Gemüse von seinem Bio-Bauernhof beliefert. Ich nahm mir dann gerne etwas Zeit, um mit ihm zu plaudern, denn er hatte immer eine spannende Geschichte aus seinem Alltag auf Lager. Eines Tages, als ich ihn nach seinem Befinden fragte, erwiderte er etwas in der Art von »nicht so gut«. Nachdem ich ein bisschen nachgebohrt hatte, erzählte er

mir von den Schnecken, die quasi über Nacht in sein Brokkolibeet eingefallen waren. Ich hielt kurz inne, um mir das vorzustellen, und da wurde mir bewusst, dass damit ein Teil seiner ohnehin mageren Existenzgrundlage verloren gegangen war. Ich fragte ihn also, wie er üblicherweise mit Schnecken umgehe, wobei mir klar war, dass er keine Spritzmittel einsetzen würde, um der Belagerung Herr zu werden (womit die Sache nach einer halben Stunde erledigt gewesen wäre). Mein Farmer-Freund fuhr fort und erklärte mir, dass Schnecken durch Salzwasser ihre Fähigkeit verlieren, sich an Dingen festzusaugen. Also bereitete er eine Schüssel mit Salzwasser zu und verbrachte zwei Tage auf allen Vieren zwischen den Pflanzen, um die Brokkoliwedel mit Salzwasser zu bespritzen. Aber damit nicht genug. Er vernichtete die heruntergefallenen Schnecken nicht einfach so, sondern sammelte sie in einem Eimer und verfütterte sie an die Hühner, um sie »der Nahrungskette wieder zuzuführen«, aus der er sie so nachsichtig entfernt hatte.

### Bio-Lebensmittel sind wahre Lebensmittel

Stellen Sie sich die beiden Szenarien vor: das Resultat des Sprühens nach einer halben Stunde im Vergleich mit zwei Tagen auf Händen und Füßen. Dies verdeutlicht für mich eindrücklich, warum biologische und biody-

namische Nahrungsmittel teurer sind. Darin spiegeln sich die wahren Kosten wider, dabei haben Lebensmittel, die auf diese Weise erzeugt wurden, einen größeren Nährwert. Je mehr solcher Lebensmittel nachgefragt werden, desto günstiger können sie produziert werden. Jedes Mal, wenn Sie Geld ausgeben, geben Sie gleichzeitig auch ein Votum für die Welt ab, die Sie sich wünschen. Je mehr wir diese guten Lebensmittel nachfragen, desto mehr müssen produziert werden. Ich weiß, ich schwinge wieder große Reden, dabei möchte ich mit meinem Rat auf dem Boden bleiben und Ihnen praktische Ratschläge geben. Einfach gesagt: Entscheiden Sie sich für Bio, wann immer es Ihnen möglich ist.

### Die Sache mit den Pflanzenschutzmitteln

Wenn Sie in einer Gegend wohnen, in der Bioprodukte schlecht erhältlich sind oder sie Ihnen schlicht zu teuer sind, versuchen Sie auf folgende Weise, Pestizide zu reduzieren: In der Regel sind solche Pflanzenschutzmittel fettlöslich, sodass einfaches Waschen nicht ausreicht. Durch Waschen können zwar Keime und Schmutz entfernt werden, aber keine Pestizide. Um auch diese loszuwerden, füllen Sie das Spülbecken mit drei Teilen Wasser und einem Teil Essig. Waschen Sie die Lebensmittel darin, dann spülen Sie sie in

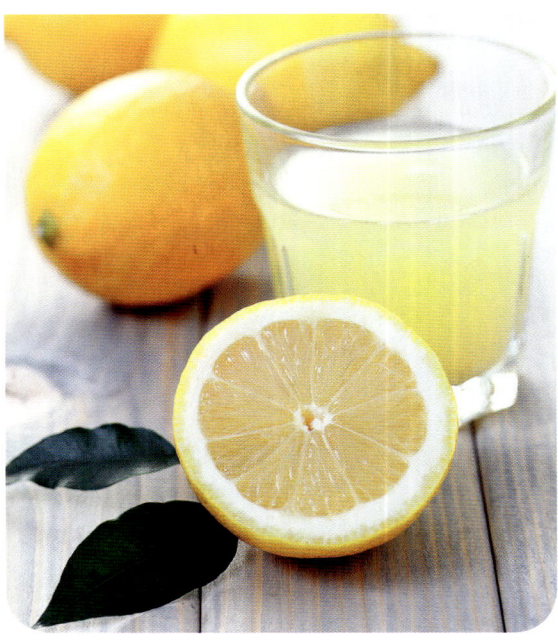

wickeln sie diese positiven Schutz-stoffe nicht, sie benötigen sie ja nicht. Mit Bio-Lebensmitteln vermeiden Sie nicht nur das eine, nämlich Pesti-zide, sondern erhalten auch das an-dere: mehr Antioxidanzien.

### Wie Pestizide und Co. im Körper wirken

Bevor Pestizide aus dem Körper wie-der ausgeschieden werden können, müssen sie abgebaut werden. Eines der Organe, das an diesem Prozess beteiligt ist, ist die Leber. Die Leber muss entscheiden, welchen Entgif-tungsprozess sie vorzieht. Sind mehr Stoffe zu entsorgen, als Entsor-gungskapazitäten zu diesem Zeit-punkt vorhanden sind, werden die Giftstoffe so lange zwischengelagert, bis die Leber wieder Kapazitäten hat. Die Lagerung geschieht im Körper-fettgewebe. Wird dann, beispielswei-se bei einer Diät, Fett abgebaut, muss die Leber Schwerstarbeit leisten.

Tun Sie also alles, um synthetisch-chemische Stoffe weitestgehend aus Ihrem Leben zu verbannen, und denken Sie dabei auch an all das, womit Sie Ihre Haut in Berührung bringen. Sie müssen sich nur die Wirkung von Nikotinpflastern klar-machen, um zu realisieren, dass Ihre Haut der direkte Zugang zur Blut-bahn ist. Es gibt einige wunderbare Kosmetikfirmen, die hocheffiziente Produkte ganz ohne synthetische Stoffe herstellen. In meiner idealen

Welt könnte man Hautpflege-produkte essen.

Manche Herbizide enthalten außer-dem Komponenten, die im Körper eine östrogenähnliche Wirkung ent-falten, und zwar unabhängig von Alter und Geschlecht. Das hat erheb-liche Auswirkungen. Sowohl Östro-gen selbst als auch östrogenähnliche Stoffe binden sich an die entspre-chenden Rezeptoren und damit wird die entsprechende Hormonwirkung, ob erwünscht oder unerwünscht, ausgelöst. Heute werden Kinder durch die Gegenwart von Herbiziden ihr Leben lang der Wirkung solcher Stoffe ausgesetzt sein. Sicherlich spielt das (zusätzlich zu den körper-eigenen Östrogenen, die sich von der Pubertät an bilden) eine Rolle bei der heute sehr viel früher einsetzenden Menstruation, die in der westlichen Welt bei Mädchen zu beobachten ist. Diese Auswirkungen sollte man sich bewusst machen.

Nochmals: Reduzieren Sie die Auf-nahme künstlicher Chemikalien, indem Sie sich für Bio-Produkte ent-scheiden oder selbst Lebensmittel, wie zum Beispiel Kräuter, anbauen. Wenn Ihnen das im Moment zu weit geht, dann können Sie auch zunächst auf diesen Punkt verzichten und da-rauf zurückkommen, wenn Sie so-weit sind. In der Zwischenzeit legen Sie Ihren Fokus auf den Entgiftungs-prozess, um Ihren Körper zu befähi-

einem Sieb mit klarem Wasser ab, tupfen sie trocken und lagern sie so.

Pflanzen besitzen eigens angelegte Mechanismen, die ihnen dabei hel-fen, sich vor Schädlingen zu schüt-zen. Wenn eine Pflanze beim Wach-sen sich selbst überlassen wird, ohne den Einfluss von Pestiziden, ent-wickelt sie ihre eigenen Schutzme-chanismen gegen Ungeziefer. Die produzierten Stoffe haben nicht nur die Fähigkeit, die Pflanze beim Selbstschutz zu unterstützen, sie wirken häufig auch als wertvolle Antioxidanzien in unserer Ernäh-rung. Wenn aber die Pflanzen mit Pestiziden behandelt werden, entgen, Gifte effektiver auszuscheiden. Umfangreiche Informationen zur Leber sowie zum Vorgang und der Förderung der Entgiftung finden Sie im folgenden Kapitel sowie in dem Buch »Stoffwechsel-Geheimnis«.

## Entgiftungsprozesse verbessern und fördern

Ein weiterer guter Grund für die Ernährung nach Dr. Libbys Stoffwechsel-Prinzip ist der, den Körper zu einem effektiveren Entgiftungsprozess zu befähigen. Der Begriff »Entgiftung« wird häufig missverstanden. Dieser Prozess findet tagtäglich statt, in jedem von uns. Ohne ihn könnten wir nicht überleben. Und doch beeinflussen wir seine Effektivität durch die Wahl unseres Lebensstils.

Die Leber spielt eine Hauptrolle im Entgiftungsprozess, der eigentlich ein Umwandlungsprozess ist. Unser Körper verwandelt schädliche Substanzen, die sich ansammeln, in weniger schädliche Stoffe, die dann ausgeschieden werden können.

Von außen zugeführte Substanzen wie Alkohol, Koffein, synthetische Stoffe wie Medikamente, Pestizide und Inhaltstoffe von kosmetischen Produkten, Trans-Fettsäuren aus Fertiggebäck, Keksen und Co. sowie raffinierter Zucker beeinflussen den Entgiftungsprozess negativ. Zusätzlich muss die Leber körpereigene Produkte wie Östrogen und Cholesterin entgiften.

Unsere Rezepte haben zum Ziel, einerseits leberbelastende Substanzen auszuschließen und es andererseits dem Körper zu erleichtern, gespeicherte Giftstoffe (Toxine) abzubauen, auszuscheiden und so wieder loszuwerden.

Beispielsweise benötigt die Leber für den ersten Schritt im Abbauprozess verschiedene B-Vitamine. Die beste Quelle für diese Vitamingruppe sind Vollkornprodukte, die wir aber bei unserer heutigen Ernährungsweise oft vernachlässigen. Doch viele Menschen fühlen sich ohne Vollkornprodukte (oder aber mit nur wenig Vollkorn bzw. einer Reduzierung auf bestimmte Sorten) einfach besser, und ich will Sie bestimmt nicht drängen, ab sofort eimerweise Getreide zu löffeln, damit Sie auf Ihren Vitamin-B-Input kommen. Mir geht es nur darum, auf eine möglicherweise unzureichende Zufuhr bzw. einen Mangel hinzuweisen, dessen sich viele Menschen wahrscheinlich gar nicht bewusst sind.

Unsere Nahrung ist so beschaffen, dass sie uns mit allen notwendigen Stoffen versorgt, die dem Körper eine effiziente Entgiftung ermöglichen.

Wenn Sie eine große Vielfalt nährstoffreicher Lebensmittel wählen und dabei auf glutenfreie Produkte zurückgreifen, sofern Sie die glutenhaltigen Getreidesorten nicht vertragen, können Sie Ihr körpereigenes Entgiftungssystem prima unterstützen.

Nach dem hier beschriebenen Prinzip zu essen heißt auch, die Darmbewegung und damit eine regelmäßige Verdauung zu fördern, was wiederum die Leber entlastet, die es nicht länger mit halbverdauten Stoffen zu tun bekommt. Bittere Inhaltsstoffe liebt die Leber besonders, denn sie fördern ihre Funktion, und kein Lebensmittel könnte die Geschmacksknospen für bittere Aromen besser stimulieren als grünes Gemüse. Mehr zum Thema Leber und Entgiftung erfahren Sie in »Stoffwechsel-Geheimnis«.

## Stoffwechsel und Energiehaushalt optimieren

Wenn ich heute Menschen nach ihrem Befinden frage, gehen die Antworten sehr oft in dieselbe Richtung: »erschöpft«, »gestresst«, »eingespannt«, »kaputt« und »müde« bekomme ich fast immer zu hören. So soll es Ihnen nicht ergehen! Ich wünsche mir, dass Sie sich so richtig gut fühlen, dass Sie voller Energie, Vitalität und Lebensfreude sind.

Fehlt Ihnen die Energie, dann fällt es schwer, eigene Pläne und Träume wahr zu machen und voller Tatendrang am täglichen Leben teilzunehmen. Wie sieht Ihr morgendliches Aufwachritual aus? Springen Sie voller Freude auf den neuen Tag und darauf, dass Sie daran teilhaben dürfen, aus dem Bett? Oder drücken Sie sechsmal die Schlummer-Taste Ihres Weckers und wundern sich, wie in aller Welt es bloß schon wieder morgen sein kann? Meistens höre ich eher Letzteres.

Wie sieht es mit Ihrem Energielevel im Laufe eines Tages aus? Haben Sie den Eindruck, Ihr Blutzuckerspiegel fährt Achterbahn, mit extremen Höhen und Tiefen, die sich in Stimmungsschwankungen ausdrücken, und fließt nicht etwa wie ein langer, ruhiger Fluss dahin? Und wenn Sie einen Energieschub haben, geht dann Ihr Temperament mit Ihnen durch oder wünschen Sie sich einfach nur, das nächste Jahr im Bett zu verbringen? Meine Meinung dazu: Ihr Energiepegel beeinflusst erheblich Ihre Lebensqualität.

Lebensmittel sind dazu da, uns Energie zu verleihen. Wenn Sie nach dem Essen nur noch ins Bett fallen wollen, dann tut Ihnen Ihre Nahrung nicht gut. Die Ernährung nach Dr. Libbys Stoffwechsel-Prinzip soll Ihre Energiebereitstellung fördern. Dazu ein kleiner Exkurs zur Fotosynthese.

Vielleicht sind Sie seit Ihrer Schulzeit nicht mehr mit diesem Mechanismus konfrontiert worden, dann hier eine kleine Erinnerung: Die Fotosynthese ist ein lebenswichtiger Prozess, bei dem Pflanzen (aber auch einige andere Organismen) die Lichtenergie der Sonne in chemische Energie umwandeln, die dann vom Organismus als Treibstoff genutzt werden kann.

Wenn man das weiß, kann man sich ein Leben ohne Grün auf der Erde gar nicht vorstellen. Grünpflanzen produzieren Chlorophyll, das, vereinfacht gesagt, flüssiges Sonnenlicht ist. Chlorophyll selbst hat schon ein hohes Gesundheitspotenzial. Hämoglobin, der sauerstofftransportierende Bestandteil des menschlichen Blutes, ist mit Chlorophyll nahezu identisch.

Chlorophyllhaltige grüne Blätter sind die einzig existierenden Dinge auf der ganzen Welt, die Sonnenlicht in Energie umwandeln können und als Nahrungsmittel für Lebewesen dienen. Deshalb ist einer meiner liebsten Slogans: »Essen Sie mehr Grüngemüse. Es ist fast, wie Sonnenlicht zu essen.«

Die gesamte Energie in unserer Nahrung stammt aus dem Sonnenlicht – das sollte man sich stets bewusst machen, wenn man grünes Gemüse isst. Um das Energiesystem zu stärken und den Stoffwechsel anzukurbeln, sollte man so viel wie möglich davon aufnehmen.

Wie Energie im Körper umgewandelt wird, ist ein umfangreicher biochemischer Prozess, der von der Nahrung angetrieben wird. Während meiner Studienzeit hatte ich dieses komplizierte System als Poster über meinem Bett hängen, aber ich will Sie in diesem Buch nicht damit langweilen. Merken Sie sich einfach, dass Sie Ihr Energiesystem durch Nahrung mit hoher Nährstoffdichte füttern. Und das beeinflusst nicht nur Ihre Gesundheit positiv, sondern macht Sie auch glücklicher.

## Die Verdauung: Grundlage für gute Gesundheit

Wenn Sie das Ziel haben, etwas für Ihre Gesundheit zu tun, sollten Sie mit der Verbesserung Ihrer Verdauung beginnen. Wie jeder weiß, braucht ein Haus ein stabiles Fundament, ein robustes Verdauungssystem hat diese Funktion für den Körper.

Seit bekannt ist, dass über 70 Prozent der weiblichen Bevölkerung in den westlichen Industrieländern unter dem Reizdarmsyndrom leiden, findet der Darm viel Beachtung. Man muss sich nur einmal die vielen Anzeigen anschauen, die für Produkte für die Darmgesundheit werben, um die Relevanz des Problems zu erkennen. Eine verbesserte Verdauung kann die einschneidendste Wirkung auf die Gesundheit überhaupt haben, und das mit ganz einfachen kleinen Veränderungen.

## Es beginnt im Mund

Der erste Schritt findet bereits im Mund statt, denn gutes Kauen kann dem nachfolgenden Verdauungssystem schon viel Arbeit abnehmen. Wenn die Nahrung im nächsten Schritt den Mund verlässt, bekommt sie schließlich keine Hilfe mehr von den Zähnen. Klingt seltsam für Sie? Es ist aber so – wir sind beim Essen häufig so in Eile oder so gierig, weil es uns so gut schmeckt, dass wir oft nur viermal kauen (wenn wir Glück haben), bevor wir den Happen herunterschlucken. Wir tendieren dazu, unser Essen geradezu zu inhalieren. Schalten Sie einen Gang runter und kauen Sie sorgfältig. Nehmen Sie sich die Zeit. Beteiligen Sie sich an der Unterhaltung am Tisch. Legen Sie die Gabel nach jedem Bissen beiseite. Kauen und schlucken Sie, bevor Sie den nächsten Bissen nehmen. Und beobachten Sie, wie sich Ihr Bauch mit all dem nach dem Essen anfühlt.

## Magen und Bauchspeicheldrüse

Wenn die Nahrung im Magen aufgeschlossen wurde, wandert sie durch den Pylorus, den Magenpförtner, der die Passage nur in eine Richtung zulässt, in den Zwölffingerdarm. Dieser Darmabschnitt ist der Anfang des Dünndarms. Der Magenpförtner befindet sich in der Mitte oder leicht links unterhalb des Brustkorbs direkt unterhalb der Höhe, in der ein BH sitzt bzw. die Brustmuskulatur endet.

Während sich die Nahrung noch im Magen befindet, bekommt die Bauchspeicheldrüse (Pankreas) das Signal zur Ausschüttung eines Sekrets, das Bicarbonat und Verdauungsenzyme enthält und stark alkalisch ist. Es ist sowohl dazu da, den ersten Darmabschnitt mit einem Schutzfilm auszukleiden, als auch, die Verdauung weiterzuführen.

### Der pH-Gradient

Was man als »pH-Gradient« kennt, wird den ganzen langen Weg durch den Darm streng reguliert. Jeder Abschnitt hat seinen spezifischen pH-Wert. Ist der pH-Gradient schon im Magen nicht optimal, also höher, als es gut wäre, dann sind auch im weiteren Verlauf des Verdauungssystems Probleme wahrscheinlicher. Das kann den Dünn- und den Dickdarm betreffen und sich durch Blähungen, Völlegefühl und Schmerzen äußern. Es kann auch bedeuten, dass die Nahrung schlechter verdaut wird. Gründe können eine ungenügende Produktion von Bicarbonat sein, aber auch ein Entzündungsherd um den Magenpförtner herum.

Schmerzen dort können auch ein Hinweis auf Gallenblasenprobleme sein. Wenn Sie an dieser Stelle Schwierigkeiten haben, sollten Sie am besten einen Arzt konsultieren.

Das beste Signal für die Bauchspeicheldrüse, in Aktion zu treten und Bicarbonat sowie Verdauungsenzyme zu produzieren, ist eine gut funktionierende Magensäureproduktion, einhergehend mit einem optimalen pH-Wert. Das gesamte Verdauungssystem wird über eine Signalkette von einem zum nächsten Organ über das Gehirn als Steuerzentrale reguliert. Deshalb halten Sie sich möglichst an die folgenden Regeln – so tun Sie Ihrem Magen-Darm-Trakt und damit Ihrem ganzen Körper etwas Gutes.

## Aus dem Dünndarm ins Blut und zu den Zellen

Im Dünndarm beginnt die Aufnahme der meisten Nährstoffe aus unserem Essen ins Blut. Während die Nahrung den Dünndarm passiert, werden nicht nur von der Bauchspeicheldrüse, sondern auch von der sogenannten Bürstensaummembran des Darms Verdauungsenzyme ausgeschüttet. Diese Enzyme sind dazu da, die Verdauung dort weiterzuführen, wo sie durch die Magensäure begonnen hat, also die aufgenommene Nahrung in ihre einzelnen Komponenten zu zerlegen.

# 9 magische Bausteine

Dr. Libby zufolge gibt es neun Faktoren, die einen wesentlichen Einfluss auf Stoffwechsel, Körperfett, Gewicht und Gesundheit haben. Diese beleuchtet sie ausführlich in ihrem Buch »Löse dein Stoffwechsel-Geheimnis«. Eine kurze Zusammenfassung finden Sie hier.

Dr. Libbys Stoffwechsel-Prinzip erklärt auf verständliche Weise die biochemischen Abläufe in unserem Körper sowie die Zusammenhänge zwischen den einzelnen Bausteinen. Dies führt zu regelrechten Aha-Erlebnissen. Das Konzept beinhaltet Strategien, »emotionsgesteuertes Essen« aufzudecken, sowie zahlreiche Tipps und Tricks, gezielt Lebensmittel und Nährstoffe einzusetzen. Durch den ganzheitlichen Ansatz werden über die Ernährung hinaus auch alternative Heilmethoden und psychologische Aspekte berücksichtigt. Sie erfahren, wie Sie die einzelnen Puzzleteile richtig zusammenfügen müssen, um Ihr Stoffwechsel- und somit auch Ihr Gewichts-Geheimnis endgültig zu lösen.

## Die Bausteine im Überblick

### Die Kalorien:
Die meisten Menschen wissen sehr genau, was sie essen sollten, um schlank und fit zu sein, doch oft gelingt die Umsetzung nicht. Der Drang nach Essen hat körperliche oder seelische Ursachen. Wenn starke Anstrengungen (mehr Sport und ausgewogene, gesunde Ernährung) ohne Erfolg bleiben, verfallen viele Menschen in ein »Jetzt-ist-es-eh-egal-Denken« bzw. ein »Schwarz-Weiß-Denken«. Mithilfe des Ratgebers können Sie es schaffen, diese Denkmuster zu überwinden.

### Die Stresshormone:
Stress, verbunden mit der Ausschüttung der Hormone Adrenalin und Cortisol aus den Nebennieren, hat nicht nur Auswirkungen auf das seelische Wohlbefinden, verbunden mit Schlafproblemen, Müdigkeit, Depressionen. Auch Appetit, Verdauungsabläufe und Stoffwechselprozesse und somit Körperfett und Gewicht werden vom Stresspegel wesentlich beeinflusst.

Mit bestimmten Entspannungsmethoden, Atemübungen und besonderen Heilmitteln gelingt es, dem Dauerstress den Garaus zu machen und somit stressbedingte Gewichtsprobleme zu überwinden.

### Die Geschlechtshormone:
Die weiblichen Sexualhormone Östrogen und Progesteron haben Einfluss auf den Menstruationszyklus, den Zustand der Haut, die Fruchtbarkeit und die Stimmung. Darüber hinaus kann ein aus dem Gleichgewicht geratener Hormonhaushalt zu Wassereinlagerungen und übermäßiger Fettansammlung führen. Mit bestimmten Ernährungsweisen kann man Zyklusstörungen, PMS und Co. aber durchaus in den Griff bekommen.

### Die Leber:
Die Leber kann als Zentrum des Stoffwechsels bezeichnet werden. Hier werden alle Substanzen von außen

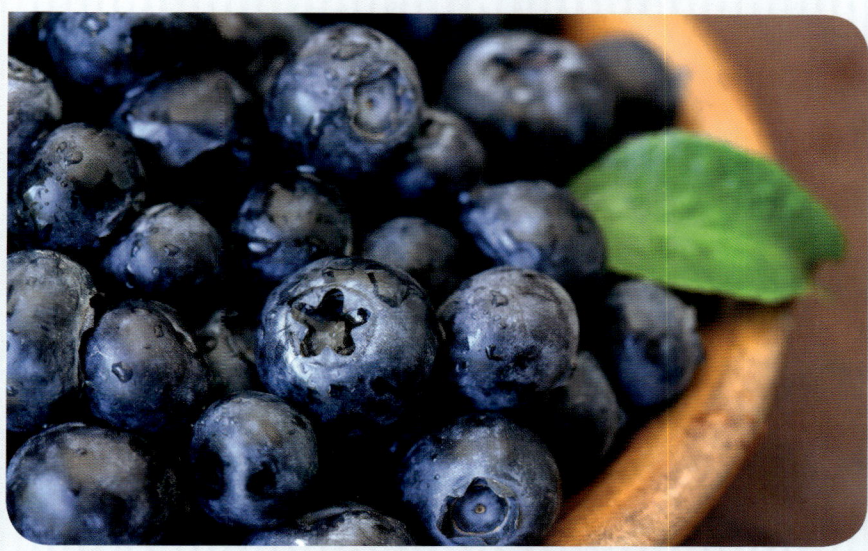

(z. B. Medikamente, Pflanzenschutz-mittel oder Alkohol) sowie körperei-gene Stoffe (bspw. Cholesterin) um-gebaut. Wenn die Entgiftungsprozes-se nicht richtig funktionieren, kann das zu schwerwiegenden gesundheit-lichen Problemen führen. Die Leber hilft Ihnen dabei, Schädliches aus dem Körper zu beseitigen. Helfen Sie also Ihrer Leber mit speziellen Nähr-stoffen wie Vitamin C und Eisen sowie guten, antioxidanzienreichen Lebens-mitteln wie Knoblauch und Kohl.

## Die Darmflora:

Ist das Verhältnis der »guten« und der »bösen« Bakterien aus dem Gleichge-wicht und somit die Darmflora gestört, können Verdauungsprobleme, Bläh-bauch und Nahrungsmittelunverträg-lichkeiten auftreten. Da die Zusam-mensetzung der Darmflora Einfluss auf die Kalorienverwertung hat, sind damit auch Stoffwechsel- und Ge-wichtsprobleme assoziiert. Eine Mög-lichkeit der Regulation ist es, den »schlechten Keimen« ihr Lieblings-essen wegzunehmen: Zucker. Ein vierwöchiger Verzicht wirkt wahre Wunder. Aber auch der Verzicht auf Milchprodukte, die Ernährung nach der Steinzeit-Diät, das Trinken von Aloe-vera-Saft oder andere Maßnah-men können helfen.

## Die Schilddrüse:

Die Schilddrüsenhormone haben einen enorm großen Einfluss auf die gesamten Stoffwechselprozesse im Körper. Übergewicht ist oft Folge einer Schilddrüsenunterfunktion. Durch die vermehrte Aufnahme der Mineral-stoffe Iod, Selen und Eisen kann die Produktion der Schilddrüsenhormone optimiert werden.

## Das Insulin:

Wenn Blutzuckerspiegel und somit Insulin ständig Achterbahn fahren, kommt es zu Heißhunger, Appetit und Zuckergier. Insulin wird auch als »Masthormon« bezeichnet. Zu hohe Insulinspiegel führen auf Dauer zur Anhäufung von Körperfett. Bevorzu-gen Sie Nahrungsmittel mit »Low HI« (»low human intervertion«), niedri-gem glykämischem Index sowie hoch-wertigen Kohlenhydraten.

## Das Nervensystem:

Unser Nervensystem beeinflusst alle Körperzellen, alle Hormon- und Organsysteme sowie jeden Aspekt des Stoffwechsels und der Fettver-brennung. Das autonome, vegetative Nervensystem besteht aus zwei Ge-genspielern: Sympathikus und Para-sympathikus. Selbst mit intensivem sportlichem Training ist es nicht mög-lich, Fett zu verbrennen und Gewicht zu verlieren, wenn der Sympathikus dominiert. Aber mit gezielten körper-lichen Übungen gibt es Wege, den Sympathikus zu entlasten.

## Die Emotionen:

Wenn man weiß, was gut für einen ist, und man sich trotzdem nicht daran hält, spielen wahrscheinlich die Ge-fühle eine ausgeprägte Rolle beim Essverhalten. Wenn Sie Ihre emotio-nalen Verhaltensmuster, Ihre Regeln und Bedeutungszusammenhänge ver-stehen und einen besseren Zugang zu Ihrem Unterbewusstsein bekommen, können Sie das Problem des »emotio-nal bedingten Essens« überwinden.

Die lebenswichtigen Substanzen wie Mineralstoffe und Vitamine werden aus der Nahrung extrahiert und dann resorbiert, das heißt ins Blut aufgenommen und dorthin transportiert, wo sie benötigt werden. Nur Alkohol und Vitamin $B_{12}$ werden direkt aus dem Magen und nicht aus dem Dünndarm ins Blut aufgenommen. Es dauert gerade einmal fünf Minuten, bis der konsumierte Alkohol ins Blut gelangt, deshalb führt Alkohol auf nüchternen Magen schnell zu einem Schwips.

### Tipps und Tricks für eine reibungslose Verdauung

**Beim Essen nichts trinken:** Am effektivsten ist die Verdauung bei einem pH-Wert im Magen um zwei herum. Wasser hingegen hat einen pH von etwa sieben, abhängig vom Mineralstoffgehalt (je höher dieser ist, desto alkalischer wird es). Gibt man also zu der sehr sauren Magen-Flüssigkeit eine andere, wie beispielsweise Wasser, so wird sie verdünnt. Dabei brauchen wir das Verdauungsfeuer in seiner ganzen Kraft, um den Nährstoffgehalt unserer Nahrung voll ausschöpfen zu können. In meiner idealen Welt gibt es deshalb eine halbe Stunde vor und nach jeder Mahlzeit kein Wasser zu trinken.

**Stressfrei genießen und ordentlich kauen:** Das Kauen und das Aroma der Speisen fördern die Produktion von Magensäure und damit die gesamte Verdauung. Die Kaubewegung löst das Signal für den Magen aus, dass er gleich eine Ladung Arbeit bekommt. Wenn wir unser Essen aber mehr inhalieren als kauen, fehlt dieses Signal. Früher haben wir auch noch viel mehr Zeit mit der Zubereitung des Essens verbracht und wurden durch die sich entwickelnden Düfte während des Kochens schon auf den Verdauungsprozess vorbereitet. Es zirkulierte auch nicht permanent so viel Adrenalin in unseren Adern wie heute. Adrenalin drosselt die Blutzufuhr der Verdauungsorgane, um das Blut der Peripherie, also Armen und Beinen, zur Verfügung zu stellen und damit die schnelle Flucht bei Gefahr möglich zu machen. Wie sich Adrenalin und Stress im Allgemeinen auf die Verdauung auswirken und wie man dagegen angeht, können Sie in »Stoffwechsel-Geheimnis« detailliert nachlesen.

**Zitronensaft und Apfelessig:** Diese beiden Flüssigkeiten stimulieren die Magensäureproduktion. Wenn Sie beides noch nicht gewöhnt sind, beginnen Sie am besten mit Verdünnungen, die Sie 5 bis 20 Minuten vor dem Frühstück trinken (oder auch vor allen anderen Mahlzeiten, wenn nötig). Fangen Sie beispielsweise mit einem halben Teelöffel Apfelessig in einer beliebigen Menge Wasser an. Steigern Sie über die nächsten Tage oder Wochen die Menge auf einen Teelöffel, während Sie gleichzeitig die Wassermenge reduzieren. Wenn Sie Zitronensaft bevorzugen, dann beginnen Sie mit dem Saft einer halben Zitrone in einer beliebigen Menge lauwarmem Wasser und steigern Sie langsam auf den Saft einer ganzen Zitrone und reduzieren Sie die Wassermenge.

## Trennkost

Trennkost kann die Verdauung verbessern, den Stoffwechsel ankurbeln, mehr Energie und Vitalität verleihen, sie hilft beim Abnehmen und wirkt hervorragend gegen einen Blähbauch.

Dabei gilt es nur, ein paar simple Prinzipien zu beachten, wie zum Beispiel tierisches Eiweiß nicht zusammen mit kohlenhydrat- bzw. stärkereichen Lebensmitteln zu konsumieren. Fleisch und Kartoffeln gehören demnach nicht in dieselbe Mahlzeit. Wenn Sie Fleisch, Hähnchen oder Fisch essen, dann immer mit Gemüse mit einem hohen Wasseranteil, nie mit stärkereichen Gemüsesorten wie Kürbis und Mais oder aber anderen kohlenhydrathaltigen Produkten wie Kartoffeln, Nudeln, Brot oder Reis. Und wenn Sie pflanzliches Protein essen, wie es in Linsen, Kichererbsen, Bohnen, Tofu oder Tempeh vorhanden ist, dann darf nach diesem Prinzip weder Fleisch dazu gegessen werden noch irgendwelches Gemüse, auch kein stärkereiches. Wenn Ihnen nach Reis ist, dann muss es ein vegetarisches Gericht sein. Öle, Fette und fettreiche Lebensmittel, darunter auch Avocados, dürfen sowohl mit tierischen eiweißreichen als auch mit pflanzlichen stärkehaltigen Nahrungsmitteln kombiniert werden. Zum Prinzip der Trennkost gehört auch, dass Obst nur in der ersten Mahlzeit des Tages erlaubt ist, im weiteren Tagesverlauf aber nicht mehr. Außerdem wird raffinierter Zucker wegen seiner säurebildenden Wirkung auf das Blut komplett gemieden.

## Essen nach dem Zickzack-Prinzip

Ich kenne Menschen, die streng nach den Trennkost-Prinzipien leben und sich damit hervorragend fühlen. Anderen, die es gerne versuchen möchten, denen es aber zu kompliziert oder zu aufwendig erscheint, empfehle ich das Zickzack-Prinzip: Die meiste Zeit den Trennkost-Prinzipien folgen (Zick), aber an einem Tag oder bei zwei, drei Mahlzeiten in der Woche auch mal fünfe gerade sein lassen (Zack). Das ist eine praktikable und einfache Lösung, die Sie nicht in Ihrem alltäglichen Leben beeinträchtigt und Ihnen Ihr Lieblingsessen – zumindest ab und zu – weiterhin möglich macht. Denken

Sie immer daran, dass es eine gewisse Kontinuität und auch ein wenig Anstrengung erfordert, wenn man seine Gesundheit oder seine Figur dauerhaft verbessern möchte.

Manche Menschen blühen durch diese streng strukturierte Ernährungsweise förmlich auf. Ich habe schon erlebt, dass sie Leben verändert hat. Für manche bedeutet es aber auch eine enorme Einschränkung, die Freude am Leben nimmt. Wenn Sie zu Letzteren gehören, ist Trennkost wahrscheinlich jetzt nichts für Sie, oder aber Sie versuchen es mit dem Zickzack-Prinzip.

**Hinweis:** Die meisten Rezepte in diesem Buch sind Trennkost-Gerichte.

## Fleisch und Fisch – mit oder ohne!?

Ziel dieses Buches ist es unter anderem, Sie von mehr pflanzlichen Lebensmitteln mit hoher Nährstoffdichte auf Ihrem Speiseplan zu überzeugen. Vielleicht werden Sie an dieser Stelle entgegnen, dass den meisten Menschen bekannt ist, wie sie Fleisch zubereiten, und dafür keine großartigen kreativen Leistungen erforderlich sind. Wir brauchen viel eher Unterstützung dabei, Mangold für die ganze Familie richtig lecker zuzubereiten.

Ernährung polarisiert. Schon weil wir alle essen müssen, haben wir unsere persönliche Meinung dazu, was zu einer gesunden Ernährung gehört. Mein Credo ist, sich stets so zu ernähren, dass Körper, Geist und Seele bestens versorgt sind, und das ist für viele gleichbedeutend mit einer vegetarischen oder veganen Kost. Auch die Rezepte in diesem Buch basieren auf veganen oder vegetarischen Prinzipien und sämtliche Rezepte können auch ohne Fleisch und Fisch umgesetzt werden. Die meisten Rezepte, die tierische Produkte beinhalten, können auch zu rein pflanzlichen Gerichten abgewandelt werden. Aber uns ist auch bewusst, dass sich viele Menschen erst dann richtig versorgt fühlen, wenn Fisch und Fleisch Teil ihrer Ernährung sind.

Unsere Botschaft ist ganz einfach: Essen Sie das, was Sie gut ernährt, und nutzen Sie die Rezepte so, wie Sie es für richtig halten – ob mit oder ohne Fleisch und Fisch.

Viele unserer vegetarischen Rezepte bieten die Möglichkeit, Fisch, Hähnchen oder Lamm zu integrieren, und sind damit für eine Familie mit ganz unterschiedlichen Bedürfnissen geeignet. Dabei haben wir natürlich auch auf die Nährwerte dieser tierischen Zutaten geachtet. Unser Hauptziel ist es aber, die ganze Familie zu einem höheren Gemüsekonsum zu motivieren, was Fleisch und Fisch keineswegs ausschließen muss, sofern innerhalb der Familie verschiedene Ansprüche an das Essen bestehen. Lammfleisch zum Beispiel enthält viele B-Vitamine, darunter $B_1$, $B_2$, $B_3$, $B_6$ und $B_{12}$, daneben auch Mineralstoffe wie Eisen und Zink.

## Rind, Lamm und Co.

Bei der Auswahl sollten Sie Ihr Augenmerk auf das Fleisch von Freilandtieren mit Grasfütterung legen, möglichst in Bio-Qualität. Mir ist klar, dass das mehr kostet. Aber meiner Meinung und Erfahrung nach kann ich sagen, dass viele Menschen davon profitieren, ihren Fleischkonsum zu reduzieren. Entscheiden Sie sich für Fleisch von guter Qualität und servieren Sie nur ein ungefähr faustgroßes Stück zu einer Hauptmahlzeit.

## Fisch und Meeresfrüchte

Auch bei Fisch und Meeresfrüchten sind die Vorstellungen sehr unterschiedlich. Tatsächlich sollte man sich darüber Gedanken machen, ob man seine Ernährung mit Meerestieren bereichern möchte angesichts dessen, dass sich die Nachweise von Schwermetallbelastungen häufen. Und es ist wirklich wichtig, die Quecksilberzufuhr zu reduzieren. In unseren Rezepten verwenden wir nur kleine Weißfische, bei denen das

Risiko einer Quecksilberkontaminierung geringer ist. Kleine Fische sind im Allgemeinen weniger belastet, weil sie weniger Zeit und Gelegenheit haben, Quecksilber im Körper anzusammeln.

Fisch gehört zu den nährstoffreichen Lebensmitteln. Neben Protein und solchen Nährstoffen wie Selen und Vitamin D besitzt er die entzündungshemmenden langkettigen Omega-3-Fettsäuren. Im klinischen Versuch reduzieren diese Fettsäuren das Risiko degenerativer Erkrankungen, darunter derer des Herzens. Für schwangere und stillende Frauen sowie Frauen im gebährfähigen Alter ist besonders die Docosahexaensäure (DHA) von Bedeutung, da diese Omega-3-Fettsäure für die Entwicklung des kindlichen Gehirns wichtig ist. Leinsamen dagegen enthält besonders viel einer anderen Omega-3-Fettsäure, der Eicosapentaensäure (EPA). Der Körper ist in der Lage, diese in DHA umzuwandeln, und zwar zu einem stark erhöhten Prozentsatz während der Schwangerschaft. An dieser Stelle wieder mein Appell: Essen Sie, was Sie gut nährt, und schließen Sie Omega-3-Fettsäuren-reiche Lebensmittel mit ein.

## Hähnchen

Wir haben auch Hähnchenfleisch in unsere Rezepte aufgenommen, weil Hähnchen in vielen Familien beson-

ders beliebt ist. Neben Protein enthält Hähnchenfleisch das Vitamin Niacin, das im Körper bei der Umwandlung von Lebensmitteln in Energie beteiligt ist. Ebenso spielt es eine Rolle bei der Synthese von Sexual- und Stresshormonen in den Nebennieren. Außerdem enthält Hähnchenfleisch Methionin – eine Aminosäure, die sowohl die Gefühlswelt reguliert als auch die DNA erhält und repariert.

Wenn Sie Hähnchen essen möchten, lege ich Ihnen solches aus biologischer Haltung ans Herz. Die Tiere werden mit organisch gewachsenem Futter gefüttert und wachsen ohne Antibiotikabehandlung auf. Freilaufende Hühner können selbst entscheiden, ob sie sich im Freien oder im Stall aufhalten wollen, und bekommen bei manchen Produzenten auch Bio-Futter.

## So gelingt die Umstellung

Wenn Sie bislang jeden Tag ganz selbstverständlich Fleisch auf den Tisch gebracht haben, sollten Sie sich am besten langsam umstellen. Beginnen Sie mit einem fleischlosen Tag in der Woche und essen Sie an diesem Tag ausschließlich pflanzliche Lebensmittel. Wenn Sie und Ihre Familie auf den Geschmack der leckeren rein pflanzlichen (veganen) Kost gekommen sind, wird es für Sie nicht schwer sein, auf drei vegetarische Tage in der Woche aufzustocken. Denken Sie dabei auch daran, was die renommierteste Quelle für Krebspräventionsforschung und -information, der World Cancer Research Fund (WCR), dazu vermeldet: »Reduzieren Sie Ihren Fleischkonsum auf 300 Gramm in der Woche und meiden Sie verarbeitetes Fleisch.«

Sie müssen nicht komplett auf Fleisch verzichten, wenn das nicht Ihr Ding ist. Essen Sie aber stattdessen mehr Gemüse und andere pflanzliche Lebensmittel.

## Fette

Ernährungstrends kommen und gehen in zyklischen Abständen. Während das aktuelle Augenmerk entweder darauf liegt, weniger Kohlenhydrate aufzunehmen oder aber mehr Protein, scheint eines Bestand zu haben: Viele Menschen fürchten sich vor Fett.

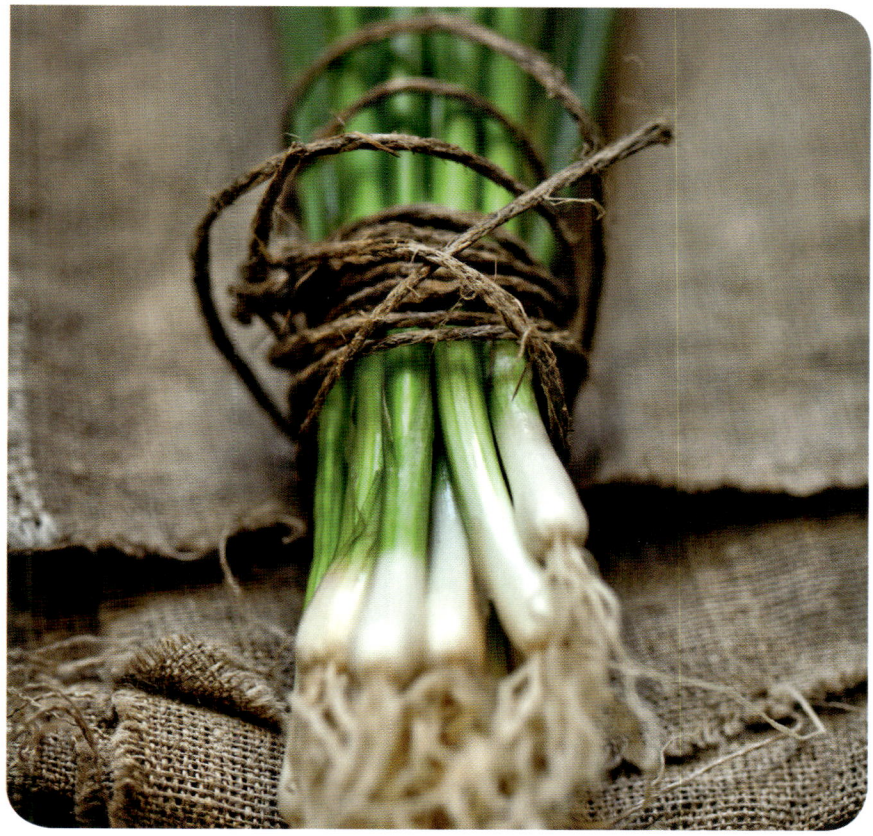

Die wichtige Bedeutung der Fette in der Ernährung wird meistens völlig falsch verstanden. Fette sind unterschiedlich aufgebaut. Sie bestehen aus einzelnen Bausteinen, den Fettsäuren, genauso wie Protein aus seinen Bausteinen Aminosäuren zusammengesetzt ist.

Drei Hauptkategorien werden unterschieden: gesättigte, einfach unge-

sättigte und mehrfach ungesättigte Fettsäuren (später genauer). Neuerdings sind aber die Trans-Fettsäuren in den Fokus gerückt, die vor allem in verarbeiteten Lebensmitteln zu finden sind, hauptsächlich in tiefgefrorenen Fertiggerichten, industriell hergestelltem Kuchen und Gebäck, Keksen und Müsliriegeln. Manche Studien legen nahe, dass die Art des Fettes, das man isst, weitaus folgenreicher ist als seine Menge. Je nach

Art ihrer Ernährungsweise ermutige ich viele Menschen gerne dazu, mehr Fett aufzunehmen, natürlich hauptsächlich aus qualitativ hochwertigen Lebensmitteln.

### Der Körper braucht gute Fette
Fette sind bei der Aufnahme der Vitamine A, D, E und K notwendig und tragen zu einer gesunden Haut bei. Sie sind ein wichtiger Teil des

Immunsystems und essentiell für die Gehirnentwicklung. Fett ist daneben die effektivste Energiequelle, es hält uns warm und schützt die Organe. Die mediterrane Diät beruht auf einem hohen Anteil einfach ungesättigter Fettsäuren aus Olivenöl, Avocados, Nüssen und Samen. Sie wird mit einem niedrigen Blutdruck in Verbindung gebracht und gilt als herzschützend.

Kennen Sie das Verlangen nach Süßem am Nachmittag? Dann reichern Sie einfach Ihre Mahlzeiten mit mehr Fett an, besonders zum Mittagessen (und umso mehr, wenn es eine fettarme Zubereitung ist), zum Beispiel mit Avocado, Olivenöl, Nüssen, Bio-Butter, Tahin oder Kokosöl, und beobachten Sie dann, ob Ihr Süßhunger am Nachmittag wiederkehrt. Viele Menschen meiden Fette wegen ihres hohen Energiegehalts, dabei bremsen gute Fette die Glukoseaufnahme ins Blut, was einen geringeren Insulinausstoß erfordert und damit ein länger anhaltendes Sättigungsgefühl bewirkt. Wenn Sie wissen möchten, was Insulin, ein fettspeicherndes Hormon, mit Hunger und Sättigung und mit Stoffwechsel und Figur zu tun hat, lesen Sie das Buch »Stoffwechsel-Geheimnis«.

**Noch mal auf den Punkt gebracht:**
Fette sind ein unverzichtbarer Bestandteil einer ausgewogenen Ernährung. Die Fette unterscheiden

sich durch die enthaltenen Fettsäuren. Einige davon sind lebenswichtig (essentiell). Das heißt: Der Körper kann sie nicht selber bilden, sie müssen mit der Nahrung zugeführt werden.

**Die verschiedenen Fettsäurearten sind:**
- gesättigte Fettsäuren wie in Kokosnüssen oder Bio-Butter
- einfach ungesättigte Fettsäuren wie in Oliven, Avocados, Macadamianüssen und Ölen aus diesen Lebensmitteln
- mehrfach ungesättigte Fettsäuren, von denen es zwei Typen gibt:
  - Omega-6-Fettsäuren, die besonders in Nüssen und Samen sowie deren Ölen vorhanden sind
  - Omega-3-Fettsäuren, v.a. in fettreichen Fischen, Leinsamen, Walnüssen und Pekannüssen

All diese Fette haben ganz wichtige Aufgaben bei der Erhaltung und Erlangung von Gesundheit. Sie unterstützen unser Immunsystem gegen Infektionen, sie helfen bei der Synthese von Sexualhormonen, sie bekämpfen Entzündungen … Die Liste ist fast endlos.

So absurd es für Sie klingen mag: Sie müssen Fett essen, um Fett verbrennen zu können. Ich habe Tausende von Menschen getroffen, die zu wenig Fett essen. Wenn Sie Fett reduzieren oder sogar eliminieren,

dann geben Sie Ihrem Körper ein Signal, das er als Hungersnot deutet. Er speichert daher Körperfett, um die mageren Zeiten zu überstehen.

Mit unseren Rezepten nehmen Sie eine angemessene Menge geeigneter Fette aus hochwertigen Quellen auf. Und das hat nicht nur positive Effekte auf Haut, Haare und Augen, sondern auch auf die Sättigung, die Stimmung, die Vitalität und die Gewichtsregulierung.

## Hören Sie auf Ihren Körper
Ich werde oft etwas nach dem Motto gefragt: »Wieviel Avocado darf ich essen?«. Meine Antwort lautet: Wenn Sie sich nach den Regeln von Dr. Libbys Stoffwechsel-Prinzip ernähren, dann werden Sie selber eine Antwort auf diese Frage finden. Ihr Körper ist Ihr bester Ratgeber. Ich würde mir wünschen, dass Sie seine Signale zu verstehen lernen, die durch eine Ernährung mit Trans-Fettsäuren, raffiniertem Zucker und Weißmehl unterdrückt sind. Es wird Tage geben, an denen Ihnen eine halbe Avocado zu Ihrer Mittagsmahlzeit vollends genügt, während es an anderen Tagen eine ganze sein muss. Sie werden ein Gefühl dafür entwickeln, wenn Sie die Avocado mit Zitronensaft und Kräutern verfeinern, und Geschmack mag einer der Aspekte sein, der sie so richtig zufrieden macht.

# Anmerkungen zu den Rezepten

Zu vielen Zutaten, die wir in unseren Rezepten verwenden, gibt es weiterführende Informationen im Glossar (siehe Anhang).

- In unseren Rezepten verwenden wir manchmal spezielle Zutaten, wie beispielsweise Essener Brot, Udo's Öl oder rohes Kakaopulver. In den meisten Fällen können Sie aber auch auf Alternativ-Produkte zurückgreifen. Dies ist im jeweiligen Rezept oder im Glossar vermerkt.

- Die meisten Rezepte sind glutenfrei. In manchen Gerichten wird glutenhaltiges Dinkelmehl verwendet. Dieses können Sie ohne Probleme durch glutenfreie Alternativen ersetzen. Hinweise dazu finden Sie an entsprechender Stelle.

- Die meisten Gerichte sind vegetarisch oder vegan, denn eine pflanzenbasierte Kost gehört zu Dr. Libbys Stoffwechsel-Prinzip. Die Gerichte, die Fleisch oder Fisch enthalten, können selbstverständlich auch zu rein pflanzlichen Gerichten abgewandelt werden. Genauso bieten viele vegetarische Rezepte die Möglichkeit, tierische Produkte zu integrieren. Hinweise und Tipps finden Sie im jeweiligen Rezept. Wenn Sie Fleisch verwenden, achten Sie stets auf Bio-Qualität inklusive artgerechter Tierhaltung und angemessener Fütterung.

- Dass Gemüse teilweise geschält, gewaschen oder geputzt werden muss, ist selbstverständlich und wird nicht immer extra erwähnt.

- Die Einteilung in Frühstück, Abendessen und Co. stellt lediglich einen groben Anhaltspunkt dar. Sie können selbstverständlich die Gerichte frei nach Ihren Vorlieben im Tagesverlauf variieren. Bei unserem Konzept gibt es keinen starren Plan oder strikte Regeln, wann Sie was und in welchen Mengen essen sollen. Hören Sie auf die Bedürfnisse und Signale Ihres Körpers.

- Ich persönlich bevorzuge stets filtriertes Wasser. Alle Gerichte in diesem Buch sind damit zubereitet. Sie können aber auch normales Wasser guter Qualität verwenden.

- In den Rezepten wird einheitlich die Tasse (engl. cup) als Maßeinheit verwendet. Dies entspricht einem Volumen von 250 ml.

- Alle Gerichte lassen Variationen zu. Geben Sie Kräuter, Gewürze oder Nüsse und Samen nach Ihrem Belieben hinzu. Auch die Menge an Gemüse können Sie erhöhen, wenn Sie wollen. Es gilt: Hören Sie auf Ihren Körper.

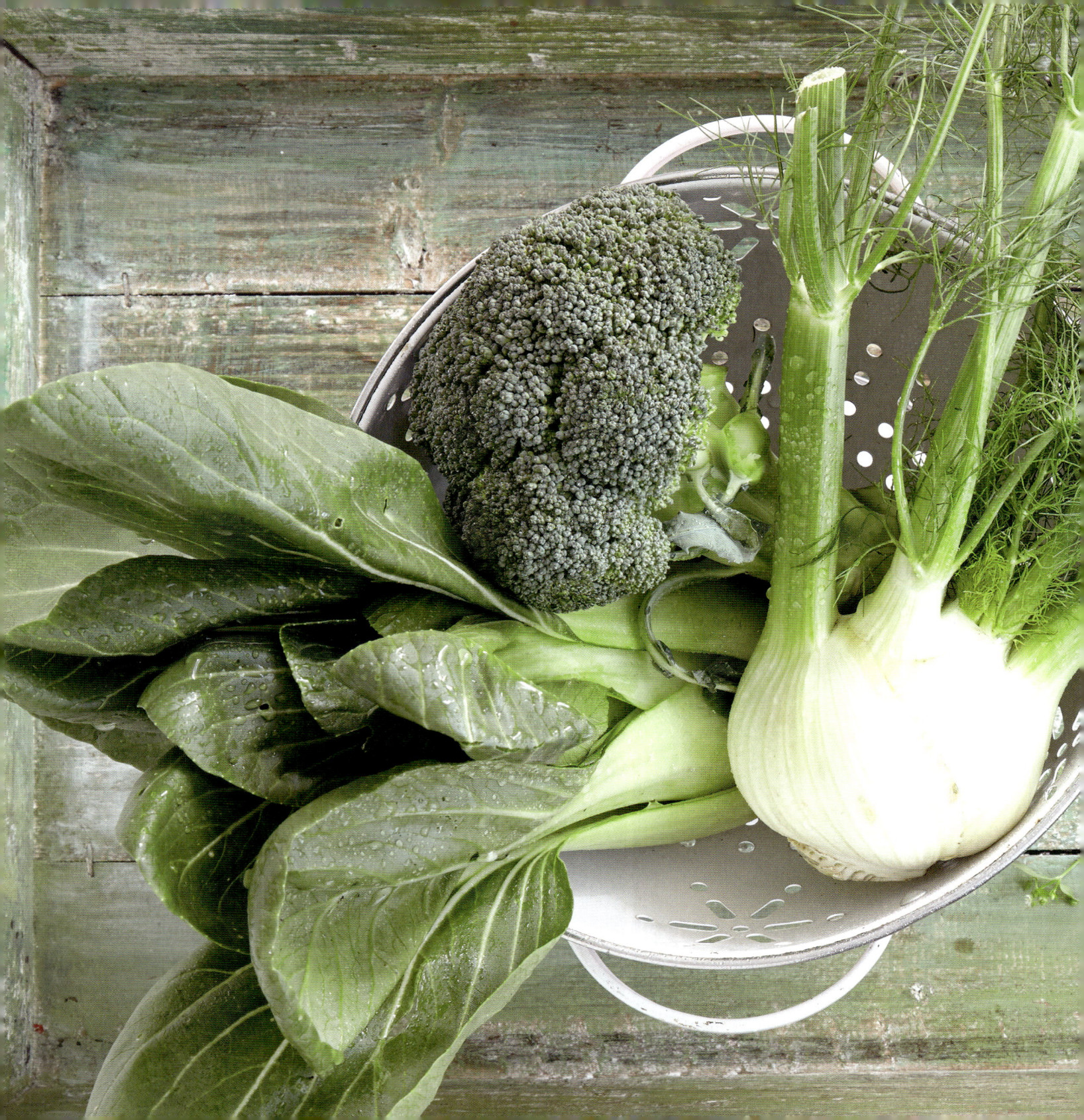

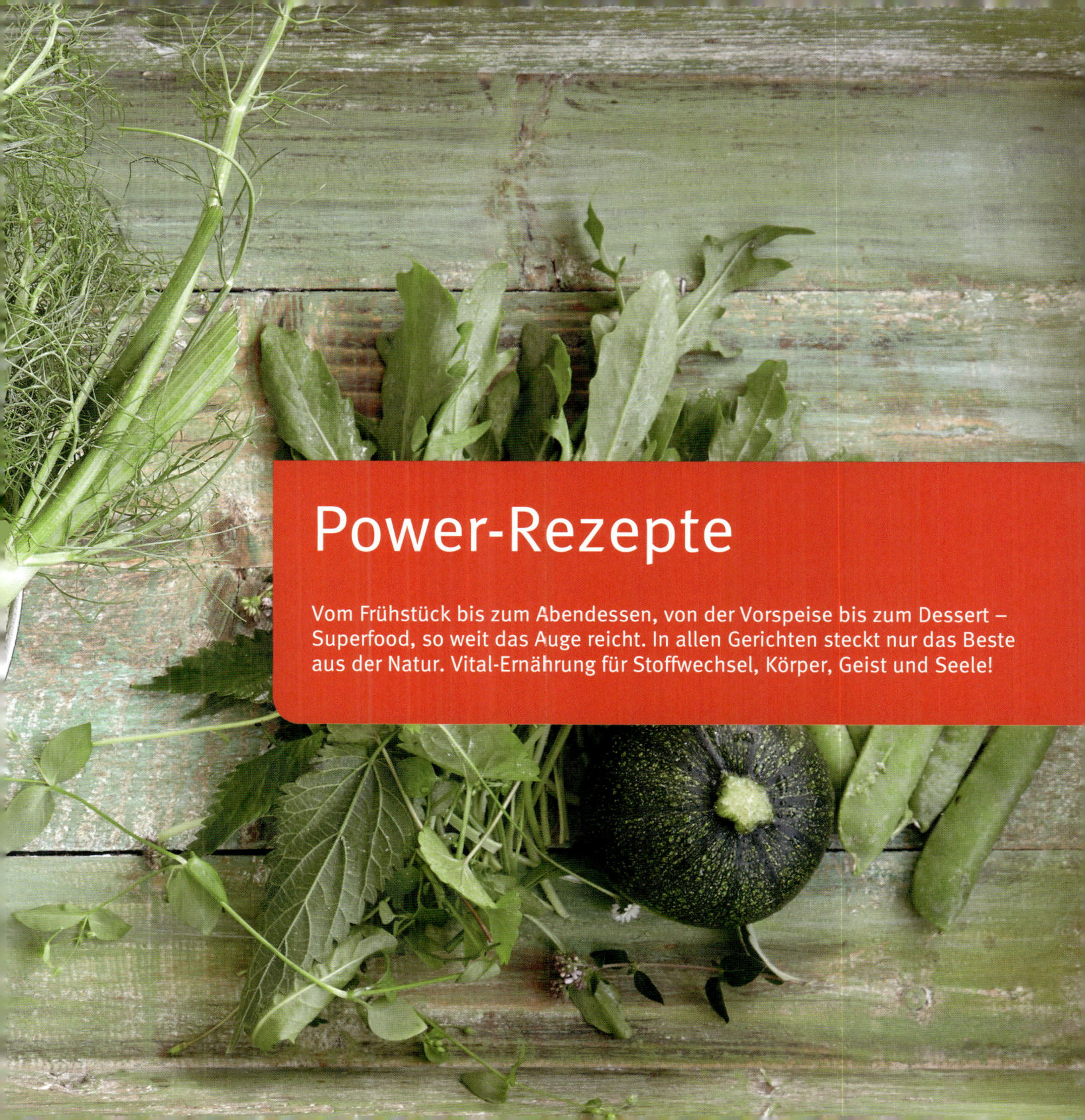

# Power-Rezepte

Vom Frühstück bis zum Abendessen, von der Vorspeise bis zum Dessert – Superfood, so weit das Auge reicht. In allen Gerichten steckt nur das Beste aus der Natur. Vital-Ernährung für Stoffwechsel, Körper, Geist und Seele!

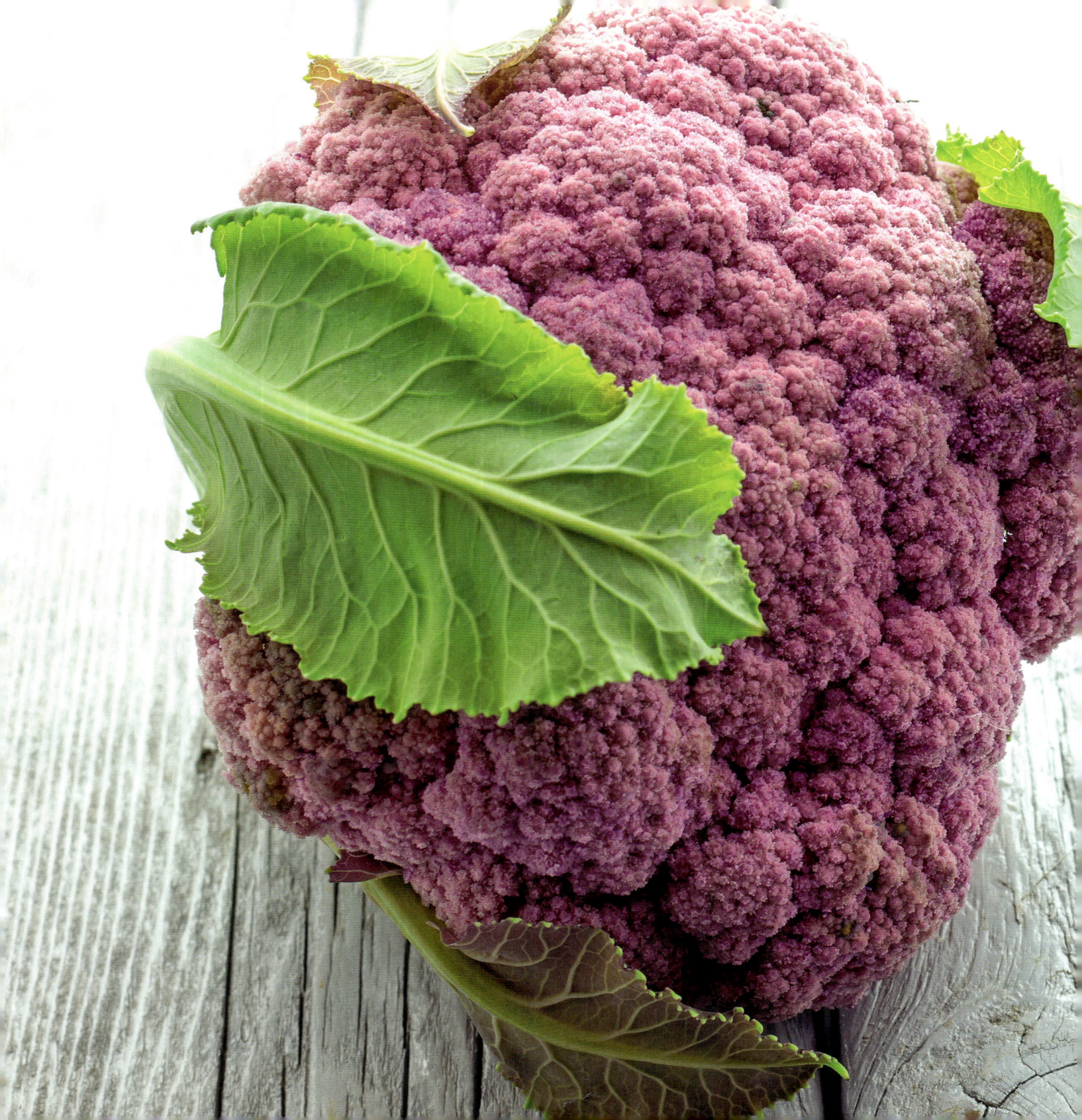

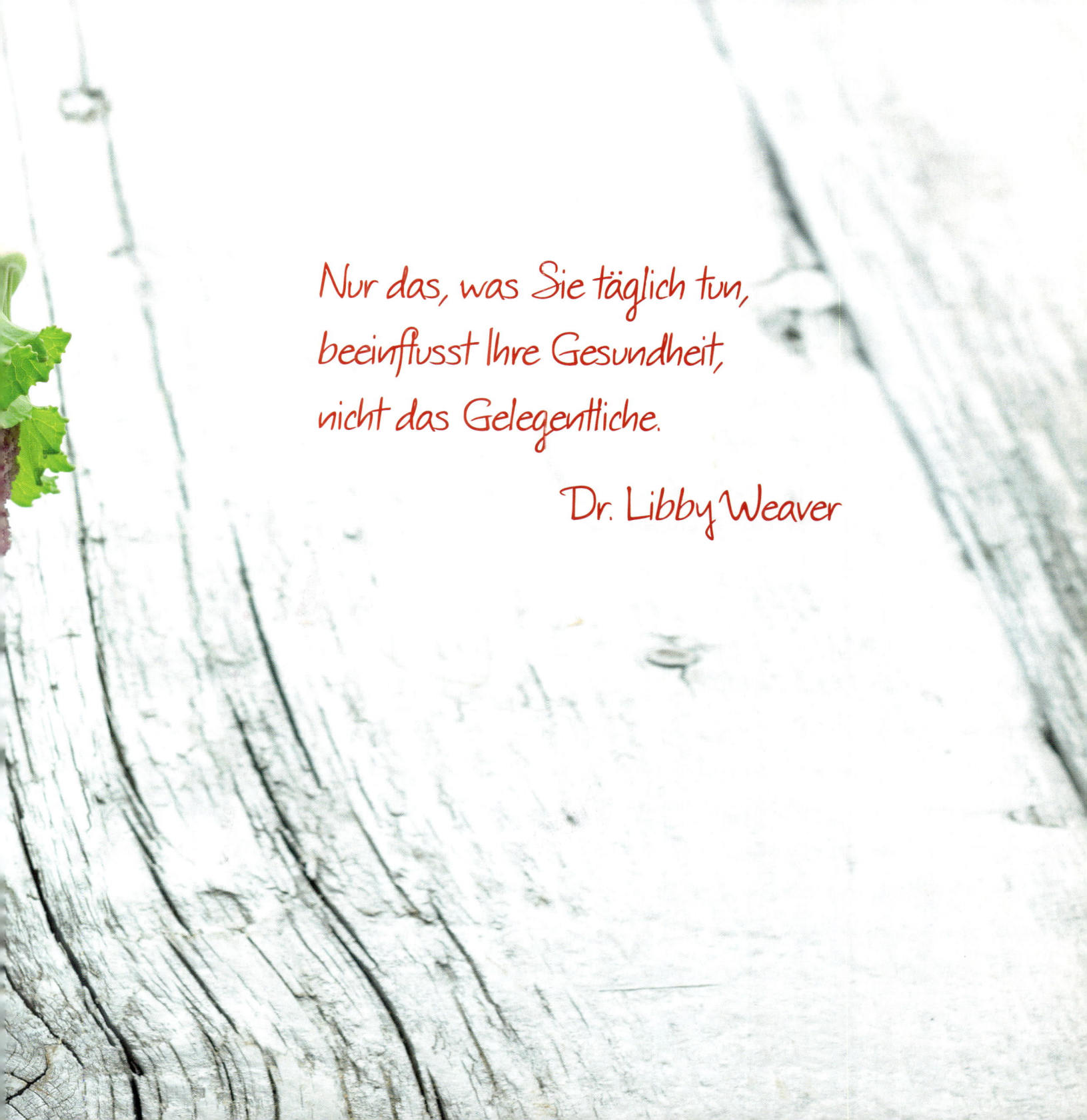

Nur das, was Sie täglich tun,
beeinflusst Ihre Gesundheit,
nicht das Gelegentliche.

Dr. Libby Weaver

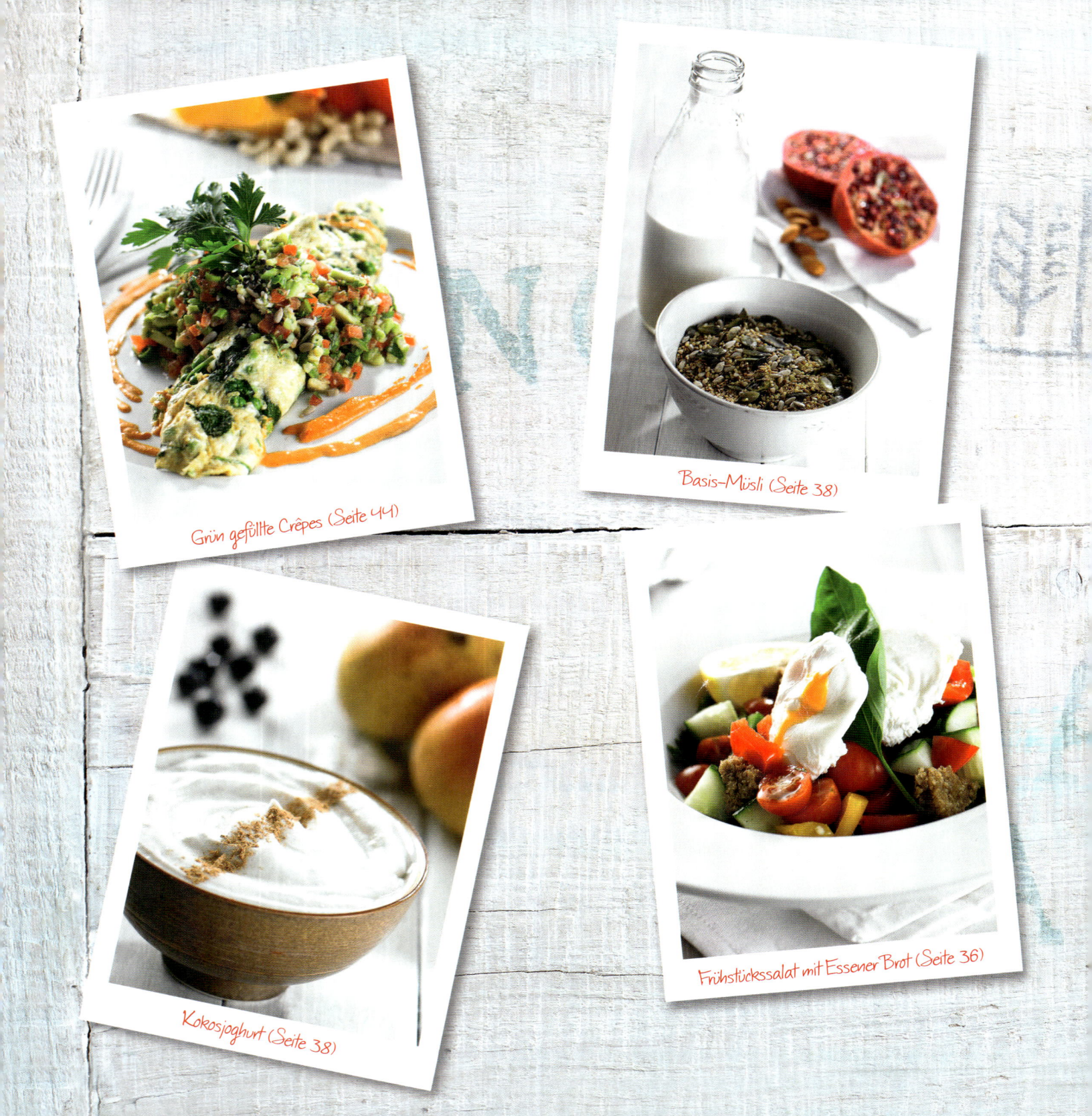

Grün gefüllte Crêpes (Seite 44)

Basis-Müsli (Seite 38)

Kokosjoghurt (Seite 38)

Frühstückssalat mit Essener Brot (Seite 36)

# Frühstück

Beginnen Sie jeden Tag mit Dankbarkeit für das Geschenk des Lebens. Neben einer Atemübung oder einem Glas warmem Wasser mit Zitronensaft ist ein nährstoffreiches Frühstück Grundlage für einen fröhlichen und energiegeladenen Start in den Tag. Ohne Frühstück sinkt unser Blutzuckerspiegel in den Keller, was lustlos und müde macht – eine wirklich lausige Voraussetzung für den Beginn eines taufrischen Tages.

Aus ernährungswissenschaftlicher und biochemischer Sicht handelt es sich beim Frühstück im wahrsten Sinne des englischen Wortes (»Breakfast«) um ein Fastenbrechen. Schließlich haben wir zu dem Zeitpunkt seit ungefähr zwölf Stunden nichts mehr gegessen, sodass unser Körper dringend nach Nähr- und Brennstoffen verlangt, um uns wieder Energie zu verleihen, Neurotransmitter für unser seelisches Wohlbefinden zu produzieren, das Immunsystem anzufeuern und viele andere Vitalfunktionen sicherzustellen, die uns wahrhaftig am Leben halten. Halten Sie kurz inne, um sich das zu vergegenwärtigen. Unser Körper ist eine wirklich spektakuläre Kreation!

Es ist aber nicht nur der Blutzuckerspiegel, der jetzt mit der passenden Ernährung ins Gleichgewicht gebracht werden muss. Ihre Wahl für die Art des Frühstücks setzt Maßstäbe für die folgenden Stunden, schon hier bestimmen Sie über Ihr Energielevel und Ihre Laune für den ganzen Rest des Tages.

Die erste Mahlzeit des Tages ist der ideale Zeitpunkt für den Genuss frischer Früchte, am besten auf nüchternen Magen. Haben Sie Probleme mit dem Magen-Darm-System wie beispielsweise Durchfall oder Blähungen, dann kann es angebracht sein, wirklich nur dann Früchte zu essen. (Bei Fruktose-Malabsorption sollten Sie Obst komplett meiden.)

Ich bin ein großer Fan von Smoothies, um Früchte und Gemüse schon morgens zu genießen. Im Kapitel »Smoothies und Drinks« (Seite 49) finden Sie einige Rezepte. Ein grüner Smoothie ist der perfekte Start in den Tag, denn er erfüllt alle Kriterien, die ich mir für Sie und Ihren Körper wünsche. Er bringt Inhaltsstoffe mit, die die Entgiftung über die Leber ebenso fördern wie den gesamten Stoffwechsel. Die gleichen Effekte

haben auch die leckeren Frühstücksrezepte mit hoher Nährstoffdichte aus diesem Kapitel.

Ich bin auch ein Befürworter von dem, was viele ein konventionelles Frühstück nennen. Viele der Rezepte in diesem Buch sind für ganz verschiedene Tageszeiten geeignet. Zum Beispiel können Sie zur Abwechslung zum Frühstück mal ein Rezept für eine Mittagsmahlzeit ausprobieren, wenn Ihnen das zusagt. Ich will Sie dazu motivieren, auf die Signale Ihres Körpers zu hören und Ihre Wahl danach zu treffen, was Ihr Körper gerade braucht, und sich nicht etwa nach einer Liste von verbotenen Nahrungsmitteln oder Mahlzeiten zu richten. Wenn Ihnen zum Beispiel kalt ist, dann ziehen Sie zeitweise oder auch immer eine warme Mahlzeit vor. Ihr Körper hat zwar keine Stimme, aber er kann Sie auf andere Weise wissen lassen, ob es ihm gut geht. Es liegt an uns, sein Flüstern, Knurren und Lächeln zu entschlüsseln und zu beachten.

Alle Frühstücks-Rezepte sind dazu geeignet, Ihnen den ganzen Tag Energie zu verleihen, und sie bringen einen mächtigen Nährwertzuwachs mit.

# Essener Brot mit Ei und Gemüse

Pflanzenbasierte Ernährungsformen sind für ihre vorbeugende Wirkung gegen einige chronische Erkrankungen bekannt, darunter Diabetes, Herzerkrankungen und verschiedene Krebsarten. Starten Sie auf dieselbe Weise in den Tag, wie es bei vielen für ihre gute Gesundheit bekannten Völkern üblich ist: mit viel Gemüse. Die Samenmischung setzt mit ihren Nährstoffen noch eins drauf, indem sie Zink, Magnesium und Ballaststoffe beisteuert.

Für 1 – 2 Personen • gelingt leicht
⊘ 15 Min.

**Samen-Grundmischung:**
• ¼ Tasse Sonnenblumenkerne
• ¼ Tasse Kürbiskerne
• ¼ Tasse schwarzer Sesam
• ¼ Tasse weißer Sesam

**Außerdem:**
• 2 Eier (Größe L)
• 2 EL Apfelessig
• Salz
• schwarzer Pfeffer (frisch gemahlen)

• 2 lange Spargelstangen
• 200 g frischer Spinat
• 1 Scheibe Essener Brot

● Eier in einem großen Topf mit kochendem Wasser und Essig pochieren. Mit einem Sieblöffel herausnehmen.

● In einem zweiten kleinen Topf etwas Salzwasser zum Kochen bringen und die Spargelstangen darin blanchieren. Nach etwa 2 Min., wenn sie schon etwas weich sind, herausnehmen und unter fließendem kaltem Wasser abschrecken.

● Den geputzten Spinat in das noch kochende Wasser des Spargels geben, zusammenfallen lassen, wieder herausnehmen und in einem sauberen Geschirrtuch ausdrücken, danach salzen und pfeffern.

● Ein 2 cm dickes Stück Essener Brot abschneiden. Den Spinat und den Spargel daraufgeben, dann die pochierten Eier darauf platzieren.

● Etwas von der Samen-Grundmischung über die Eier und das Gemüse streuen, die restliche Samenmischung in einem luftdicht verschlossenen Behälter aufbewahren.

**Tipp** Dieses Rezept lässt sich gut auf zwei Portionen aufteilen. Servieren Sie dazu einen grünen Salat mit Udo's Öl (siehe auch Glossar) und Balsamico-Essig oder einfach noch mehr gedämpftes Gemüse. Dann reicht es für eine komplette Mahlzeit, ideal für einen leichten Brunch.

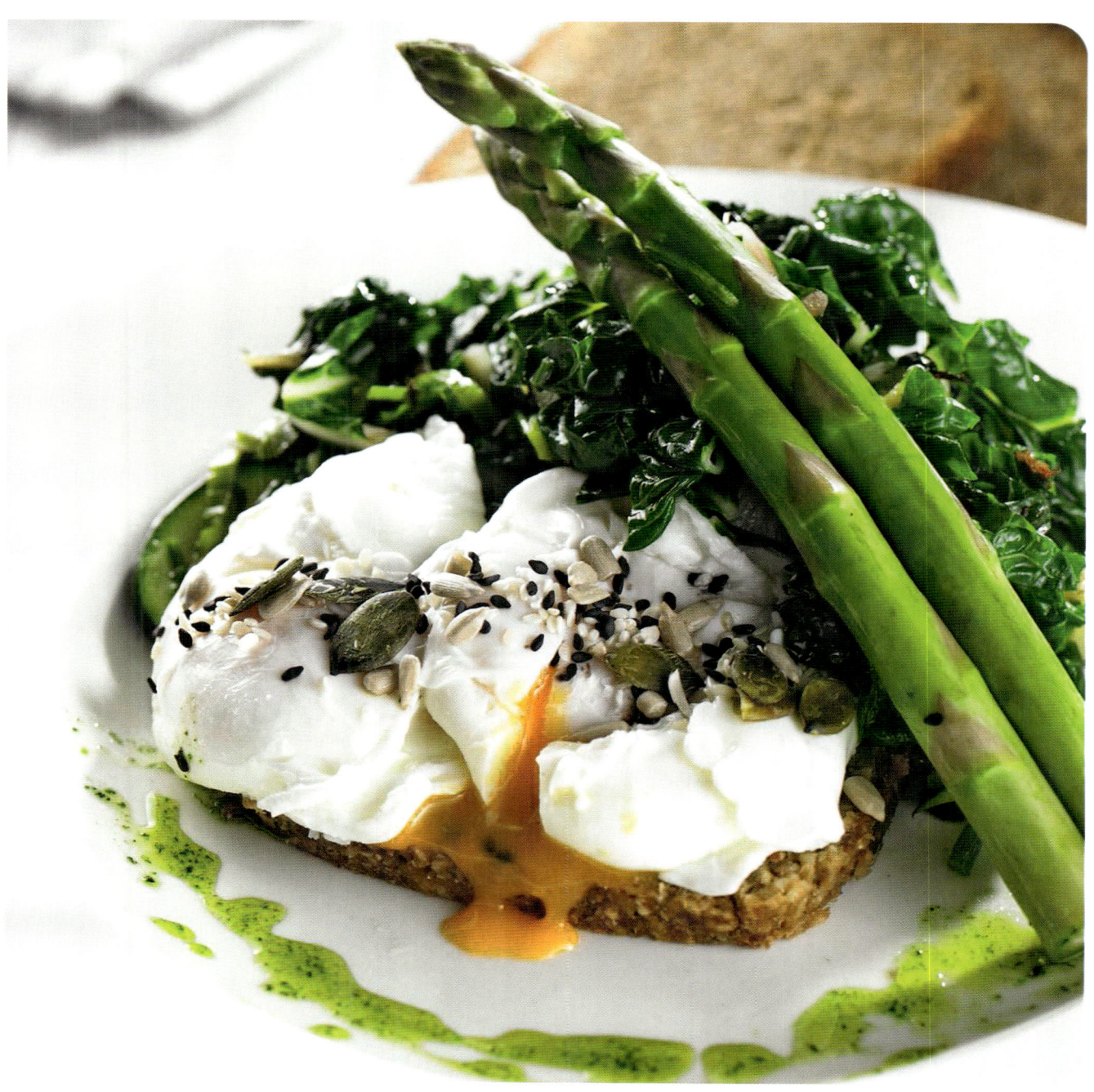

# Herzhaftes Frühstücks-Durcheinander

Essener Brot ist nussig und hat eine überraschend süßliche Note. Weil es aus gekeimtem Weizen hergestellt wird, ist es besser verdaulich als solches aus ungekeimtem Getreide und hat dabei einen höheren Nährwert. Es ist frei von Hefe, Süßungsmitteln, Mehl, Öl oder Konservierungsstoffen (siehe auch Glossar). Und Eier sind proteinreich – ein grandioses Frühstück für einen großen Tag!

**Für 2 Personen • gelingt leicht**
⊘ 20 Min.

4 Eier (Größe L) • ¼ Tasse Wasser • 1 TL Kokosöl • 1 kleine Stange Lauch • 1½ Tassen Champignons • Salz • schwarzer Pfeffer (frisch gemahlen) • 2 Mangoldblätter • 1 Tomate • ¼ Tasse Erbsen (frisch oder tiefgekühlt) • 1¼ Tassen gehackte Petersilie

● Eier und Wasser in einer Schüssel gründlich verquirlen.

● Lauch in Ringe schneiden, Champignons und Tomate hacken.

● Kokosöl bei starker Hitze erhitzen. Lauch und Pilze darin schwenken, salzen und pfeffern.

● Hitze reduzieren und Mangold, Tomaten, Erbsen und Petersilie zugeben. Alles kurz zusammen anbraten, damit sich die Aromen entwickeln.

● Die Eier in die Pfanne geben und erhitzen, dabei vorsichtig mit einem Holzlöffel verrühren, damit nichts anbrennt. Etwa 2 Min. garen, bis das Ei gestockt ist.

# Frühstückssalat mit Essener Brot

Salat zum Frühstück peppt den Nährwert Ihres Speiseplans auf. Ein starker Start! Wer auf Gluten verzichten muss, ersetzt das Essener Brot (siehe auch Glossar) einfach durch glutenfreies nach Wahl. Dieser erfrischende Salat ist auch bestens für einen Schönwetterbrunch oder ein leichtes sommerliches Mittagessen geeignet.

**Für 1 – 2 Personen • gelingt leicht**
⊘ 20 Min.

1 EL Apfelessig • 2 Eier (Größe L) • 1 Scheibe Essener Brot • 4 Cherrytomaten • 1 kleine Salatgurke • 1 rote Paprika • 1 gelbe Paprika • 1 Tasse Spinatblätter • ¼ Tasse frisches geschnittenes Basilikum

● In einem mittelgroßen Topf Wasser mit Essig zum Kochen bringen.

● Die Eier darin 3 – 5 Min. pochieren, dann mit einem Sieblöffel herausnehmen.

● Tomaten halbieren, Salatgurke hacken. Paprika entkernen und hacken, jeweils ¼ Tasse abmessen.

● Das Essener Brot in große Stücke reißen und mit dem Gemüse und den Kräutern vermischen.

● Den Salat mit einem Dressing nach Wunsch anmachen – zum Beispiel mit einem Ahornsirup-Balsamico-Dressing.

● Die Eier auf den Salat geben und nach Wunsch mit frischen Sprossen oder etwas Samenmischung (Seite 34) garnieren.

❯ Herzhaftes Frühstücks-Durcheinander

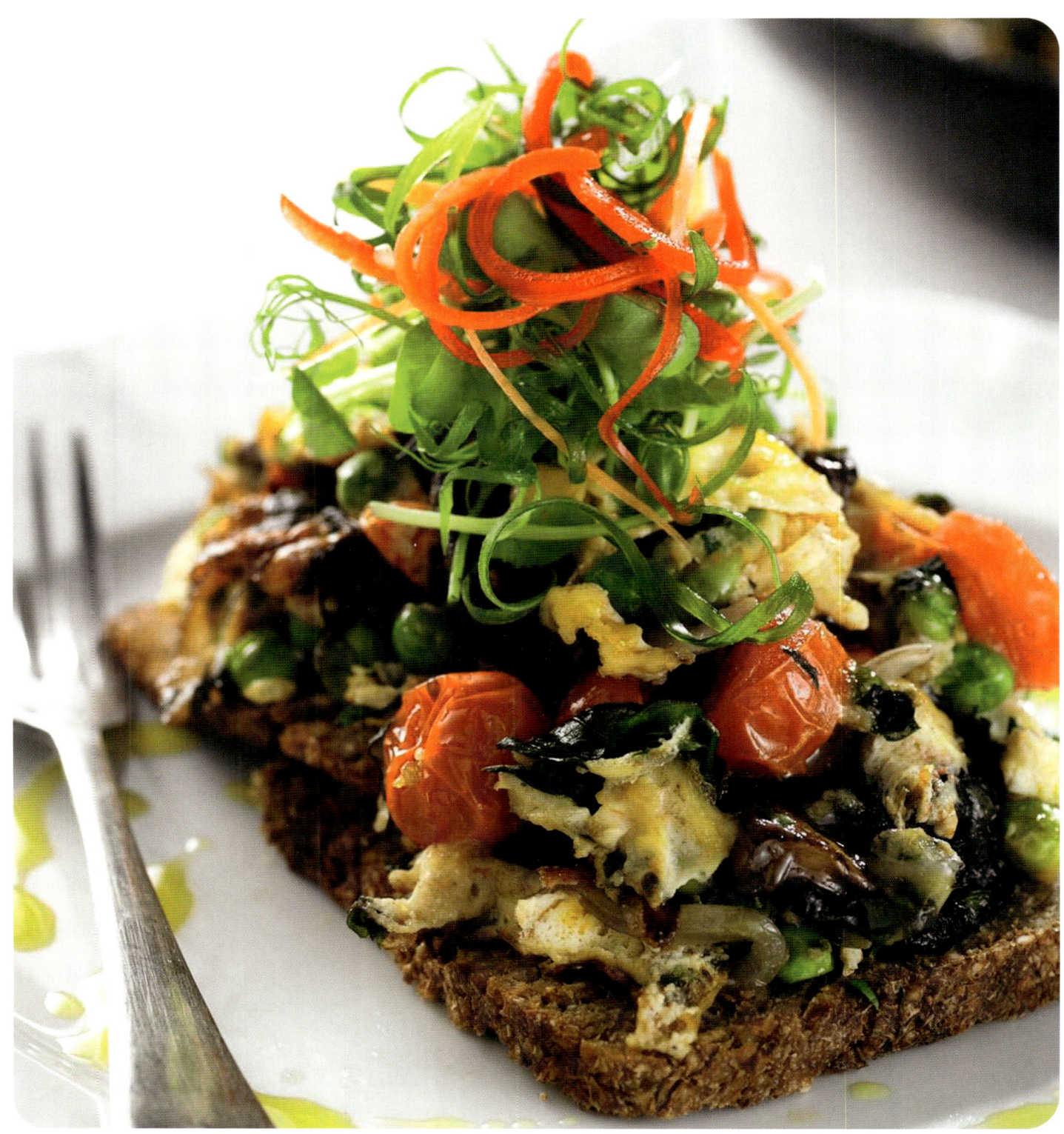

# Basis-Müsli

Es ist fast nicht möglich, einen Nährstoff zu nennen, der sich nicht in diesem Müsli befände. Die meisten Fertigmüslis sind nicht auf Basis von Samen zusammengestellt. Dabei sind diese wahre Kraftpakete, vollgepackt mit guten Mineralstoffen wie Kalzium, Magnesium und Zink. Die Korinthen sind ein konservierungsstofffreies Obst und steuern etwas Süße bei. Hirse enthält Tryptophan – eine Aminosäure, aus der das Glückshormon Serotonin gebildet wird.

**Für 2 Tassen • gut vorzubereiten**
⊘ 5 Min.

¼ Tasse Hirse • ¼ Tasse Amaranth • ¼ Tasse Buchweizengrütze • ¼ Tasse Leinsamen • ¼ Tasse Sesam • ¼ Tasse Kürbiskerne • ¼ Tasse Sonnenblumenkerne • ¼ Tasse Korinthen

● Alle Zutaten gründlich vermischen. Die Müslimischung in einem gut verschließbaren Glas- oder Plastik-Gefäß aufbewahren.

**Tipp** Kombinieren Sie das Basis-Müsli mit Kokosjoghurt (rechts) und nach Belieben mit einer zusätzlichen halben Tasse Kokoswasser und Sie erhalten ein ganz besonderes Bircher-Müsli.

# Kokosjoghurt

Dieser Joghurt ist für alle diejenigen besonders geeignet, die eine milchfreie Alternative suchen, aber auf leckeren Geschmack, ein angenehmes Mundgefühl und gute Vitalstoffe nicht verzichten wollen. Das Fett aus Kokosnuss und Cashewkernen sorgt für ein lang anhaltendes Sättigungsgefühl und einen stabilen Blutzuckerspiegel.

**Für 1½ Tassen • gelingt leicht**
⊘ 20 Min.

1 junge Kokosnuss (Fruchtfleisch und Wasser) • ½ Tasse Cashewkerne • 1 TL Ahornsirup • 1 Pr. Salz

● Die Kokosnuss öffnen und das Kokoswasser in eine Tasse gießen. Etwa ⅓ Tasse abmessen, den Rest aufbewahren.

● Das Fruchtfleisch mit einem Löffel herauslösen.

● Das Fruchtfleisch und das Kokoswasser mit Cashewkernen, Ahornsirup und Salz nach Geschmack in einem Mixer zu einer cremigen Masse verarbeiten.

● Pur oder mit Früchten, Sommerbeeren, gedünsteten Birnen oder dem Basis-Müsli (Rezept links) servieren.

# Kräuter-Rührei

Dieses Gericht ist ein tolles schnelles Frühstück und dabei so viel besser als fertige Frühstücksflocken. Petersilie ist eine wunderbare Quelle für die Vitamine C und K, sie enthält sogar etwas Eisen. Petersilie ist meine Lieblingszutat! Wer auf Gluten verzichten muss, ersetzt das Essener Brot (siehe auch Glossar) einfach durch glutenfreies nach Wahl.

**Für 1 Person • geht schnell**
⊘ 10 Min.

1 TL Kokosöl • 2 Eier (Größe L) • ¼ Tasse gehackte Petersilie • 1 Tasse Spinatblätter • 1 Scheibe Essener Brot • 1 Zitronenspalte • Kürbiskerne zum Servieren

● Das Kokosöl bei mittlerer Hitze in einer Pfanne erhitzen.

● Eier und gehackte Petersilie in einer kleinen Schüssel verquirlen.

● Die Mischung in die Pfanne geben und 1 – 2 Min. darin verrühren.

● Auf einem Bett aus rohem Spinat und einer Brotscheibe servieren, etwas Zitronensaft und Kürbiskerne darübergeben.

❯ Kräuter-Rührei

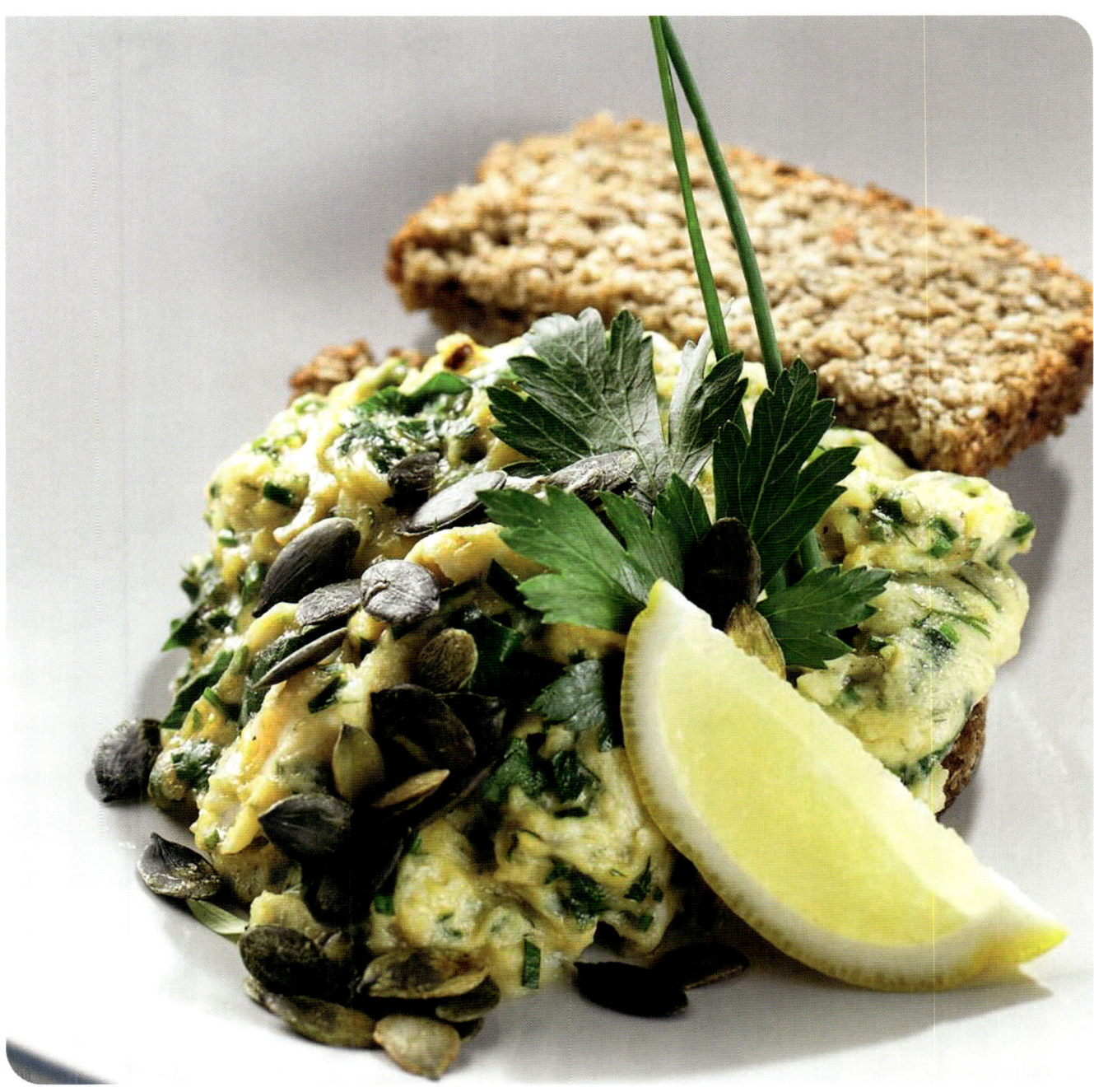

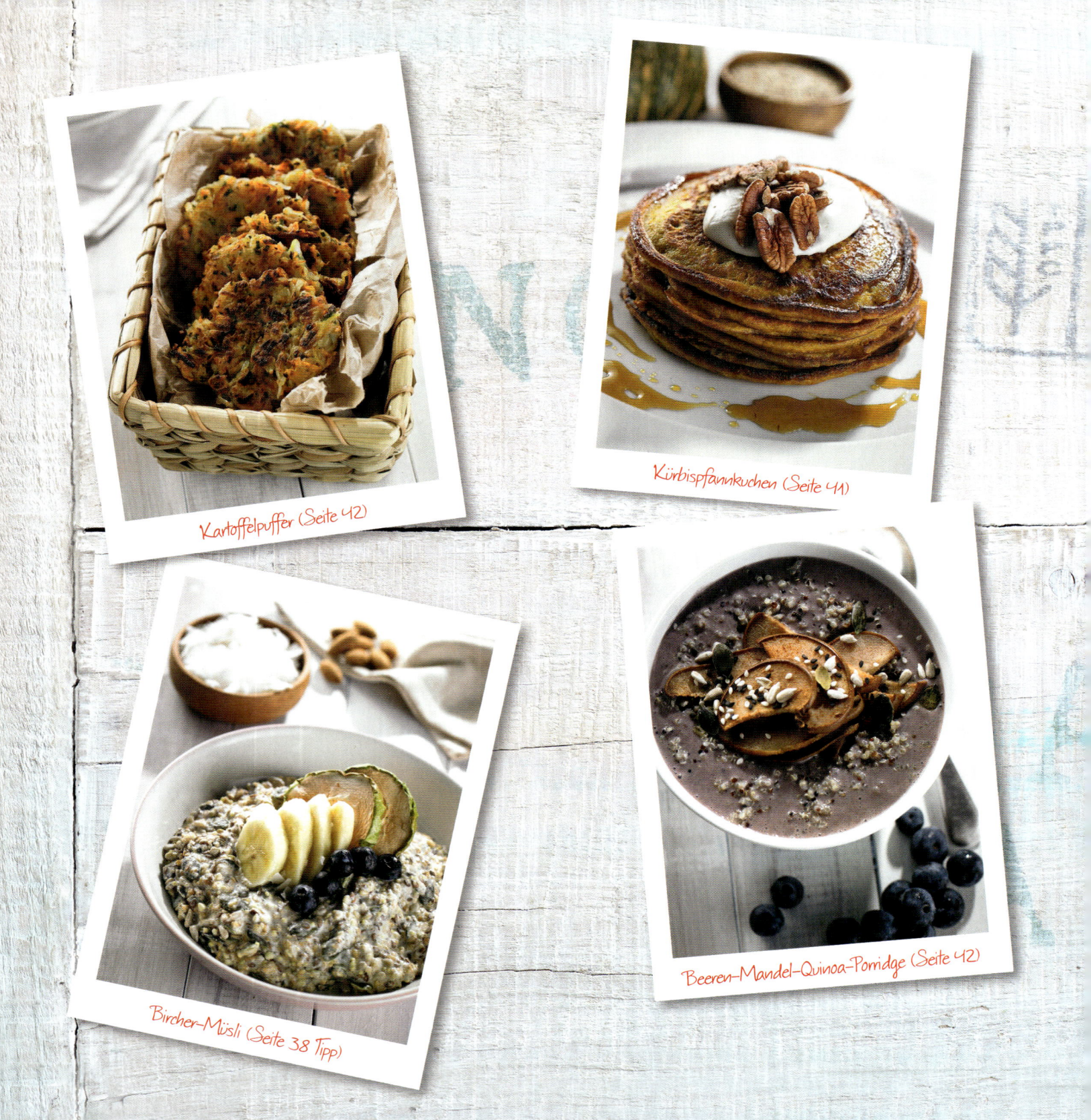

Kartoffelpuffer (Seite 42)

Kürbispfannkuchen (Seite 41)

Bircher-Müsli (Seite 38 Tipp)

Beeren-Mandel-Quinoa-Porridge (Seite 42)

# Kürbispfannkuchen mit Ahornsirup-Pekannüssen und Kokosjoghurt

Quinoamehl ist die gesunde Alternative zu Weizenmehl, denn Quinoa enthält Aminosäuren, die für die Protein synthese sowie für die Leberentgiftung notwendig sind. Der Kürbis steuert nicht nur Beta-Carotin, sondern auch Saftigkeit bei. Mit Zimt und Ingwer wird eine wärmende Komponente zugefügt, die sich positiv auf die Verdauung und den Blutzuckerspiegel auswirkt.

**Für 8 – 10 Personen • exotische Zutaten**
⊘ 25 Min.

**Für die Kürbispfannkuchen:**
- 1 mittelgroßer Kürbis
- 1 Pr. Kurkuma
- 1¾ Tassen Mandelmilch oder Wasser
- ¼ Tasse Ahornsirup
- 2 Eier (Größe L)

- 1½ Tassen Quinoamehl
- 2 TL Backpulver
- ½ TL Zimt
- ½ TL gemahlener Ingwer
- ½ TL Salz
- 2 EL Kokosöl

**Außerdem:**
- 3 EL Ahornsirup
- ½ Tasse Pekannüsse
- 3 EL Kokosjoghurt (Seite 38)

● Kürbis schälen, grob zerkleinern, in einen großen Topf geben und mit Wasser bedecken. Kurkuma zugeben und den Kürbis weich garen.

● Dann das Wasser abgießen, Kürbis pürieren und etwa 1 Tasse abmessen.

● Kürbis mit Mandelmilch oder Wasser, Ahornsirup, Eiern, Quinoamehl, Backpulver, Zimt, Ingwer und Salz im Mixer zu einer homogenen Masse pürieren.

● Eine Pfanne mit 1 EL Kokosöl ausstreichen und bei mittlerer Hitze erhitzen.

● Jeweils ¼ Tasse des Teigs in 2 Portionen hineingeben. Die Pfannkuchen wenden, sobald der Teig auf der Oberfläche Blasen bildet und auf der Unterseite leicht gebräunt ist. Weitere 20 – 30 Sekunden backen, bis die Mitte auf Druck leicht nachgibt.

● Mit dem restlichen Teig ebenso verfahren.

● Pro Person einen Stapel Pfannkuchen servieren, auf den oberen Pfannkuchen jeweils eine Portion Pekannüsse in die Mitte geben und etwas Ahornsirup darüberträufeln. Mit einem Klecks Kokosjoghurt toppen.

# Beeren-Mandel-Quinoa-Porridge

Eine tolle glutenfreie Alternative zu herkömmlichem Porridge. Dieser Porridge besitzt viel Vitamin E, Protein und Ballaststoffe, was für ein lang anhaltendes Sättigungsgefühl sorgt. Obwohl der Porridge sehr herzhaft ist, wirkt er mild und wärmend auch bei empfindlicher Verdauung.

**Für 3 – 4 Personen • gelingt leicht**
⏱ 25 Min.

**Für die Beeren-Mandel-Mischung:** 2 Medjool-Datteln • 1 Tasse eingeweichte Mandeln • 3 Tassen Wasser • 1 Tasse Heidelbeeren (frisch oder tiefgekühlt) • 1 Pr. Salz
**Für die Quinoa:** 2 Tassen Wasser • 1 Pr. Zimt • 1 Tasse dreifarbige Quinoa

● Hinweis: Die Mandeln müssen über Nacht eingeweicht werden. Anschließend gut abtropfen lassen.

● Entsteinte Datteln grob hacken und mit den restlichen Zutaten für die Beeren-Mischung in einen Mixer geben und zu einer cremigen Masse verrühren.

● 2 Tassen Wasser mit dem Zimt aufkochen. Quinoa einrühren, ein- bis zweimal umrühren, dann die Hitze reduzieren und den Topf mit einem Deckel schließen. Quinoa köcheln lassen, bis sie gequollen ist und das Wasser vollständig aufgenommen hat.

● Quinoa in einer Schüssel servieren und die Beeren-Mandel-Mischung darübergeben.

**Tipp** Der Porridge schmeckt warm und kalt, wie auch die Beerensauce dazu. Gehaltvoller wird die Mahlzeit mit gedünsteten Birnen, Kokosraspeln und etwas von der Samen-Grundmischung (Seite 34).

# Kartoffelpuffer

Durch die Süßkartoffel wird die glykämische Last dieses köstlichen Gerichts reduziert, der Blutzuckerspiegel bleibt konstant und das Sättigungsgefühl hält länger an. In dieser gesunden Alternative zu Fertigmischungen verwenden wir Bio-Gemüse, das natürliche Süße beisteuert.

**Für 3 – 4 Personen • gelingt leicht**
⏱ 25 Min.

2 mittelgroße oder 3 kleine mehlig kochende Kartoffeln • ½ mittelgroße Süßkartoffel • 4 – 6 EL Dinkelmehl • 1 Frühlingszwiebel • Salz • schwarzer Pfeffer (frisch gemahlen) • 2 EL Kokos- oder Macadamiaöl

● Kartoffeln und Süßkartoffel schälen und reiben und beides vermischen. Frühlingszwiebel grob hacken und unterheben. Mehl unterrühren, salzen und pfeffern.

● Die Masse mit den Händen ausdrücken, damit so viel Stärke wie möglich freigesetzt wird.

● Öl in einer kleinen Pfanne bei mittlerer Hitze erhitzen. Darin ¼ Tasse der Kartoffelmasse zu einem kleinen Hügel aufhäufen, dann zu einem runden Puffer flach drücken.

● Auf jeder Seite jeweils 3 – 5 Min. goldbraun braten. Nach Bedarf zwischendurch weiteres Öl zugeben.

**Tipp** Statt Dinkelmehl kann auch glutenfreies Mehl verwendet werden.

❯ Beeren-Mandel-Quinoa-Porridge

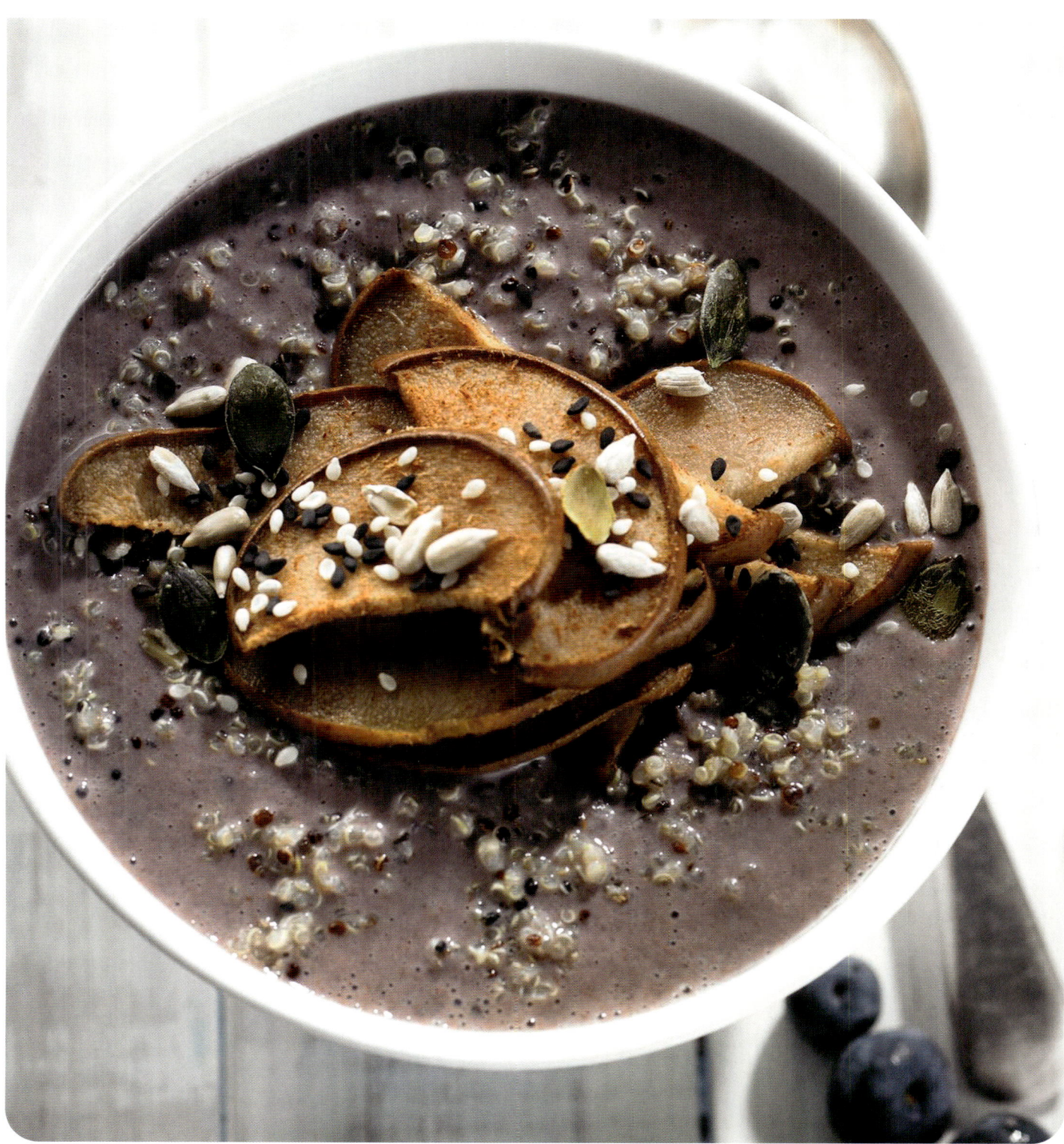

# Grün gefüllte Crêpes

Dieses Crêpe enthält Protein, Folsäure und Vitamin E. Freuen Sie sich über die hohen Mineralstoffgehalte sowie die reichhaltigen Aromen dieses einfachen Gerichts.

**Für 1 – 2 Personen • geht schnell**
◷ 15 Min.

**Für die Crêpes:** 1 großes Bund Spinat • ¼ Tasse Erbsen (frisch oder tiefgekühlt) • Salz • schwarzer Pfeffer (frisch gemahlen) • 3 Eier (Größe M) • ¼ Tasse Mandelmilch oder Wasser • Avocado- oder Kokosöl • ¼ Tasse glatte gehackte Petersilie • **Für die Salsa:** 1 Tomate • 1 Avocado • 1 Pr. Kreuzkümmel • Salz • schwarzer Pfeffer (frisch gemahlen) • 1 EL gehackte Frühlingszwiebeln • ¼ Tasse gehackter frischer Koriander

● Für die Salsa die Tomate und die geschälte Avocado fein würfeln und beides vorsichtig vermischen. Mit Kreuzkümmel und nach Wunsch etwas Pfeffer und Salz vermischen.

● Spinat putzen und sanft dämpfen oder dünsten, danach abtropfen lassen.

● Erbsen in denselben Topf geben und leise köcheln lassen. Von der Platte nehmen und mit Salz und Pfeffer würzen.

● Eier und Mandelmilch bzw. Wasser miteinander verquirlen. Öl in einer mittelgroßen Pfanne erhitzen und die Eiermischung hineingeben.

● Wenn die Eier zu stocken beginnen, gehackte Petersilie darüberstreuen und Spinat und Erbsen in die Mitte der Pfanne geben. Wenn die Eier von unten leicht gebräunt sind, vorsichtig aufrollen.

● Mit Salsa oder auch roter Sauce (Seite 140) servieren.

# Frittata-Muffins mit Röstgemüse und roter Sauce

Beginnen Sie einen freien Tag mit diesen proteinreichen Muffins. Sie eignen sie sich aber ebenso als Snack oder als Mittagsmahlzeit. Um den Mineralstoffanteil und damit die Nährstoffdichte zu erhöhen, servieren Sie dazu einen Salat oder jede Menge grünes Gemüse.

**Für 6 Personen • braucht etwas mehr Zeit**
◷ 35 Min.

**Für die rote Sauce:** 1 Tasse Cashewkerne • ⅓ Tasse Olivenöl • 1 rote Paprika • 1 rote Chilischote • Saft von ½ Zitrone • 2 Medjool-Datteln • **Für die Muffins:** 6 Eier (Größe L) • 1 Tasse Mandelmilch oder Wasser • 3 Tassen gemischtes Röstgemüse (Kürbis, Pilze, Paprika und Zucchini) • 1 Tasse gekochte Quinoa, halb weiß und halb schwarz • 1 Tasse gehackte Basilikumblättchen • ¼ Tasse gehackte Petersilie • Salz • schwarzer Pfeffer (frisch gemahlen)

● Paprika entkernen und hacken. Chilischote entkernen und hacken, davon 1 EL abmessen. Entsteinte Datteln grob hacken. Mit den restlichen Zutaten für die rote Sauce vermischen und zu einer homogenen Masse mixen. Den Ofen auf 170 °C vorheizen.

● Eier und Mandelmilch miteinander verquirlen.

● Röstgemüse und Quinoa mit Basilikum und Petersilie mischen. Die Eier-Milch-Mischung unter die Gemüse-Quinoa-Mischung rühren und mit Salz und Pfeffer würzen.

● Gut vermengen und in Muffinförmchen verteilen. Im Ofen etwa 30 Min. backen.

● Mit der roten Sauce beträufelt servieren.

❯ Frittata-Muffins mit Röstgemüse und roter Sauce

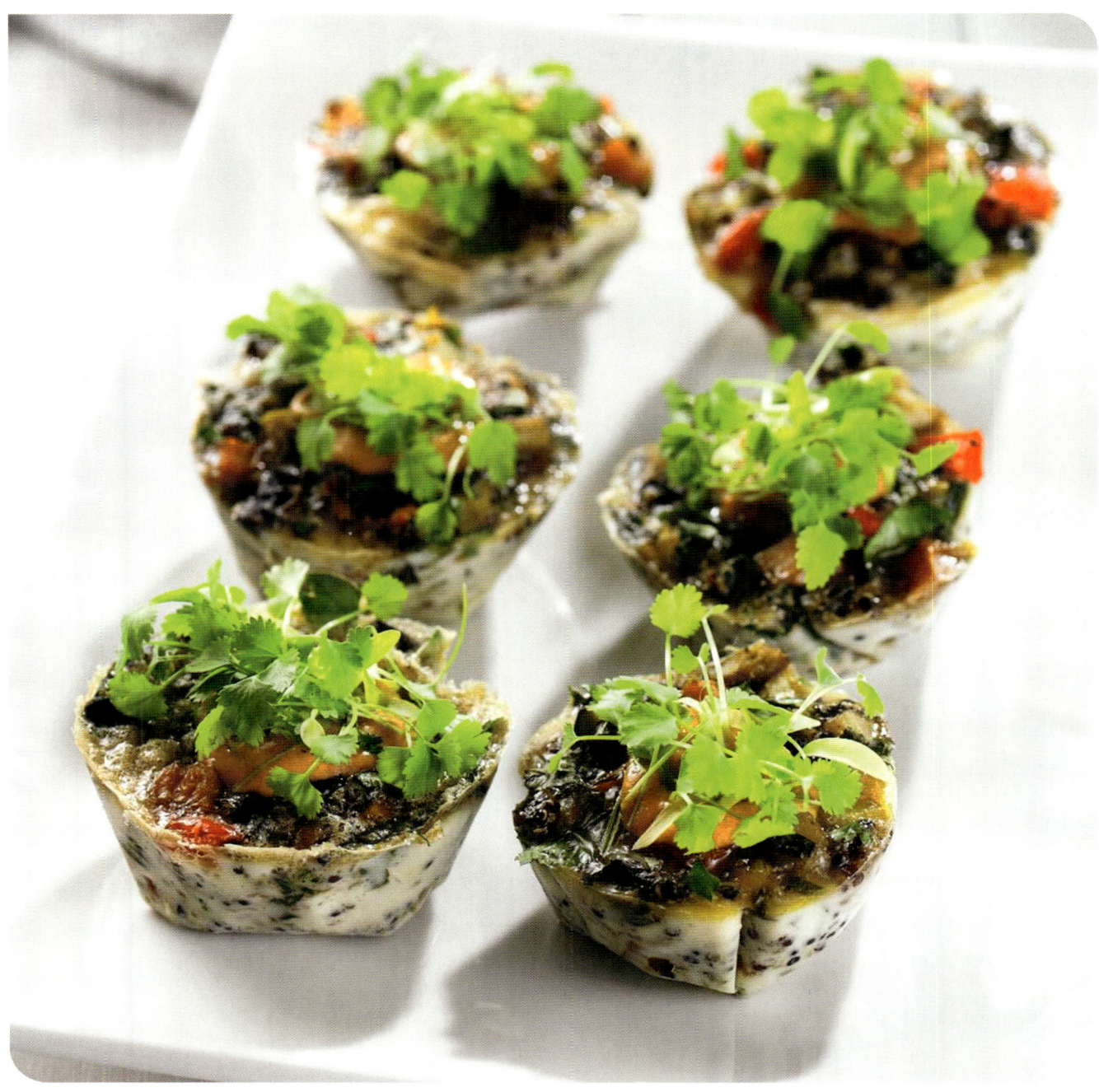

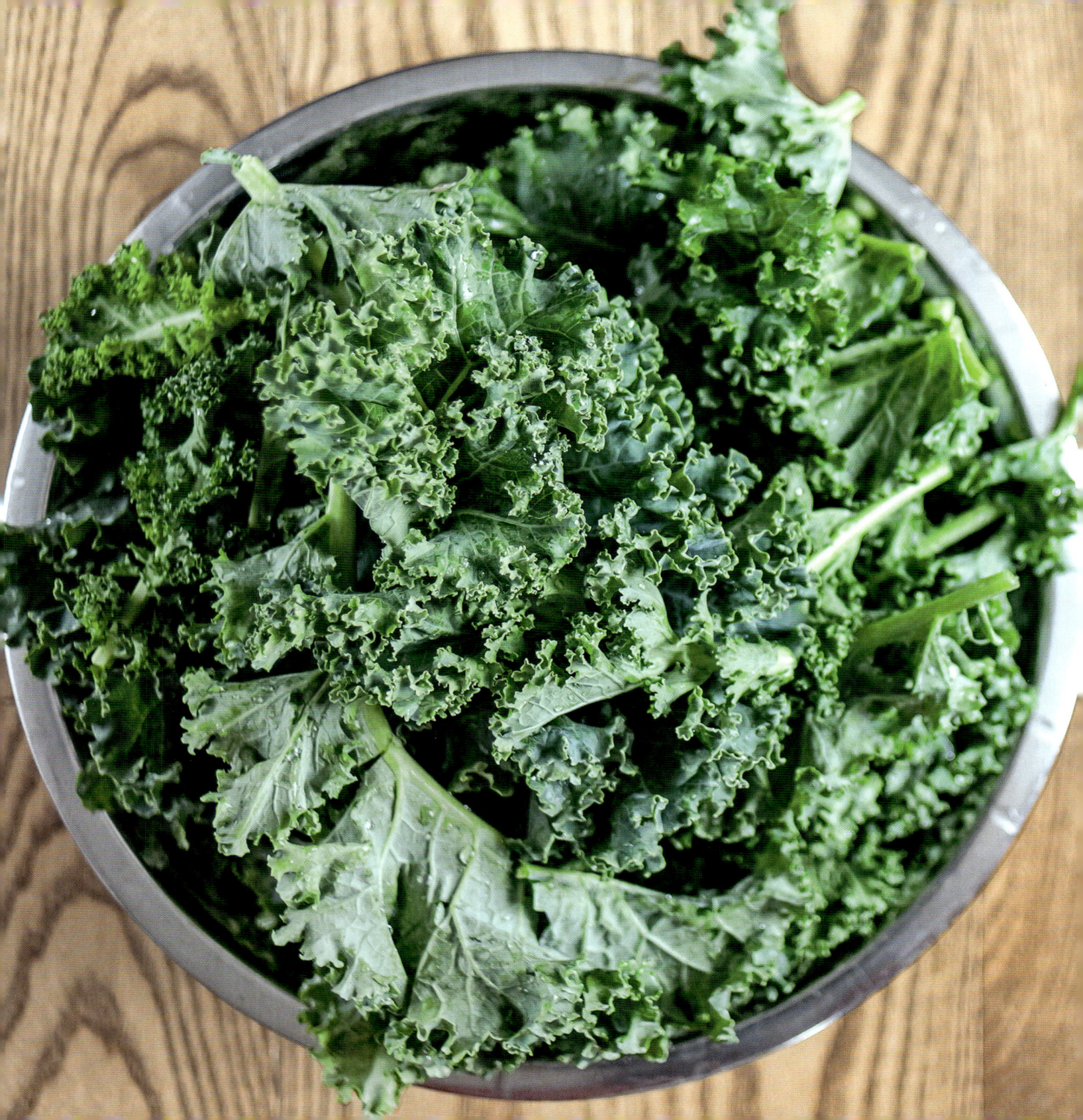

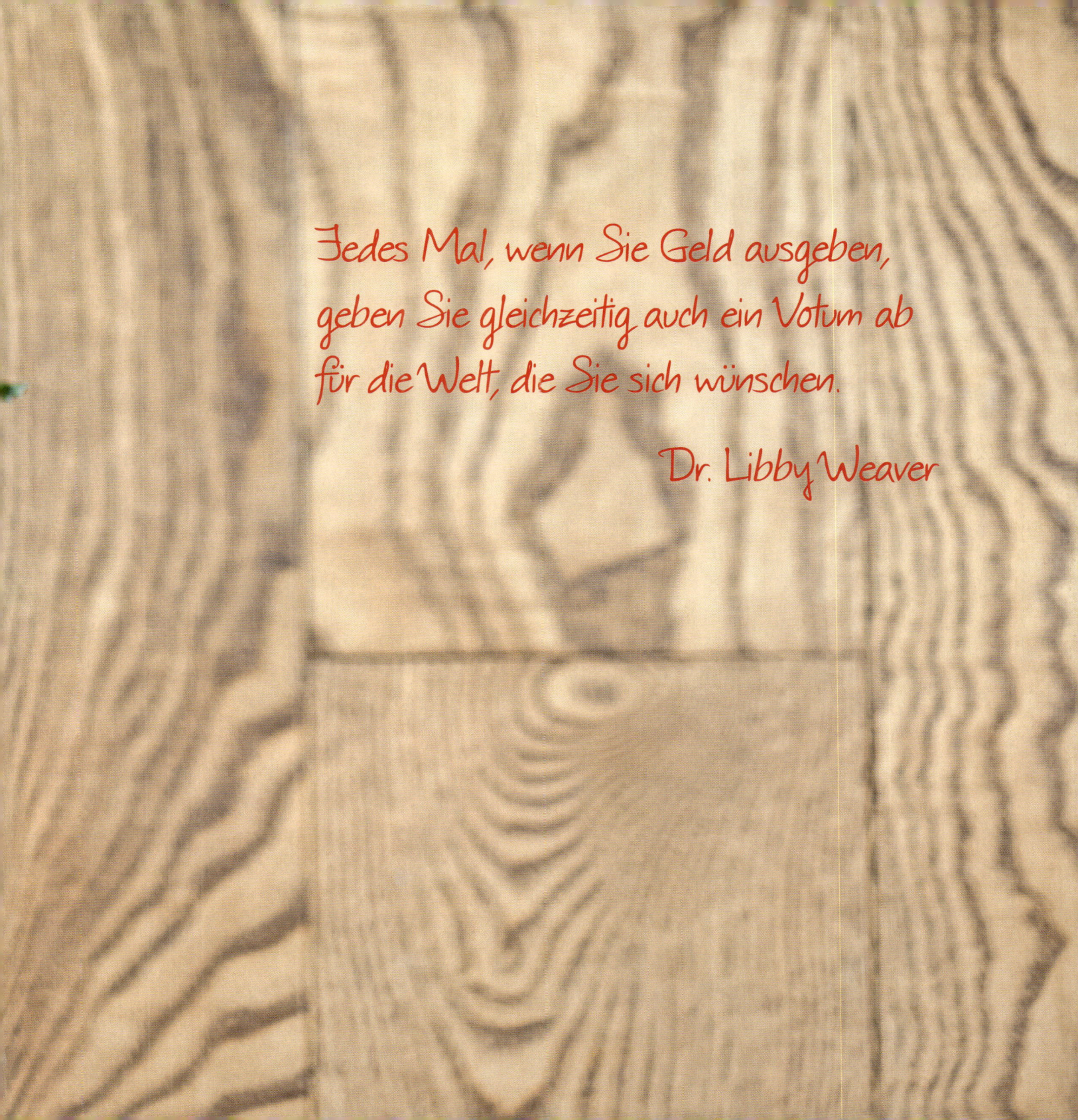

Jedes Mal, wenn Sie Geld ausgeben,
geben Sie gleichzeitig auch ein Votum ab
für die Welt, die Sie sich wünschen.

Dr. Libby Weaver

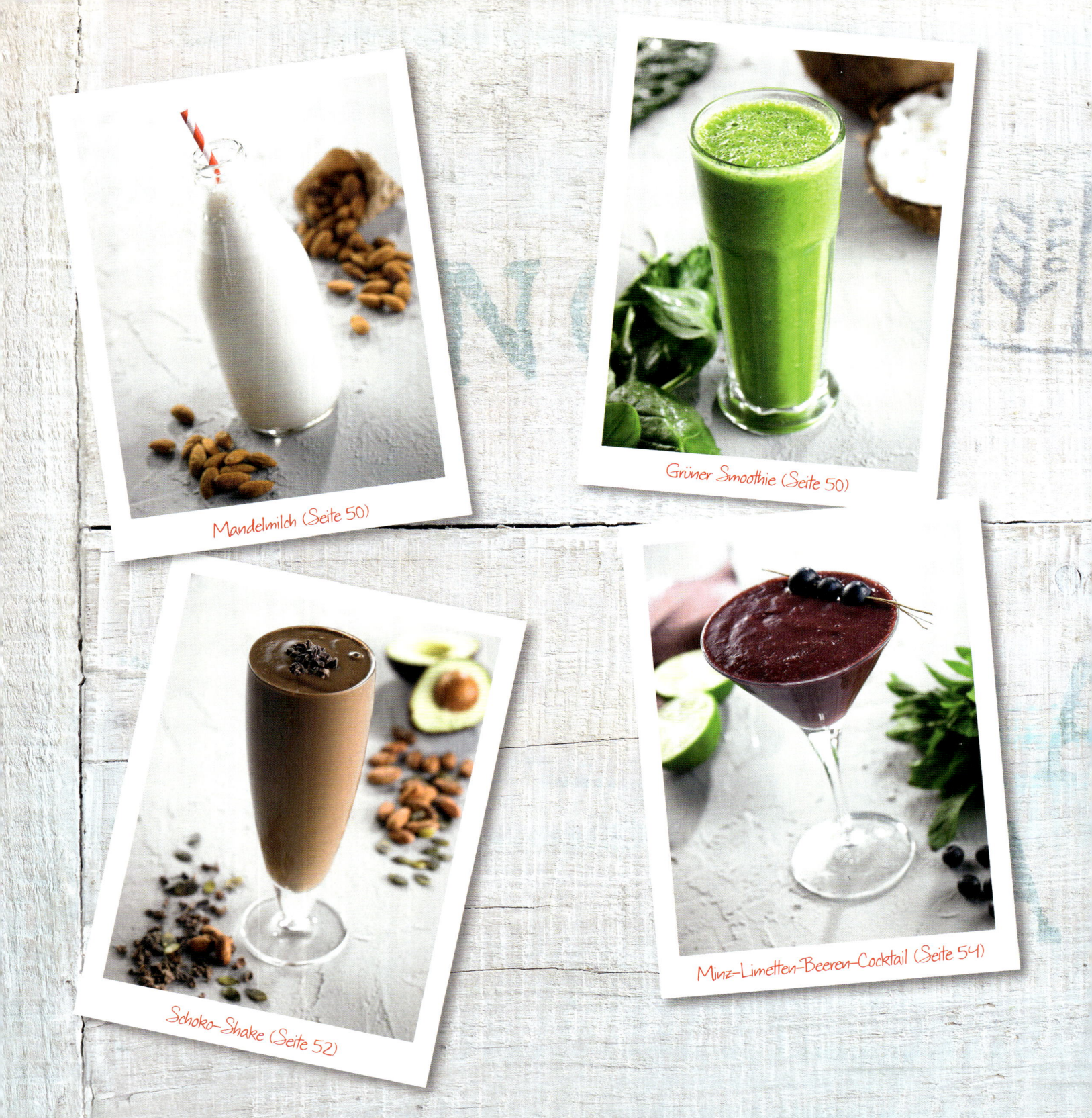

Mandelmilch (Seite 50)

Grüner Smoothie (Seite 50)

Schoko-Shake (Seite 52)

Minz-Limetten-Beeren-Cocktail (Seite 54)

# Smoothies und Drinks

Nährstoffreicher und leckerer als unsere Kreationen können Smoothies einfach nicht mehr sein. Ob perfekter Snack oder flüssiger Nährstoffkick zwischendurch: In diesen Drinks stimmt die Balance von Mineralstoffen und Wasser, sodass sowohl Ihr Flüssigkeitshaushalt als auch Ihre Nährstoffversorgung optimal gesichert sind.

Smoothies und Säfte werden immer beliebter, doch es kommt auf die Qualität der Zutaten an. In gekauften Säften und Smoothies steckt manchmal mehr Zucker als in ihren Softdrink-Pendants. Einer unserer Grundsätze lautet, den Zuckeranteil aus sämtlichen Quellen (wie aus Obst oder reinem Ahornsirup, die den Regeln unseres Stoffwechsel-Prinzips entsprechen) geringer als den Gemüseanteil zu halten.

Obst hat eine hohe Nährstoffdichte und ist eine exzellente Wahl, solange es gut verdaut wird. Da aber in vielen Früchten eine Menge Fruktose (Fruchtzucker) enthalten ist, die von Menschen mit Reizdarmsyndrom und der Neigung zu Blähungen schlecht vertragen wird, ist es für diese Personen ratsam, den Fruchtanteil zu reduzieren oder eine Zeitlang ganz auf Obst zu verzichten. Manche können jedoch Obst morgens auf nüchternen Magen vertragen. Wenn Sie zu den Glücklichen gehören, die mit Obst keine Probleme haben, dann essen Sie davon, so viel Sie mögen. Meiner Meinung nach werden die Empfehlungen zum Obstverzehr von vielen Menschen missverstanden. In Sachen Obst sind zwei Stück am Tag ideal und mit Beerenobst hat man fruktosearme Sorten.

In unserer vielbeschäftigten Zeit ist es nicht immer einfach, die empfohlene Menge an pflanzlichen Lebensmitteln zu erreichen. Da sind grüne Smoothies und Drinks, die Obst und Gemüse enthalten, eine willkommene Möglichkeit, den Nährstoffgehalt in der Ernährung schnell und einfach zu erhöhen. Ich bereite mir häufig den grünen Smoothie (Seite 50) zu und fülle ihn in eine Flasche, um ihn als eine Art Frühstückstee zu genießen. Dieser grüne Basis-Smoothie kann auch zum Heidelbeer-Smoothie (Seite 50) oder Schoko-Shake (Seite 52) abgewandelt werden. Diese beiden Varianten werden auch von Kindern sehr gerne gemocht.

Ein Smoothie als flüssiger Frischekick kann ein toller Tagesstarter sein oder aber ein gesunder Snack zu jeder beliebigen Zeit des Tages!

# Mandelmilch

Mandelmilch ist eine nährstoffreiche Alternative sowohl zu Kuhmilch als auch zu anderen milchfreien Produkten. Mit ihrem nussigen Geschmack ist sie nicht nur köstlich, sondern enthält auch viel Vitamin E und Kalzium.

**Für 3 Tassen • geht schnell**
⊘ 10 Min.

1 Tasse eingeweichte Mandeln •
1 Pr. Meersalz • ¼ TL Vanilleextrakt •
3 Tassen Wasser

● Hinweis: Die Mandeln müssen über Nacht eingeweicht werden, anschließend gut abtropfen lassen.

● Eingeweichte Mandeln, Salz und Vanille in den Mixer geben und grob zerkleinern. Bei laufendem Motor das Wasser zugeben und so lange mixen, bis die Zutaten fein gemahlen sind.

● Die Masse durch ein grobmaschiges Tuch in eine Schüssel abseihen, damit die Milch die richtige Konsistenz erhält. Wenn Sie die Konsistenz etwas gröber mögen, geben Sie wieder etwas von der Mandelmasse dazu.

● Verwenden Sie die Mandelmilch wie jede andere Milch und bewahren Sie sie im Kühlschrank auf.

# Grüner Smoothie

Beginnen Sie den Tag mit einem grünen Smoothie, dann erhöhen Sie ganz leicht die Aufnahme von grünem Blattgemüse. Eine pflanzenbasierte Ernährung ist bekannt dafür, das Risiko für zahlreiche Erkrankungen zu reduzieren.

**Für 1 – 2 Personen • gelingt leicht**
⊘ 10 Min.

1 Tasse Kokoswasser • 150 g frischer Spinat oder Mangold • 1 – 2 Bananen

● Bananen schälen, hacken und ggf. kurz einfrieren.

● Vom Mangold, falls verwendet, Stiele entfernen und die Blätter grob hacken.

● Kokoswasser, zerkleinerte Mangold- oder Spinatblätter und Bananenstücke zu einer homogenen Masse mixen. Nach Bedarf mit Wasser verdünnen.

**Tipp** Sie können das Kokoswasser frisch aus einer jungen Kokosnuss gießen oder fertig verpackt kaufen (siehe auch Glossar). Für mehr Süße geben Sie eine weitere Banane hinzu. Dieser grüne »Basis«-Smoothie kann mit 1½ Tassen Heidelbeeren zusätzlich etwas abgewandelt werden zum Heidelbeer-Smoothie.

# Bananen-Beeren-Kokos-Smoothie

Dieser Smoothie ist mehr als ein leckerer Durstlöscher. Das isotonische Kokoswasser wirkt sich positiv auf den Flüssigkeitshaushalt aus. Trinken Sie den schnellen und einfachen Smoothie wann immer Sie wollen, gerne auch nach einem Workout. Durch seine Elektrolyte und Antioxidanzien sorgt er für schnelle Regeneration.

**Für 1 Person • exotische Zutaten**
⊘ 10 Min.

1 mittelgroße Banane • 1 Tasse Heidelbeeren (frisch oder tiefgekühlt) •
1 Tasse Kokoswasser

● Banane schälen, hacken und ggf. vor der Zubereitung einfrieren.

● Alle Zutaten vermischen und zu einem cremigen Smoothie mixen.

**Tipp** Kokoswasser erhalten Sie entweder frisch aus einer großen jungen grünen Kokosnuss oder bereits fertig verpackt. Siehe auch Glossar.

❯ Bananen-Beeren-Kokos-Smoothie

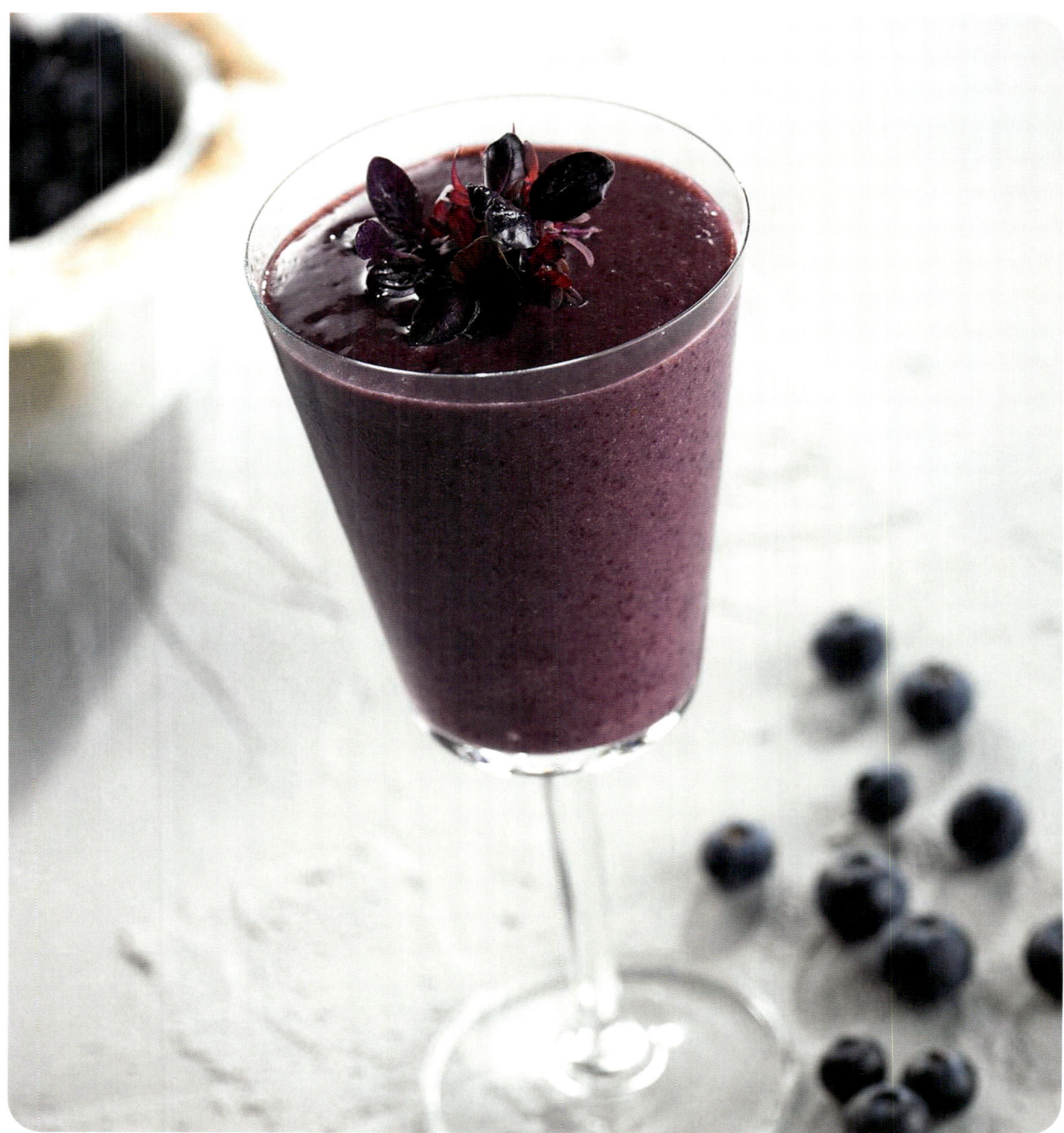

# Cremiger Kürbis-kern-Shake

Der perfekte Shake bei Hautproblemen. Die Nährstoffe aus Banane, Kürbiskernen und Avocado sind wirksam bei Hautirritationen. Der Shake für zwischendurch versorgt Sie mit einer heilsamen Zinkdosis.

Für 1 – 2 Personen • geht schnell
⊘ 10 Min.

1 Tasse Kürbiskerne • 1 mittelgroße Banane • 4 Medjool-Datteln • ¼ große oder ½ kleine Avocado • ¼ TL purer Vanilleextrakt • 1 Pr. Salz • 3 – 4 Tassen Wasser

● Banane schälen, hacken und ggf. vor der Zubereitung einfrieren.

● Entsteinte Datteln grob hacken.

● Alle Zutaten vermischen und zu einem cremigen Shake mixen.

# Schoko-Shake

Kaum zu glauben, dass dieser cremig-dicke Drink eine erwähnenswerte Menge an Spinat enthält. Mit diesem schnellen und dabei leckeren Shake erhöhen Sie Ihre Nährstoffzufuhr im Handumdrehen. Neben der hydratisierenden Wirkung des Kokoswassers enthält dieser Shake viel Kalium, Folsäure und Magnesium und eine Menge Antioxidanzien.

Für 1 – 2 Personen • gelingt leicht
⊘ 10 Min.

150 g frischer Spinat • 1 Tasse Kokoswasser • 1 mittelgroße Banane • 1 Tasse Heidelbeeren (frisch oder tiefgekühlt) • ½ Tasse rohes Kakaopulver • ¼ Tasse Ahornsirup

● Banane schälen, hacken und ggf. vor der Zubereitung einfrieren.

● Alle Zutaten vermischen und zu einem cremigen Smoothie mixen.

Tipp  Kokoswasser erhalten Sie entweder frisch aus einer großen jungen grünen Kokosnuss oder bereits fertig verpackt. Siehe auch Glossar.

# Mandel-Dattel-Shake

Im Wesentlichen ein Vitamin-E-Shake, ist dieser auch an Antioxidanzien reiche Drink gut für den Start in den Tag geeignet oder aber als Snack vor oder nach kräftezehrenden Tätigkeiten. Durch die Bananen enthält er viel Kalium und dank der Datteln Eisen sowie eine Menge anderer Mineralien.

Für 1 – 2 Personen • geht schnell
⊘ 10 Min.

2 Tassen Mandelmilch • 2 große Bananen • 2 – 3 Medjool-Datteln • 1 Pr. Vanille oder Zimt

● Bananen schälen, hacken und ggf. vor der Zubereitung einfrieren.

● Entsteinte Datteln grob hacken.

● Alle Zutaten vermischen und zu einem cremigen Shake mixen.

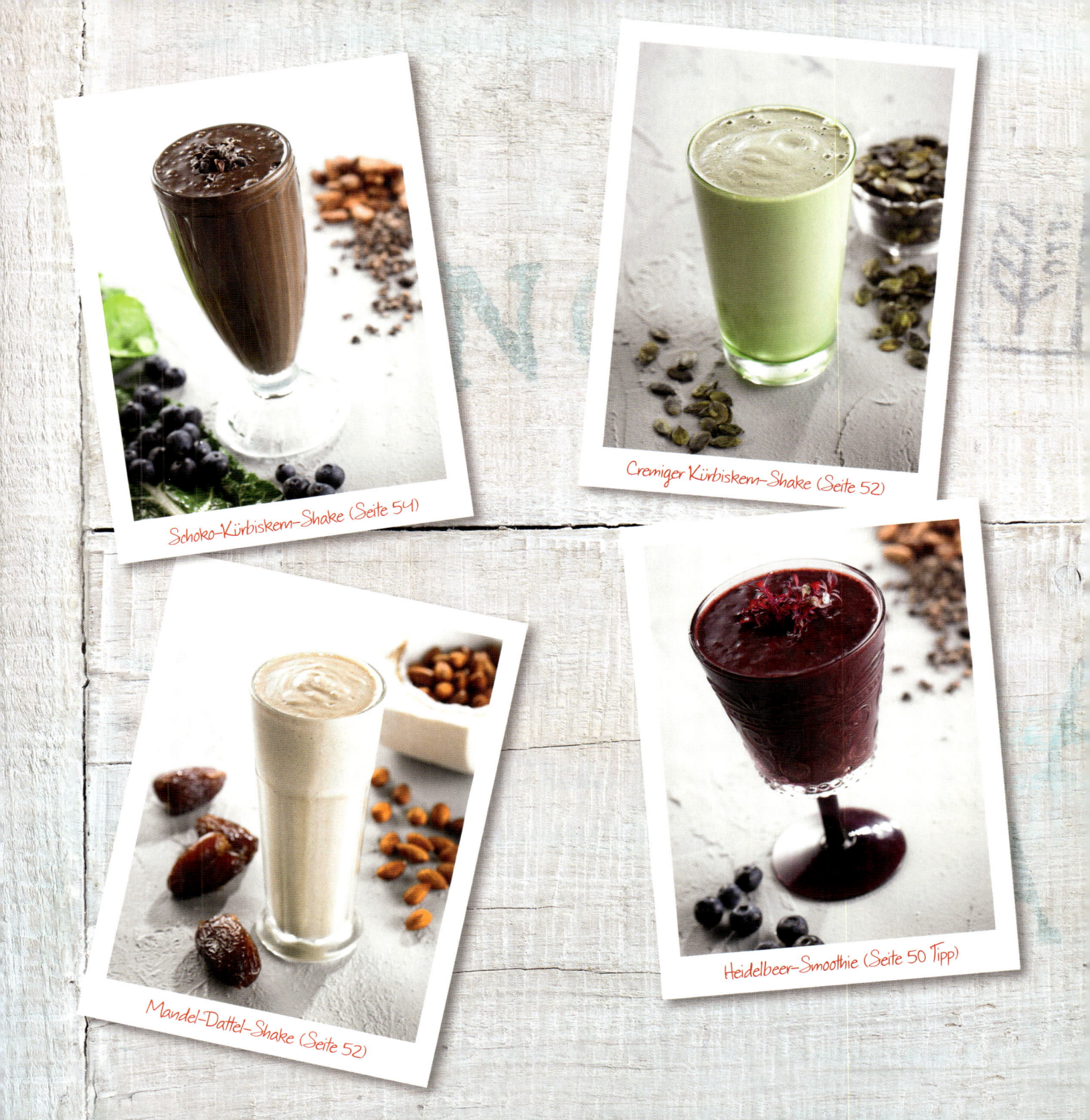

Schoko-Kürbiskern-Shake (Seite 54)

Cremiger Kürbiskern-Shake (Seite 52)

Mandel-Dattel-Shake (Seite 52)

Heidelbeer-Smoothie (Seite 50 Tipp)

# Schoko-Kürbis-kern-Shake

Durch die sättigende Avocado eignet sich dieser Drink gut zum Frühstück oder als sattmachender Snack. Man könnte ihn wegen seines hohen Gehalts an Zink und ungesättigten Fettsäuren auch »Teint-Shake« nennen, denn er wird Ihre Haut im Nu zum Strahlen bringen. Rohes Kakaopulver hat als die Rohform von Schokolade einen besonders hohen Gehalt an Antioxidanzien. Weil es Koffein enthält, sollte man es möglichst morgens konsumieren. Wir empfehlen nach diesem Drink ein großes Glas Wasser.

Für 1 – 2 Personen • geht schnell
🕐 10 Min.

1 Tasse Kürbiskerne • 1 mittelgroße Banane • 4 Medjool-Datteln • ¼ Tasse rohes Kakaopulver • ½ kleine oder ¼ große Avocado • ¼ TL purer Vanilleextrakt • 3 Tassen Wasser • 1 Pr. Salz

● Banane schälen, hacken und ggf. vor der Zubereitung einfrieren.

● Entsteinte Datteln grob hacken.

● Alle Zutaten vermischen und zu einem cremigen Shake mixen.

# Alkoholfreie Piña Colada

Ein alkoholfreier Cocktail mit einfachen, frischen Zutaten. Das Kokoswasser gleicht den Flüssigkeitshaushalt aus, ideal an einem heißen Nachmittag. Ananas ist eine hervorragende Quelle für Mangan und Vitamin C. Das Enzym Bromelin als natürlicher Verdauungshelfer für Proteine ist in großer Fülle in Ananas vorhanden. Glück im Glas!

Für 1 – 2 Personen • exotische Zutaten
🕐 10 Min.

1 mittelgroße Ananas • 1 Tasse Kokoswasser • Saft von ½ Limette (optional)

● Die Ananas schälen, harten Strunk entfernen und Fruchtfleisch klein schneiden. Ananasstücke auf einem mit Wachspapier belegten kleinen Tablett verteilen und einfrieren.

● Alle Zutaten mischen und zu einem cremigen Cocktail mixen.

Tipp  Kokoswasser erhalten Sie entweder frisch aus einer großen jungen grünen Kokosnuss oder bereits fertig verpackt. Siehe auch Glossar.

# Minz-Limetten-Beeren-Cocktail

Dieser ansehnliche Drink ist ein köstlicher Durstlöscher. Kokoswasser mit seiner isotonischen Eigenschaft reguliert den Flüssigkeitshaushalt. Durch die Limette hat dieser Cocktail nicht nur einen vollen Geschmack, sondern ist auch gut für die Leber – eine gesunde Alternative zu den alkoholischen Klassikern.

Für 1 – 2 Personen • geht schnell
🕐 5 Min.

½ Limette • ½ Tasse frische Minze • 1 mittelgroße Banane • 1 Tasse Heidelbeeren (frisch oder tiefgekühlt) • 1 Tasse Kokoswasser • 1 Pr. Salz

● Banane schälen, hacken und ggf. vor der Zubereitung einfrieren.

● Die Limette schälen, in kleine Stücke schneiden und in einen Mixer geben.

● Alle anderen Zutaten zugeben und zu einem cremigen Shake mixen.

❯ Alkoholfreie Piña Colada

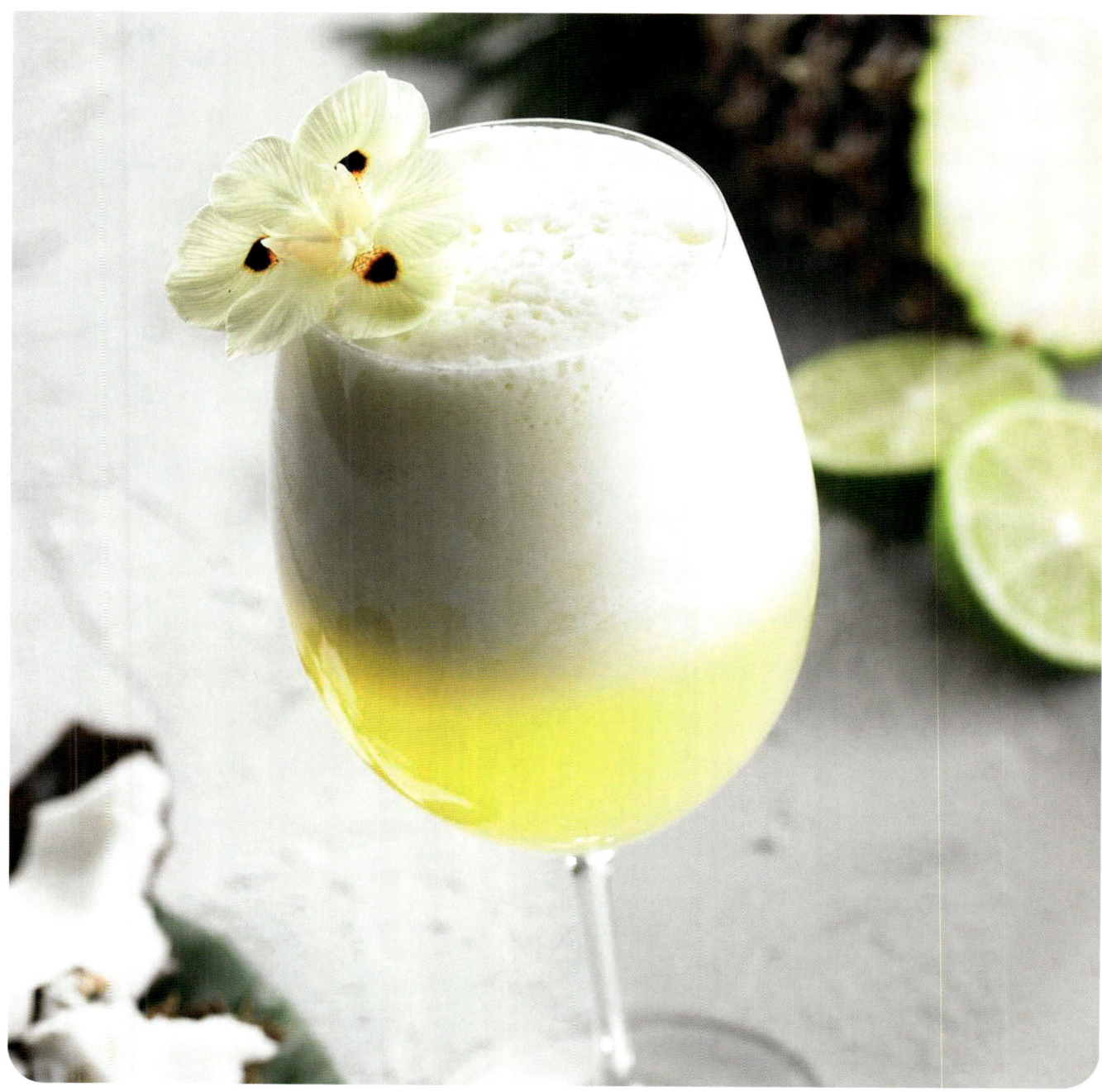

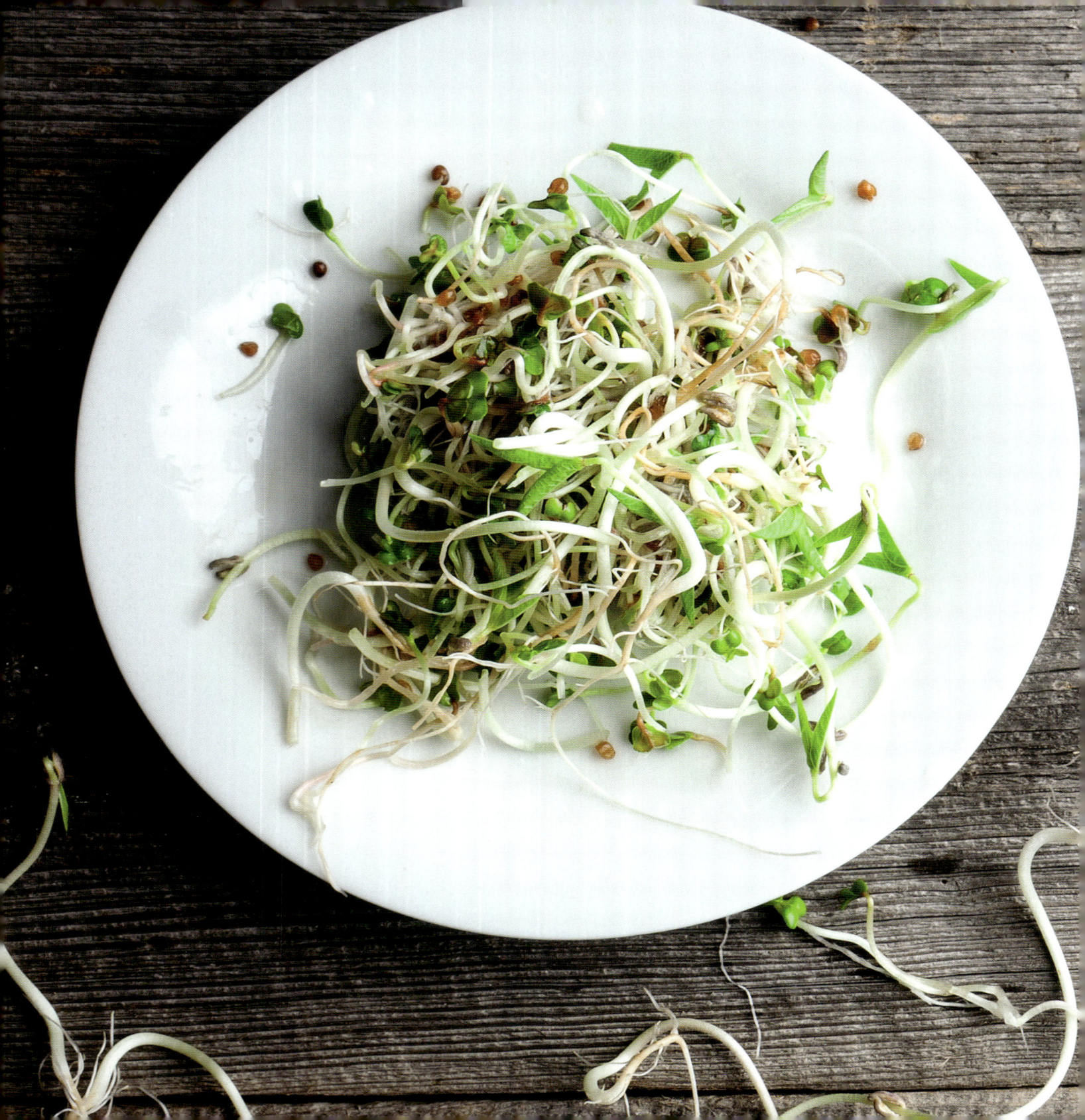

Freundlich, mitfühlend und geduldig sowohl mit sich als auch mit anderen zu sein, ist schwer, wenn man sich selbst mit Stimulanzien und nährstoffarmem Essen vollstopft. Machen Sie sich nährstoffreiche Nahrung zum Geschenk – Nahrung, die Ihre Liebe erwidert.

Dr. Libby Weaver

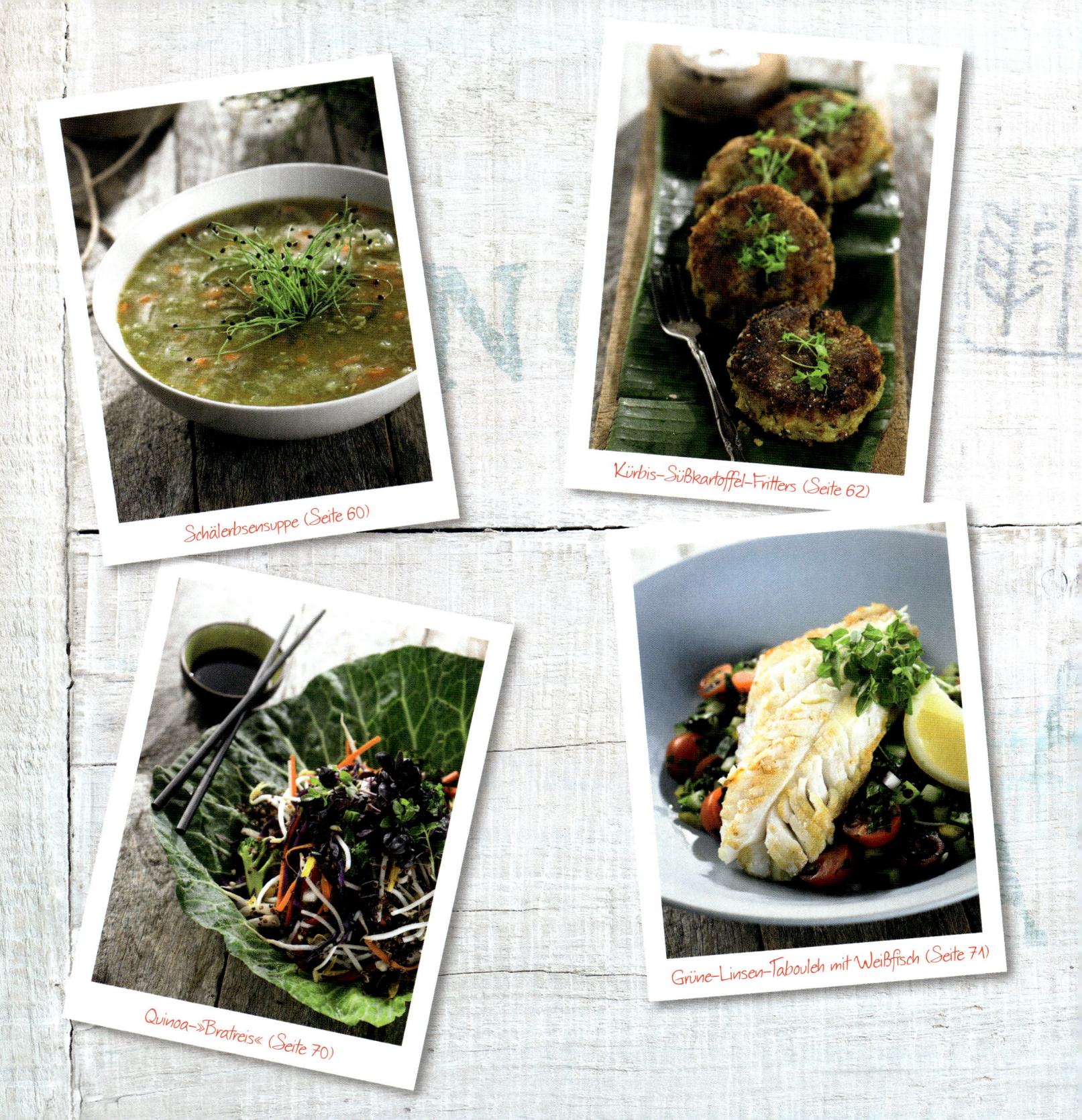

Schälerbsensuppe (Seite 60)

Kürbis-Süßkartoffel-Fritters (Seite 62)

Quinoa-»Bratreis« (Seite 70)

Grüne-Linsen-Tabouleh mit Weißfisch (Seite 71)

# Mittagessen

Wenn Sie sich das richtige Frühstück gegönnt haben, haben Sie bereits die besten Voraussetzungen für den Tag geschaffen. Das Mittagessen markiert dann einen Punkt im Tagesablauf, an dem man innehalten, die Gedanken sammeln und wieder auftanken kann. Doch wer von uns nutzt die Mittagszeit schon dafür?

Alles zu verschlingen, was sich am Straßenrand bis vier Uhr nachmittags bietet, betrachte ich nicht als eine nährende Mittagsmahlzeit. Das Selber-Zubereiten einer Mahlzeit spart nicht nur Geld, sondern ist auch die beste Garantie für ein gesundes, nährstoffreiches und energiespendendes Essen. Niemandem, am wenigsten sich selbst, tun Sie einen Gefallen, wenn Sie eine Mahlzeit überspringen – also setzen Sie sich einen Reminder und pausieren Sie. Bedenken Sie, dass Sie schon den ganzen Vormittag fleißig waren und das am Nachmittag vermutlich wieder sein werden. Wenn Sie sich jetzt diesen kurzen Moment zum Aufatmen und bedächtigen Speisen nehmen, können Sie den Nachmittag erfrischt und gestärkt angehen.

Ein Grundsatz des Stoffwechsel-Prinzips ist es, die persönliche Ernährungssituation mit einem höheren Gemüseanteil zu verbessern. Ich würde mir wünschen, dass Sie sich bei wirklich jeder Mahlzeit überlegen, wie Sie Ihre Nährstoffzufuhr optimieren können. Protein ist ein wichtiger Baustein in einem energetisierenden Mahl, denn es unterstützt die Stabilisierung des Blutzuckerspiegels und bietet eine langsame, aber kontinuierliche Energiebereitstellung, besonders wenn es mit einer Menge Grüngemüse kombiniert wird.

Auch Fett gehört zu jeder Mahlzeit dazu. Die meisten Menschen fühlen sich mit einem Fettanteil aus einer vollwertigen Quelle auch besser gesättigt. Das hat auch zur Folge, dass man am Nachmittag lieber einen nahrhaften Afternoon-Tea genießt, statt sich auf die Schnelle mit »leeren Kalorien« aus Keksen vollzustopfen.

Für das Mittagessen wurden einige altbekannte Gerichte so abgewandelt, dass sie den Grundsätzen des Stoffwechsel-Prinzips entsprechen.

Durch die Verwendung von Quinoa wird Sushi zu einem Mittagsgericht mit niedrigem glykämischem Index (GI) und das schlichte, mit Käse belegte Brot besteht nun aus einem leckeren Sprossenbrot mit grünem Gemüse, das Sie bis weit in den Nachmittag sättigt. Nahrung ist zur Sättigung da, aber bei vielen von uns ist das nicht der Fall. Wenn Sie sich nach dem Mittagessen schlapp und müde fühlen, dann sollten Sie mal die Wahl Ihrer Mittagsmahlzeit infrage stellen.

Ein Hauptanliegen unseres Konzepts ist es, herauszufinden, was für Sie persönlich am besten ist. Vielleicht verlangt Ihr Körper in der kalten Jahreszeit nach wärmenden Gerichten und Sie stellen fest, dass Sie diese dann auch besser vertragen. Klimatische Bedingungen üben einen beträchtlichen Einfluss auf das Wohlbefinden aus. Dann sind zum Beispiel Suppen super für Sie, weil Sie sie mit Gemüse vollpacken können, oder Sie wählen für die Mittagsmahlzeit eines der zahlreichen leckeren Frühstücks- oder Abendessenrezepte aus diesem Buch aus.

# Schälerbsensuppe

Diese Suppe wirkt nicht nur beruhigend auf das Verdauungssystem, sie ist auch gut für alle von Erschöpfung Geplagten. Sie ist schon für sich allein ein Super-Nährstoff-Spender, eignet sich aber auch als Basis für eine Mahlzeit mit Grüngemüse oder mit tierischem Protein.

**Für 4 – 6 Personen • braucht etwas mehr Zeit**
⏱ 45 Min.

- 2 Tassen grüne Schälerbsen
- 1 Lorbeerblatt
- 3 Curryblätter
- 2 l Wasser

- 2 Stangen Staudensellerie
- 1 große Möhre
- 1 kleine Zwiebel
- 1 kleine Knoblauchzehe

- 1 TL gemahlener Kreuzkümmel
- Salz
- schwarzer Pfeffer (frisch gemahlen)

● Lorbeerblatt und Curryblätter zerstoßen. Die Schälerbsen unter fließendem Wasser waschen, dann abtropfen lassen und zusammen mit Lorbeerblatt, Curryblättern und Wasser in einen großen Topf geben. Aufkochen lassen, dann die Hitze reduzieren. Aufsteigende Verunreinigungen abschöpfen und die Erbsen köcheln lassen.

● In der Zwischenzeit Möhre und Zwiebel schälen und Staudensellerie waschen, alles fein würfeln. Knoblauchzehe hacken.

● Sobald die Erbsen bissfest gegart sind, Sellerie, Möhre, Zwiebel und Knoblauch zugeben. Weiter köcheln lassen, bis das Gemüse gar ist, und bei Bedarf noch etwas Wasser zugeben.

● Suppe mit Kreuzkümmel, Salz und Pfeffer würzen und weiter köcheln lassen, bis die Erbsen weich sind.

**Tipp** Füllen Sie eine Portion der Suppe in eine angewärmte Schale und geben Sie in die Mitte ein Stück geschmorte Lammkeule. Oder servieren Sie etwas mit indischen Gewürzen wie Garam Masala oder Kreuzkümmel verfeinertes Fischfilet auf der angedickten Suppe.

# Belegtes Power-Brot

Wenn Grünkohl roh serviert wird, hat er den größtmöglicher Nährwert. Er ist ein Kraftpaket, das voller Ballaststoffe, Vitamine und Mineralstoffe steckt. Dieses nährstoffreiche einfache Gericht ist ein perfektes Mittagsbrot mit lang anhaltendem Sättigungseffekt.

**Für 1 Person • geht schnell**
⊘ 15 Min.

- 1 EL Kokosöl
- 1 Bund Babyspinat oder Mangold
- ½ – 1 Tasse Champignons
- 1 kleiner Brokkoli
- 1 rote Paprika
- 1 Stange Lauch
- Salz
- schwarzer Pfeffer (frisch gemahlen)
- 1 Bund Grünkohl
- 1 hart gekochtes Ei (Größe L)
- 1 Scheibe Essener Brot
- Sprossen und gehackte glatte Petersilie zum Servieren (optional)
- 1 EL Tahin (möglichst aus ungeschältem Sesam)
- Saft von 1 Zitrone
- 1 TL Ahornsirup

● Mangold bzw. Spinat grob hacken. Paprika waschen, entkernen und in feine Ringe schneiden. Lauch waschen und in Ringe schneiden. Champignons grob hacken. Brokkoli klein schneiden, ca. ½ Tasse davon abmessen.

● Kokosöl in einer großen Pfanne erhitzen und Spinat, Pilze, Brokkoli, Paprika und Lauch darin anbraten, bis das Gemüse zusammengefallen ist. Salzen und pfeffern.

● Für das Dressing Tahin, Zitronensaft und Ahornsirup in einer mittelgroßen Schüssel verquirlen. Grünkohl fein hacken, dazugeben und so lange verrühren, bis er etwas weicher geworden ist. Beiseitestellen.

● Ei in Scheiben auf ein Stück Brot legen. Das angebratene Gemüse über die Eier verteilen.

● Den Grünkohl darauf verteilen. Mit Sprossen und Petersilie nach Belieben servieren.

**Tipp** Essener Brot (siehe auch Glossar) krümelt recht stark und kann daher schlecht zu schneiden sein. Am besten serviert man das Brot auf einem großen Teller. Durch Toasten würde der Nährwert reduziert. Wenn Sie kein Essener Brot bekommen, halten Sie nach Broten oder Brötchen Ausschau, die mit lebenden Sprossen gemacht sind, manchmal unter dem Begriff »rohes Brot« oder »Rohkostbrot« erhältlich. Der Power-Brot-Belag kann nach Belieben mit zusätzlichem Gemüse, wie z. B. grünem Spargel, ergänzt werden.

# Salatwrap mit Hummus und Sprossensalat

Wer braucht schon Brot, wenn man sein Sandwich auch in nährstoffreichen Römersalat wickeln kann? Ein wirkliches Kraftpaket sind die lebenden Sprossen, sie strotzen vor Mineralstoffen, Aminosäuren und sekundären Pflanzenstoffen. Verwenden Sie sie so oft wie möglich!

**Für 1 – 2 Personen • geht schnell**
⊘ 15 Min.

4 große Köpfe Romana-Salat • 8 EL Hummus • 1 Tasse Babyspinat • 1 Tasse Sprossen (wie Brokkoli- oder Alfalfasprossen) • 1 kleine Möhre • 1 kleine Rote Bete • 1 große reife Tomate • 1 Avocado • Salz • schwarzer Pfeffer (frisch gemahlen) • gekochte Hähnchenbrust ohne Haut (optional)

● 4 Salatblätter entfernen und den dicken Stiel aus jedem Blatt schneiden. Auf jeden Teller je 2 Salatblätter übereinanderlegen, sodass die Stielseiten einander gegenüberliegen. Die Hälfte des Hummus in der Mitte der Blattstapel verteilen. Den Babyspinat darauflegen.

● Möhre und Rote Bete schälen und reiben, Tomate und Avocado in dünne Scheiben schneiden.

● Sprossen, Möhren und Rote Bete darüberschichten, mit den Tomaten- und Avocadoscheiben belegen, salzen und pfeffern.

● Nach Belieben die in Scheiben geschnittene Hähnchenbrust darauflegen.

● Nun die Wraps formen. Dafür an einer der Seiten mit einem Stielende beginnen und der Länge nach fest aufrollen.

# Kürbis-Süßkartoffel-Fritters

Man könnte diese Fritters auch »Sehkraft-Fritters« nennen, denn sie beinhalten gleich zwei gute Quellen für Beta-Carotin, die Vorstufe des für die Augen so wichtigen Vitamins A. Für ein komplettes Mittagessen passt ein Rote-Bete-Mandel-Salat (Seite 92) dazu.

**Für 3 – 4 Personen • gut vorzubereiten**
⊘ 35 Min.

1 große Süßkartoffel • 1 kleiner Kürbis • 2 Frühlingszwiebeln • 1 Tasse glatte gehackte Petersilie • 1 Tasse Dinkelmehl • Salz • schwarzer Pfeffer (frisch gemahlen) • Oliven- oder Kokosöl zum Braten

● Süßkartoffel schälen und reiben, 1½ Tassen davon abmessen. Kürbis schälen und reiben, ½ Tasse davon abmessen. Frühlingszwiebeln fein hacken.

● Süßkartoffeln, Kürbis, Frühlingszwiebeln und Petersilie vermischen. Mehl, Salz und Pfeffer zugeben und alles mit den Händen gründlich vermengen.

● Kleine Küchlein daraus formen. Dabei so zusammendrücken, dass die Masse zusammenhält.

● Öl in einer Pfanne erhitzen. Der Boden der Pfanne sollte gut bedeckt sein. Die Fritters bei mittlerer Hitze von jeder Seite etwa 6 Min. vorsichtig goldbraun braten.

**Tipp** Anstelle der Frühlingszwiebeln können Sie auch eine große gelbe Zwiebel verwenden. Wenn die Fritters glutenfrei sein sollen, kann auch Reismehl verwendet werden.

❯ Salatwrap mit Hummus und Sprossensalat

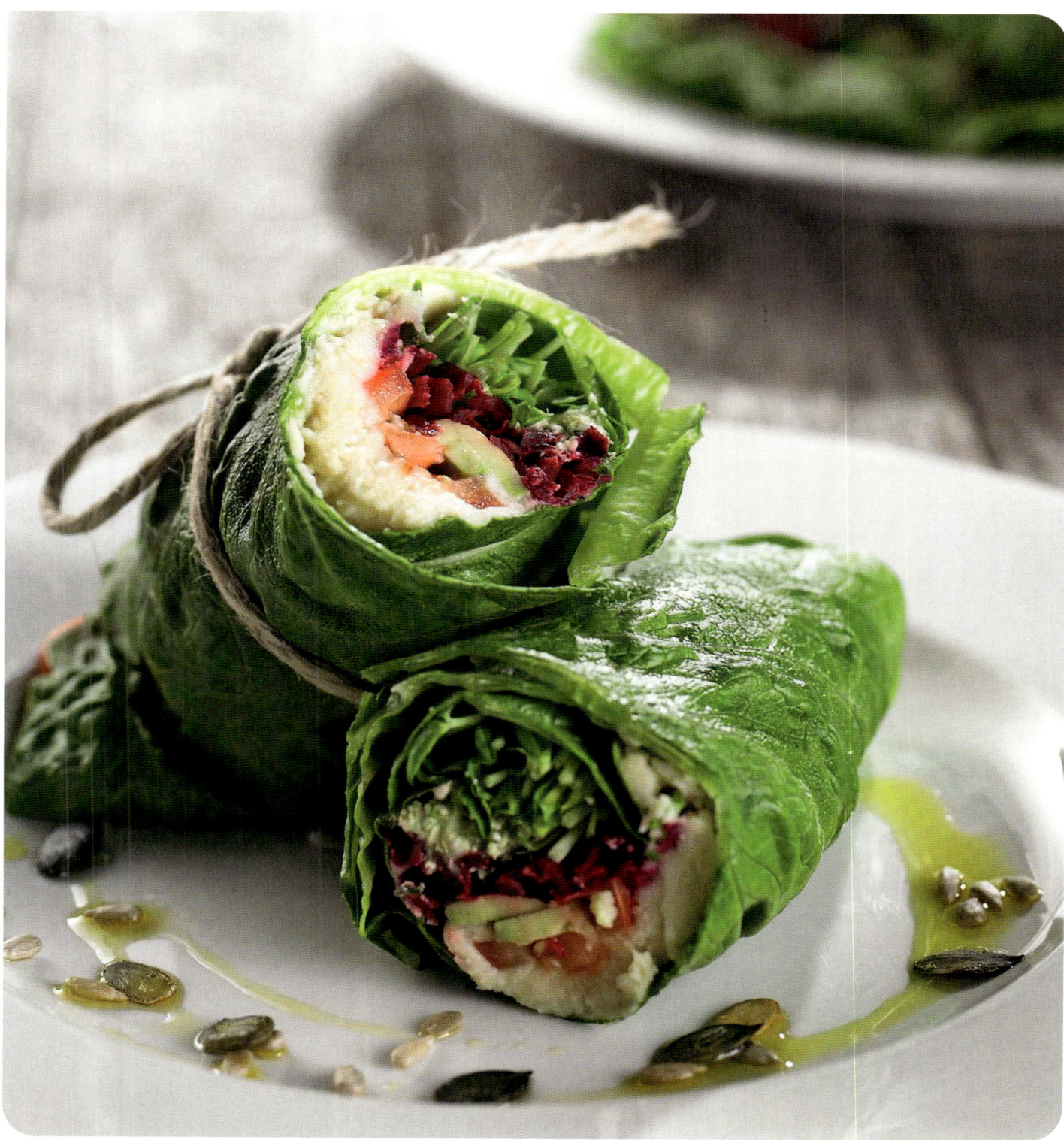

# Thai-Kürbissuppe

Diese duftende und leicht scharfe Suppe ist ideal bei Durchblutungsstörungen. Kokosnüsse enthalten eine günstige gesättigte Fettsäure, die für die krebsschützende Reaktion des Immunsystems notwendig ist. Die Suppe enthält daneben viel Beta-Carotin, gut für das Sehvermögen und die Haut. Die Suppe lässt sich auch prima einfrieren.

**Für 4 – 6 Personen • gelingt leicht**
⊘ 60 Min.

- ½ Garten- oder Butternut-Kürbis
- 1 große Süßkartoffel
- 1 mittelgroße Zwiebel
- 2 EL Kokosöl
- Salz
- schwarzer Pfeffer (frisch gemahlen)

- 1 Zitronengrasstängel (nur das Weiße)
- 5 Kaffirlimettenblätter
- 2 TL Curry
- 3 Scheiben Galgant (alternativ: frischer Ingwer)
- 1 kleine rote Chilischote

- 1 kleines Bund Petersilie
- ½ EL gemahlener Kreuzkümmel
- ½ EL gemahlener Koriander
- 1 ½ Tassen Geflügel- oder Gemüsebrühe
- 3 ½ Tassen Wasser
- 1 Dose Kokosmilch

● Den Backofen auf 180 °C vorheizen.

● Kürbis, Süßkartoffel und Zwiebel schälen und würfeln, mit der Hälfte des Kokosöls vermischen, salzen und pfeffern. Auf einem Backblech verteilen und im Ofen 20 – 30 Min. backen. Zwischendurch ein- bis zweimal wenden, damit das Gemüse nicht anklebt.

● Chilischote entkernen und fein hacken. Petersilie ebenfalls fein hacken.

● Kaffirlimettenblätter zwischen den Händen reiben, um das ätherische Öl freizusetzen. Die Blätter zusammen mit Zitronengras und Curry in einem großen Topf in dem restlichen Kokosöl kurz anbraten.

● Das geröstete Gemüse und alle weiteren Zutaten bis auf die Kokosmilch dazugeben.

● Alles zum Kochen bringen und etwa 20 Min. bei schwacher Hitze köcheln lassen. Dann die Kokosmilch zugeben und vorsichtig umrühren.

● Suppe abkühlen lassen, dann das Zitronengras herausnehmen. Die Suppe in den Mixer geben und – falls nötig portionsweise – zu einer cremigen Suppe pürieren. Für eine noch cremigere Konsistenz kann die Suppe anschließend durch ein Sieb gestrichen werden.

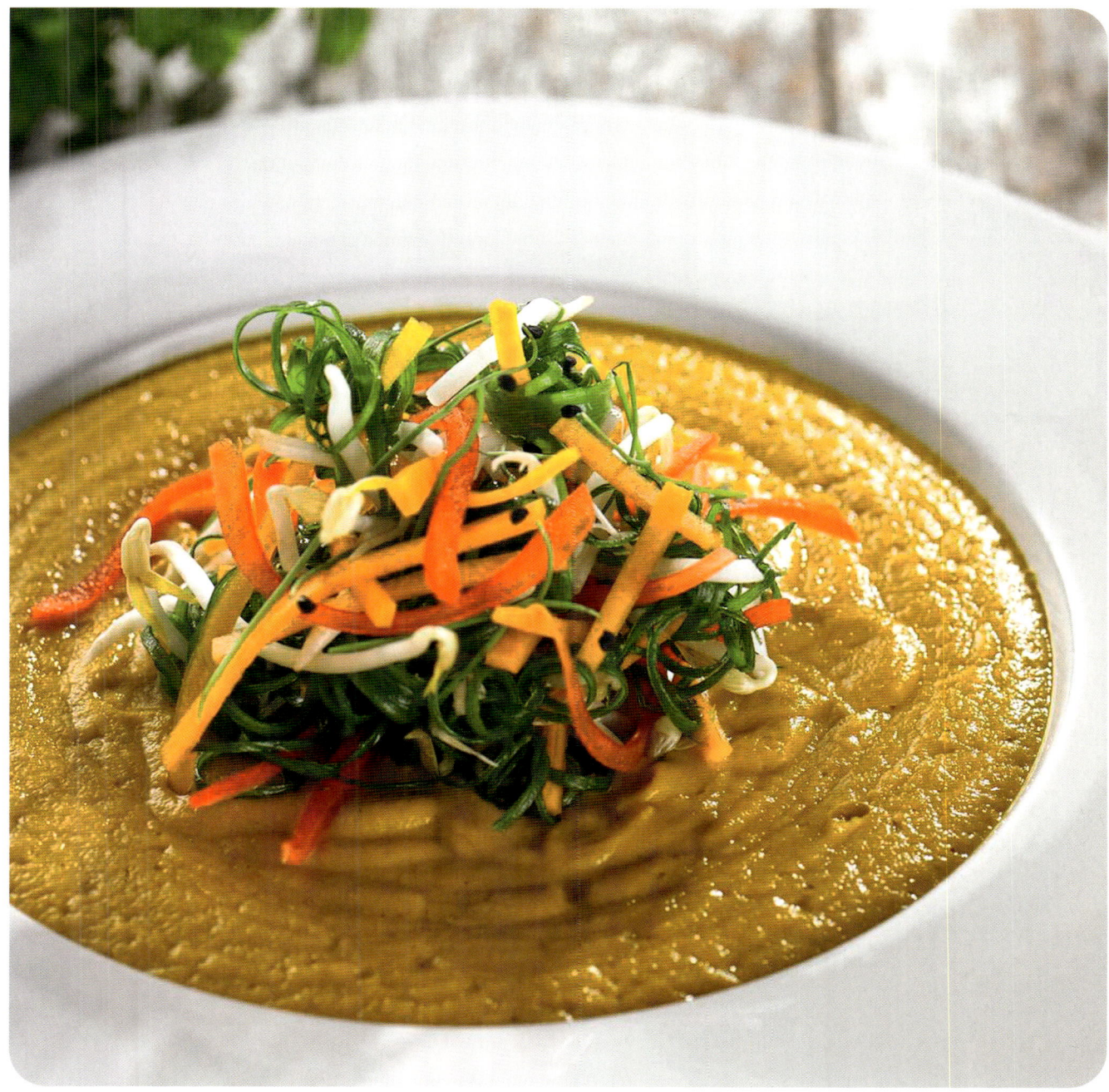

# Pesto-Nudelsalat mit Hähnchen

Bio-Hähnchenfleisch enthält die Aminosäure Methionin, die die Funktion von Neurotransmittern gewährleistet und für ein starkes Nervensystem sorgt. Kelp-Nudeln liefern Jod und eignen sich als Alternative zu herkömmlichen Eier- oder Hartweizennudeln. Sie sind vegan und glutenfrei.

Für 3 – 4 Personen • braucht etwas mehr Zeit
⊘ 45 Min.

**Für das Hähnchen:**
• 500 g Hähnchenbrust ohne Haut und Knochen
• Salz
• schwarzer Pfeffer (frisch gemahlen)
• 1 EL Macadamiaöl
• ¼ Tasse gehackte Petersilie
• ¼ Tasse gehackter Koriander
• 1 kleine rote Chilischote

**Für das Macadamiapesto:**
• 2 Tassen Basilikumblättchen
• 1 Tasse Macadamianüsse
• Saft von 1 Zitrone
• Salz
• schwarzer Pfeffer (frisch gemahlen)
• ½ – 1 Tasse Wasser

**Für den Nudelsalat:**
• 1 kleiner Kürbis
• 1 EL Olivenöl
• 1 Pr. Zimt
• 110 g Kelp-Nudeln (Seetangnudeln)
• 5 – 6 Cherrytomaten
• 2 EL Linsensprossen
• ½ mittelgroße rote Paprika
• 1 Tasse Zuckererbsen

● Den Ofen auf 180 °C vorheizen.

● Chilischote entkernen und fein hacken, 1 EL davon wird benötigt.

● Hähnchenbrust mit Salz, Pfeffer und Öl würzen, in Petersilie, Koriander und Chili wenden. In einer ofenfesten Pfanne von jeder Seite 1 Min. anbraten. Dann die Pfanne in den heißen Ofen stellen und die Hähnchenbrust 8 – 9 Min. backen, bis sie gut durchgegart ist. Anschließend ruhen lassen.

● Für das Pesto Macadamianüsse und Basilikumblättchen so lange mixen, bis die Nüsse fein vermahlen sind und das Basilikum gründlich eingearbeitet ist. Zitronensaft zugeben, salzen und pfeffern. Wasser bei laufendem Motor zugeben. Je nach Belieben fein oder stückig mixen.

● Kürbis schälen und würfeln. 1 Tasse Kürbisstückchen mit Olivenöl und Zimt mischen. In einer Auflaufform verteilen und wie das Hähnchen bei 180 °C weich garen.

● Das Fleisch gegen die Fasern in Scheiben schneiden.

● Paprika entkernen und in dünne Ringe schneiden, Cherrytomaten halbieren.

● Die Kelp-Nudeln unter fließendem kaltem Wasser abspülen und abtropfen lassen. Mit Kürbis, Cherrytomaten, Sprossen, Paprika und Zuckererbsen vermischen. Nun die Nudelsalat-Zutaten mit dem Macadamiapesto gründlich vermischen, sodass sie gleichmäßig damit überzogen sind.

● Hähnchenscheiben auf den Nudelsalat legen oder das Fleisch in feinere Scheiben schneiden und mit den restlichen Salatzutaten vermischen.

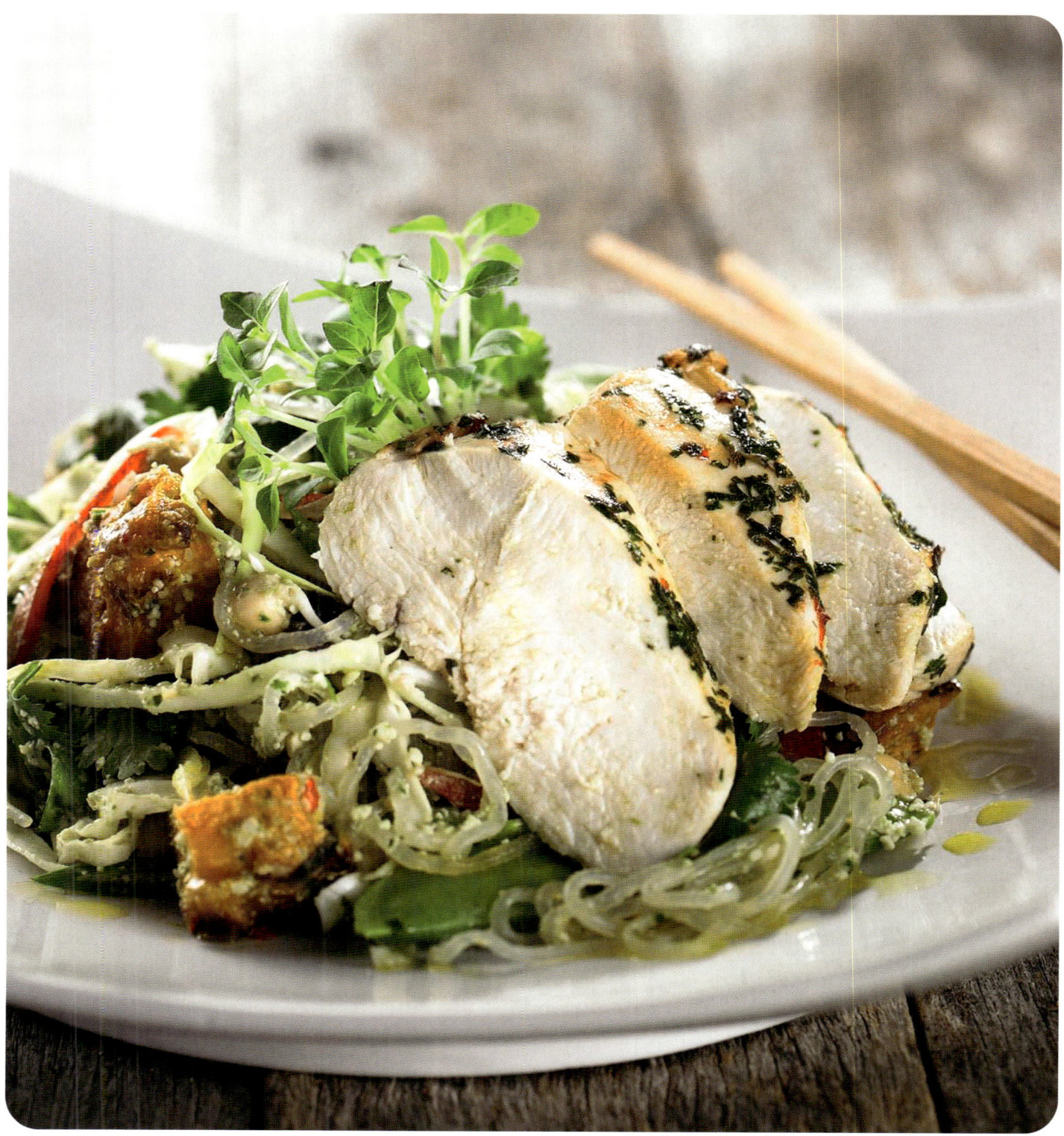

# Quinoa-Röstgemüse-Küchlein

Die Kombination aus Quinoa, Naturreis und den Samen ist derartig vollgepackt mit Nährstoffen,
dass man hier kaum einen aufzählen kann, der nicht vertreten ist. Da die Küchlein sehr proteinreich sind,
sind sie alleine schon sehr sättigend, aber man kann sie für ein reichhaltiges Mittagessen auch mit
tierischem Protein und etwas grünem Gemüse anreichern.

Für 2 – 4 Personen • gut vorzubereiten
⊘ 50 Min.

**Für das Röstgemüse:**
• 1 kleiner Kürbis
• 1 große Süßkartoffel
• 1 große Zwiebel
• 1 große rote Paprika
• 1 mittelgroße Zucchini
• 1½ Tassen Champignons
• 1 kleine Aubergine
• 1 Rosmarinzweig
• 4 Thymianzweige

• 1 Bund Petersilie
• 2 EL Olivenöl
• Salz
• schwarzer Pfeffer (frisch gemahlen)

**Für die Quinoaküchlein:**
• 1 Tasse gekochte Quinoa
  (weiße und schwarze)
• 1 Tasse gekochter Naturreis
• ½ Tasse zerzupfte Basilikumblättchen

• ½ Tasse gehackte Petersilie
• ¼ Tasse Schnittlauchröllchen
• Salz
• schwarzer Pfeffer (frisch gemahlen)
• ¼ Tasse Sonnenblumenkerne
• ¼ Tasse Kürbiskerne
• ¼ Tasse Sesam (bevorzugt weißer)
• 1 EL schwarze Kreuzkümmelsamen

● Den Backofen auf 180 °C vorheizen.

● Kürbis und Süßkartoffel sowie Zwiebel schälen und würfeln. Paprika entkernen und in Stücke schneiden. Zucchini und Aubergine würfeln. Champignons vom Stiel befreien und vierteln. Rosmarinnadeln sowie Petersilie fein hacken, Blättchen vom Thymian abzupfen.

● Alle Zutaten für das Röstgemüse in einer großen Schüssel gründlich vermischen. Auf einem Backblech oder in einem Bräter in einer Schicht verteilen und etwa 25 Min. backen, bis das Gemüse weich und karamellisiert ist.

● Für die Quinoaküchlein die gekochte Quinoa mit dem gekochten Reis in einer großen Schüssel mischen. Basilikum, Petersilie und Schnittlauch hinzufügen.

● Das Röstgemüse zugeben und mit den Händen gut vermischen, dabei etwas zusammendrücken, damit das Getreide besser zusammenhält, salzen und pfeffern. Zu Bratlingen von beliebiger Größe formen.

● Die Samen in einem kleinen Schälchen mischen. Die Küchlein fest, aber vorsichtig von beiden Seiten in die Samenmischung drücken.

● Die Küchlein, wenn gewünscht, bei 150 °C im Ofen ca. 20 Min. erwärmen. Sie können aber auch direkt lauwarm oder kalt serviert werden.

**Tipp** Für ein leichtes Mittagessen servieren Sie dazu etwas Rote-Bete-Salat und Macadamiapesto (Seite 142) oder gedämpftes Gemüse. Sie können die Küchlein auch zerkleinern und in einem Wrap einrollen oder als Beilage zu gedämpftem Fisch oder Grillhähnchen servieren.

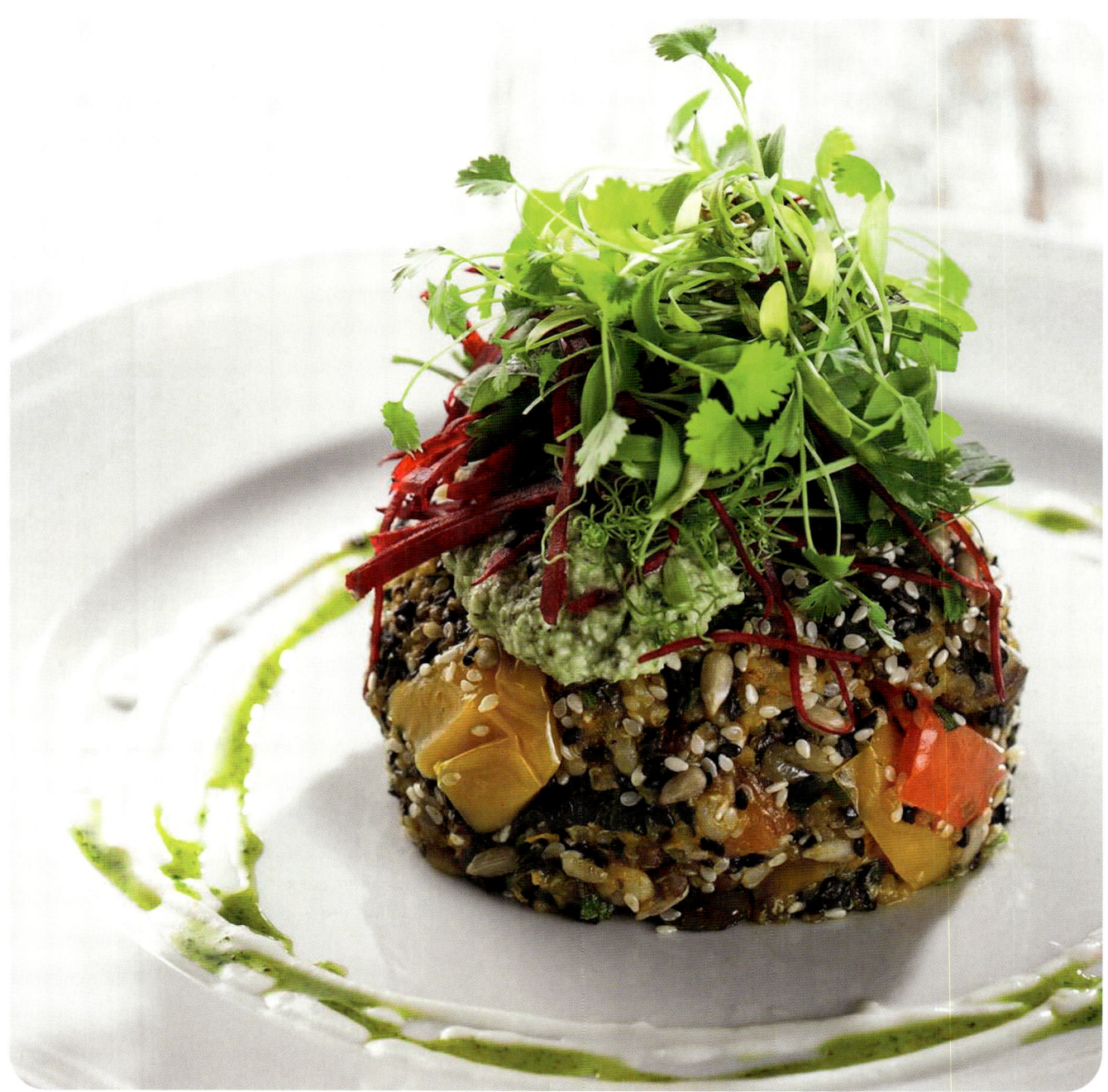

# Quinoa-»Bratreis«

Quinoa ist eine nährstoffreiche Saat, die immer dann verwendet werden kann, wenn im Rezept Getreide vorgesehen ist. Sie enthält eine Menge Protein und Mineralstoffe und passt bestens zu den vielen nährstoffreichen Gemüsesorten und den wärmenden Kräutern. Wenn Sie den Nährwert noch erhöhen wollen, geben Sie einfach mehr Gemüse dazu.

**Für 3 – 4 Personen • geht schnell**
⊘ 30 Min.

- 2 EL Tamari-Sojasauce
- 1 TL Ahornsirup
- 1 kleine frische rote Chilischote
- 1 kleines Stück frischer Ingwer
- 1 große Knoblauchzehe
- 1 TL Kokosöl

- 2 kleine Möhren
- ½ mittelgroße rote Paprika
- 1 großer Brokkoli
- 1 Tasse geriebener Rotkohl
- 2 – 4 EL Wasser
- 1 Tasse Mungbohnensprossen

- 1 Tasse gekochte Quinoa
- ½ Tasse gehackte frische Kräuter (z. B. Thai-Basilikum, Koriander und Minze)
- Mungbohnensprossen und Limettenspalten zum Servieren (optional)

● Chilischote entkernen und sehr fein hacken, ½ TL davon abmessen.

● Für das Dressing Tamari und Ahornsirup miteinander verquirlen. Chili unterrühren. Bis zur Verwendung abgedeckt kühl stellen.

● Ingwer schälen und reiben, 1 TL davon abmessen.

● Knoblauch hacken, Möhren schälen und in dünne Scheiben schneiden. Paprika waschen, entkernen und ebenfalls in dünne Scheiben schneiden. Brokkoli grob hacken.

● Eine große Pfanne oder einen Wok bei mittlerer Hitze erhitzen. Ingwer und Knoblauch in Kokosöl dünsten, bis sie duften, aber noch nicht gebräunt sind.

● Möhren, Paprika, Brokkoli und Rotkohl zugeben. Pfannenrühren, bis das Gemüse weich ist. Das Wasser zugeben, um zu vermeiden, dass das Gemüse an der Pfanne anklebt.

● Mungbohnensprossen und Quinoa hinzufügen. Wenn sie durcherhitzt sind, auch noch das Dressing und die frischen Kräuter zugeben.

● Nach Belieben mit weiteren Mungbohnensprossen und Limettenspalten servieren.

# Grüne-Linsen-Tabouleh mit Weißfisch

Die Kombination aus Linsen-Tabouleh und leicht gebratenem Fisch ist nicht nur lecker erfrischend, sondern auch leicht verdaulich. Fisch und Linsen liefern Protein, während die Petersilie zur Freude des Blutes Hauptlieferant für Chlorophyll ist. Auch Eisen und andere Mineralstoffe sind enthalten.

**Für 2 – 3 Personen • gelingt leicht**
⊘ 25 Min.

- 1 Tasse Puy-Linsen
- 1 Lorbeerblatt
- 3 Tassen Wasser
- 1 Tasse Cherrytomaten
- 1¼ Tassen Minzeblättchen

- 2 ¼ Tassen gehackte Petersilie
- 1 kleine Salatgurke
- Saft von 2 Zitronen
- ½ TL Ahornsirup
- 3 EL Olivenöl

- Salz
- schwarzer Pfeffer (frisch gemahlen)
- 1 – 2 Weißfischfilets (z. B. Schnapper, Sanddorsch oder Knurrhahn)
- 2 EL Kokosöl

● Linsen in einem Sieb unter fließendem Wasser waschen und abtropfen lassen. Mit dem Lorbeerblatt und dem Wasser in einem mittelgroßen Topf zum Kochen bringen. Aufsteigende Verunreinigungen abschöpfen, dann die Hitze reduzieren und die Linsen weich köcheln lassen.

● Cherrytomaten halbieren, größere Exemplare vierteln. Minzeblättchen zerzupfen. Salatgurke fein hacken.

● Tomaten, Minze, Petersilie und Salatgurke mit den gekochten Linsen vermischen.

● Für das Dressing Zitronensaft, Ahornsirup und Olivenöl miteinander verquirlen, salzen und pfeffern.

● Dressing mit dem Salat vermischen. Den Tabouleh bis zum Verzehr im Kühlschrank aufbewahren.

● Fisch salzen und pfeffern. Kokosöl in einer kleinen Pfanne bei mittlerer Hitze erhitzen.

● Den Fisch 2 ½ Min. von jeder Seite anbraten. Er sollte gerade eben durchgegart sein und durch Druck mit einer Gabel in Schichten zerfallen.

● Den gebratenen Fisch auf dem Tabouleh platzieren und servieren.

**Das passt dazu** gedämpftes Grüngemüse

# Quinoa-Sushi

Norialgen bereichern die Ernährung mit ihrem hohen Ballaststoff- und Mineralstoffgehalt. Die Algen sind eine gute Quelle für Jod – ein wichtiges Spurenelement für die Schilddrüse, die Brüste, die Eierstöcke und die Gefäßgesundheit. Quinoa liefert viel Protein, Ballaststoffe und Mineralien und ist eine nahrhafte Reisalternative.

**Für 3 – 4 Personen • gut vorzubereiten**
⊘ 30 Min.

**Für das Dressing:**
• 1 EL Reis- oder Apfelessig
• 1½ TL Ahornsirup
• 1 EL Tahin (möglichst aus ungeschältem Sesam)
• Saft von ½ Zitrone
• 1 kleines Stück frischer Ingwer

**Für das Sushi:**
• 1 Tasse dreifarbige Quinoa, gekocht
• 3 Norialgenblätter
• 1 Möhre
• 1 Frühlingszwiebel, nur das Grüne
• ½ mittelgroße rote Paprikaschote
• 1 kleine Rote Bete
• ¼ Tasse Sesam

● Ingwer schälen und reiben, 1 EL davon abmessen.

● Alle Zutaten für das Sushi-Dressing gründlich miteinander verquirlen.

● Die noch warme gekochte Quinoa mit dem Dressing in einer großen Schüssel vermischen, bis sie beginnt, klebrig zu werden. Die Schüssel abdecken und die Quinoa ziehen lassen, damit sie die Aromen aufnimmt.

● Paprika entkernen. Rote Bete und Möhre schälen. Paprika, Möhre, Rote Bete sowie das Grün der Frühlingszwiebel in feine Streifen schneiden.

● Die Hände befeuchten und 3 Norialgenblätter auf der Arbeitsfläche auslegen.

● Die Quinoamasse gleichmäßig auf jeweils drei Vierteln eines Blattes verteilen.

● Möhren-, Frühlingszwiebel-, Paprika- und Rote-Bete-Streifen in der Mitte platzieren. Mit Sesam bestreuen und jedes Algenblatt von der mit Quinoa belegten Seite zum unbelegten Teil des Blattes hin einrollen. Zum Schließen ggf. mit etwas Wasser befeuchten.

● Die Rollen mit der Naht nach unten auf die saubere Arbeitsfläche legen und in je 6 – 8 Stücke schneiden.

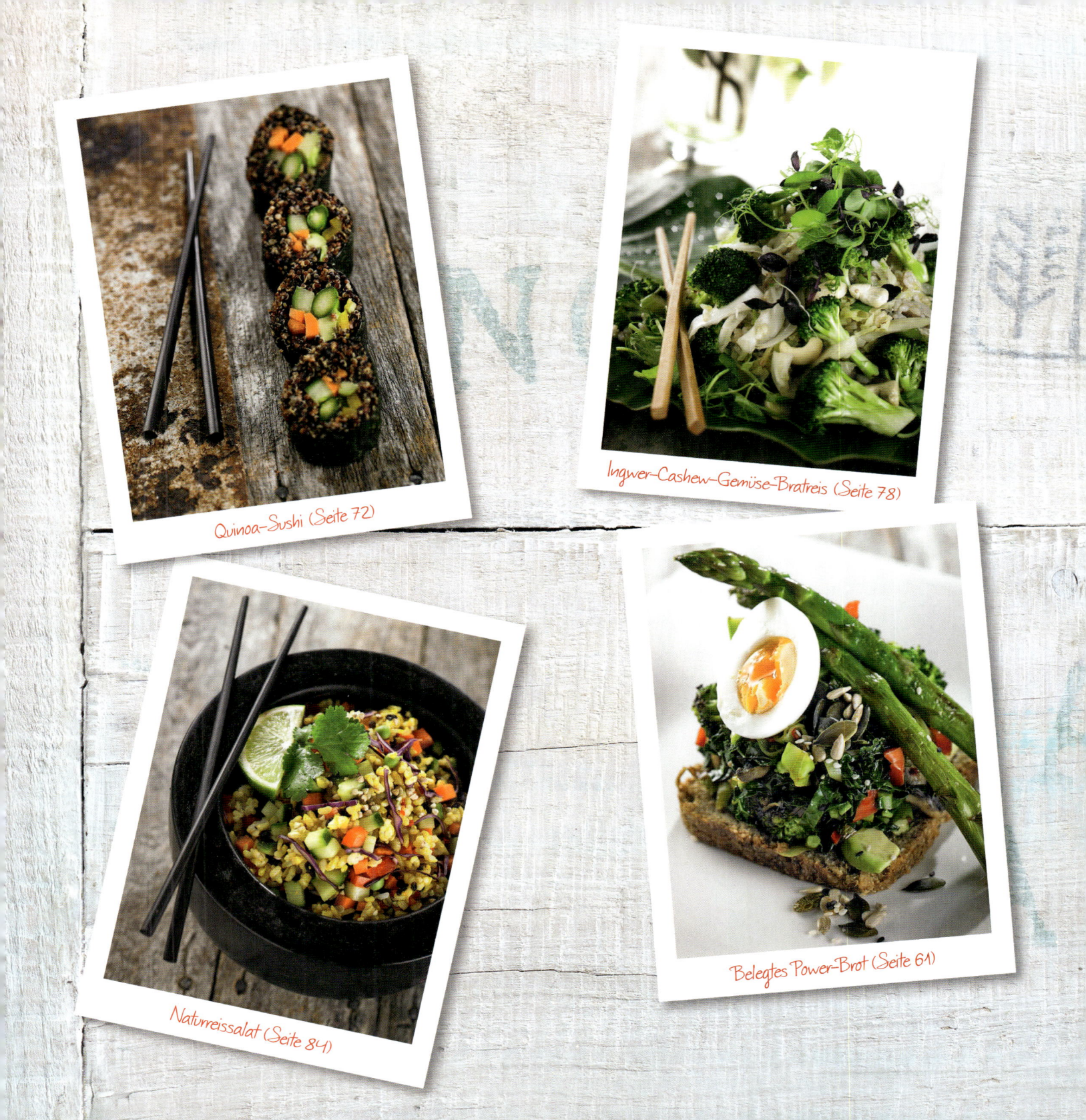

Quinoa-Sushi (Seite 72)

Ingwer-Cashew-Gemüse-Bratreis (Seite 78)

Naturreissalat (Seite 84)

Belegtes Power-Brot (Seite 61)

# Supergrüne Frittata

Diese Frittata kann zu jeder Mahlzeit serviert werden, ob Frühstück, Mittagessen oder Zwischenmahlzeit, sie schmeckt heiß und kalt. Mit ihr steigern Sie Ihren Gemüseverzehr und werden gleichzeitig durch die Eier gut mit Protein versorgt, wie auch mit vielen Vitaminen und Mineralstoffen aus dem Gemüse. Als schneller Snack auch prima im Kühlschrank aufzubewahren!

**Für 6 – 8 Personen • gelingt leicht**
⊘ 40 Min.

- 1 kleiner Brokkoli
- 1 große Frühlingszwiebel
- ½ Mangoldstaude
- 1 Bund Petersilie

- ½ Tasse gehacktes Basilikum
- 8 Eier (Größe L)
- 1 Tasse Mandelmilch
- 3 kleine Zucchini

- etwas Olivenöl
- Salz
- schwarzer Pfeffer (frisch gemahlen)

● Den Backofen auf 160 °C vorheizen.

● Brokkoli von den Strünken am unteren Ende befreien und fein hacken. Mangold von Stielen befreien und in feine Streifen schneiden. Frühlingszwiebel in feine Ringe und Zucchini in dünne Scheiben schneiden. Petersilie fein hacken.

● Gemüse und Kräuter – bis auf die Zucchini – in einer großen Schüssel vermischen und auf einem tiefen Backblech verteilen.

● Eier mit der Mandelmilch verquirlen und über die Zutaten in dem Backblech verteilen.

● Gegebenenfalls das Gemüse mit den Händen etwas andrücken, damit es komplett von der Eier-Mandelmilch-Masse bedeckt wird.

● Die Zucchinischeiben über die Frittata verteilen und mit Olivenöl beträufeln, salzen und pfeffern.

● Im Ofen 20 – 25 Min. backen, bis die Frittata gestockt ist.

**Tipp** Mit Macadamiapesto (Seite 142) und einem Spritzer Ahornsirup-Balsamico-Dressing servieren.

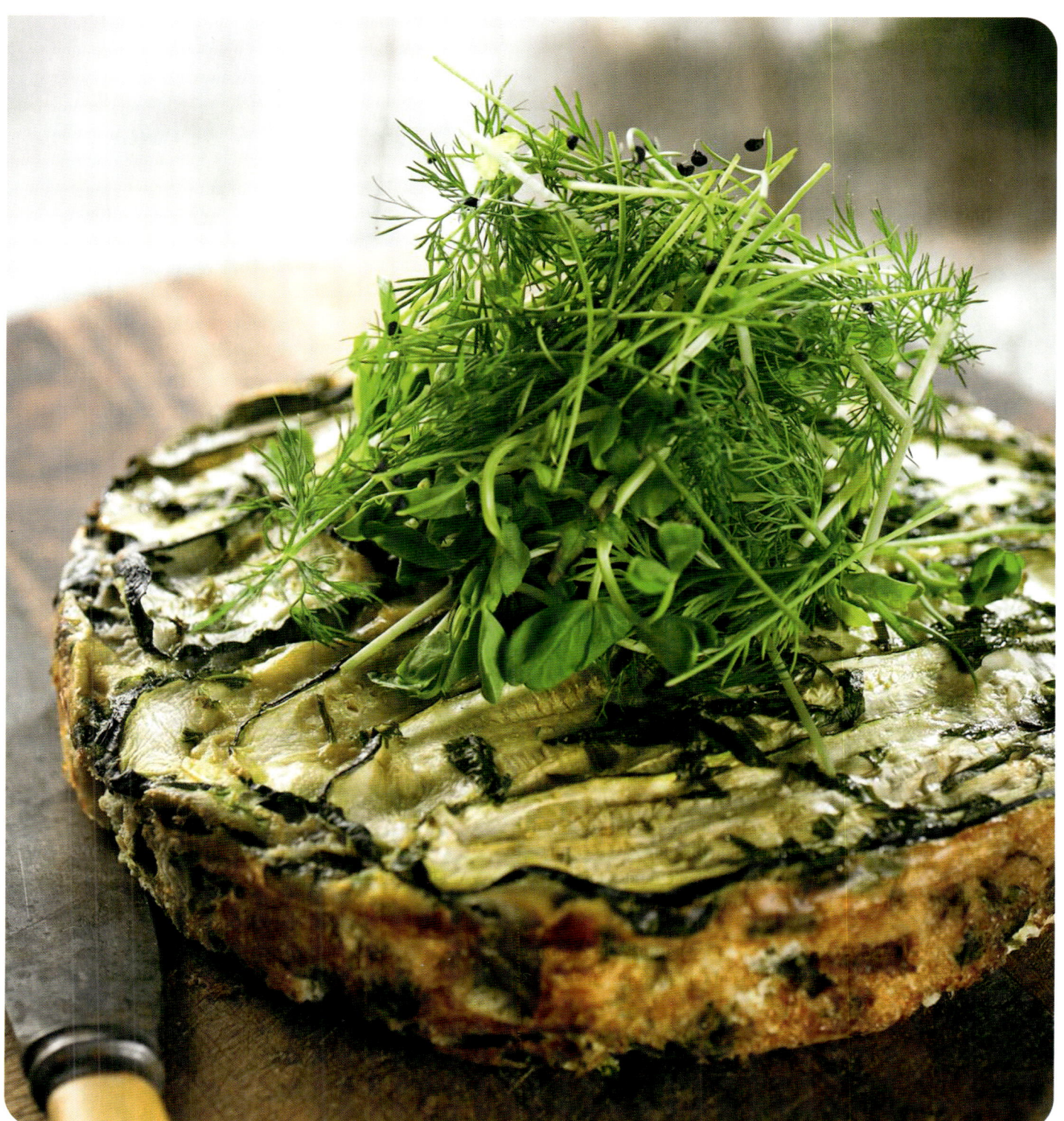

# Naturreis-Sushi

Nori ist eine Braunalge mit hohem Jodgehalt. Das Spurenelement wird im Körper unter anderem benötigt, um die Schilddrüsenhormone in ihre aktive Form zu überführen. Es ist aber nicht nur für die Schilddrüse wichtig, sondern auch für Brüste, Eierstöcke und gesunde Gefäße.

**Für 3 – 4 Personen • gelingt leicht**
⏱ 30 Min.

**Für das Sushi:**
- 1 kleiner Kürbis
- 1 TL Kokosöl
- Salz
- schwarzer Pfeffer (frisch gemahlen)
- 1 Tasse Naturreis, gekocht
- 3 Norialgenblätter

- 1 rote Paprikaschote
- 1 mittelgroße Salatgurke
- 1 große Möhre
- 3 Knoblauchsprossen oder Schnittlauch
- ¼ Tasse weißer Sesam oder eine Samenmischung

**Für das Dressing:**
- 1 EL Reiswein- oder Apfelessig
- 1½ TL Ahornsirup
- 1 EL Tahin (möglichst aus ungeschältem Sesam)
- Saft von ½ Zitrone
- 1 kleines Stück frischer Ingwer

● Den Backofen auf 180 °C vorheizen.

● Kürbis schälen und in etwa 2 × 10 cm große Streifen schneiden. 5 – 10 der Kürbisstücke in Kokosöl wenden, würzen und im Ofen backen, bis sie weich sind.

● Ingwer schälen und reiben, 1 EL abmessen.

● Alle Zutaten für das Sushi-Dressing gründlich verquirlen.

● Den noch warmen gekochten Reis mit dem Dressing in einer großen Schüssel vermischen, bis der Reis beginnt, klebrig zu werden. Die Schüssel abdecken und den Reis ziehen lassen, damit er die Aromen aufnimmt.

● Paprika waschen und entkernen. Salatgurke und Möhre schälen. Alles in feine Streifen schneiden. Knoblauchsprossen in Stücke schneiden.

● Die Hände befeuchten und 3 Norialgenblätter auf der Arbeitsfläche auslegen.

● Die Reismasse gleichmäßig auf jeweils drei Vierteln der Blätter verteilen.

● Kürbis-, Paprika-, Gurken- und Möhrenstreifen und die Knoblauchsprossen in der Mitte platzieren. Mit Sesam bestreuen und jedes Algenblatt von der mit Reis belegten Seite zum unbelegten Teil des Blattes hin einrollen. Zum Schließen eventuell mit etwas Wasser befeuchten.

● Die Rollen mit der Naht nach unten auf die saubere Arbeitsfläche legen und jede Rolle in 12 Stücke schneiden.

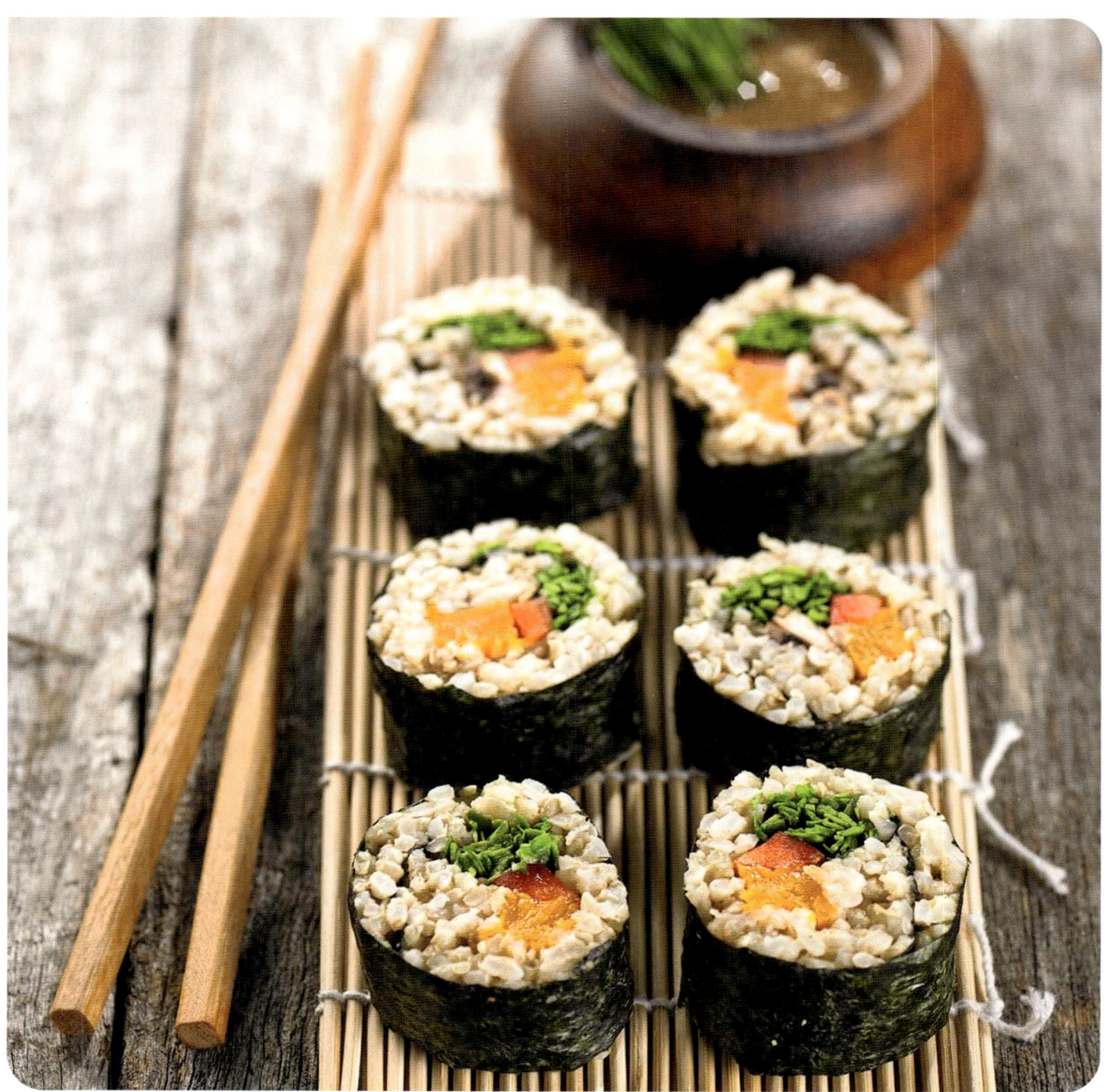

# Ingwer-Cashew-Gemüse-Bratreis

Dieses Gericht ist die gesunde Version des typischen Asia-Fast-Foods, das meist mehr Reis als Gemüse enthält. Das Gemüse steckt voller Mineral- und anderer Nährstoffe. Und die Samen steuern nicht nur Knusprigkeit bei, sondern auch Magnesium und Zink, während der Ingwer für eine gute Verdauung sorgt. Brauner Reis liefert dann noch Ballaststoffe und weitere gute Mineralstoffe.

**Für 2 – 3 Personen • gelingt leicht**
⊘ 25 Min.

- etwas Macadamiaöl
- 1 Stück frischer Ingwer
- 1 Knoblauchzehe
- ¾ Tasse Brokkoliröschen
- 1 Stange Staudensellerie
- 1 Tasse geriebener Weißkohl

- 5 Champignons
- Salz
- schwarzer Pfeffer (frisch gemahlen)
- ⅓ Tasse Wasser
- 2 EL Tamari-Sojasauce
- ¼ Tasse Cashewkerne

- 1½ Tassen gekochter Naturreis
- ¼ Tasse gehackter Koriander
- 1 TL Kürbiskerne
- 1 TL Sonnenblumenkerne
- 1 TL weißer Sesam
- 1 TL schwarzer Sesam

● Knoblauch und Staudensellerie schälen und hacken. Pilze ebenfalls hacken. Ingwer schälen und reiben, 2 EL davon abmessen.

● Etwas Macadamiaöl in einer großen Pfanne bei mittlerer Hitze erhitzen. Ingwer und Knoblauch darin braten, bis sie zu duften beginnen, aber nicht braun werden lassen.

● Brokkoli, Sellerie, Kohl und Pilze zugeben, salzen und pfeffern. Einige Minuten pfannenrühren, bis das Gemüse weich ist, dann das Wasser zugeben und das Gemüse darin dünsten, bis das Wasser verdunstet ist.

● Tamari und Cashewkerne zugeben, dann den gekochten Reis einrühren. Gut verrühren und mit frischem Koriander und den Samen bestreut servieren.

**Tipp** Zur kompletten Mahlzeit wird dieses Gericht mit etwas gegrilltem Fisch, Hähnchen oder Rindfleisch. Ein Hauch von Chili sorgt für einen Schärfekick.

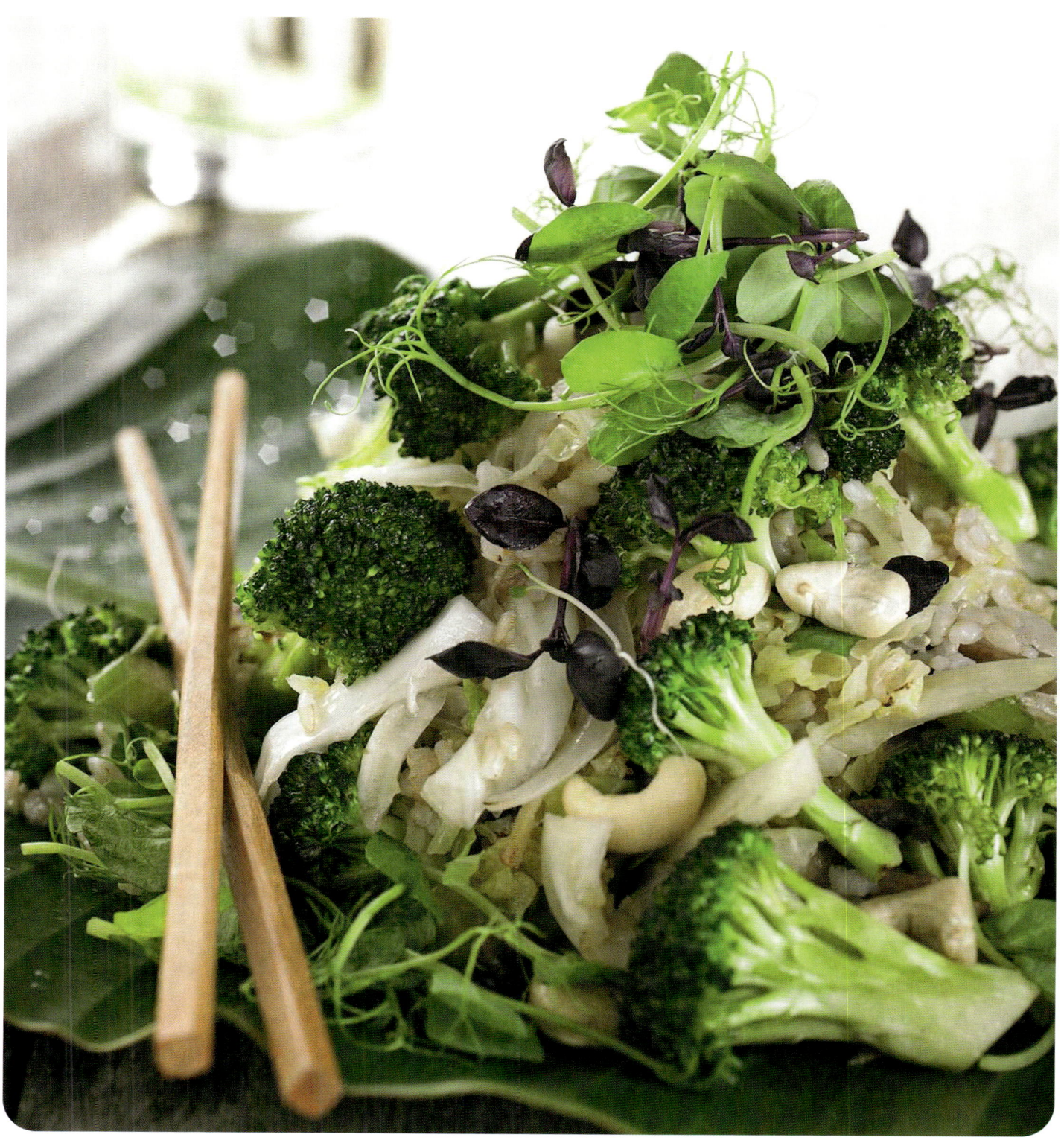

# Röstgemüse-Crumble

Zu diesem leckeren und wärmenden Gericht passt ein großer Berg Gemüse und/oder eine faustgroße Portion einer proteinreichen Zutat. Die leicht zähflüssige Konsistenz des Cashewkäses und die knusprige Petersilienkruste machen dieses gebackene Gemüsegericht zu etwas ganz Besonderem. Es ist milch- und glutenfrei und enthält darüber hinaus einfach gesättigte Fettsäuren – gut fürs Herz.

Für 4 – 5 Personen • braucht etwas mehr Zeit
⊘ 55 Min.

**Für die Cashewkäse-Sauce:**
• 2 Tassen Cashewkerne
• 1½ Tassen Wasser
• 1 Pr. gemahlenes Kurkuma
• 2 TL Dijon-Senf
• 2 EL Hefeflocken
• Salz
• schwarzer Pfeffer (frisch gemahlen)

**Für die Petersilienkruste:**
• 1¼ Tassen Semmelbrösel (ggf. glutenfrei)
• ½ Bund Petersilie
• 1 Knoblauchzehe
• 1 Pr. Zimt
• Salz
• schwarzer Pfeffer (frisch gemahlen)
• 2 EL Olivenöl

**Für die Gemüsefüllung:**
• 1 Tasse Quinoa
• 2 Tassen Wasser
• 1 kleiner Kürbis (2 Tassen)
• 1 kleine rote Paprika
• 1 kleine gelbe Paprika
• 1 große Möhre
• ½ Süßkartoffel
• Salz
• schwarzer Pfeffer (frisch gemahlen)
• 1 Pr. Zimt
• 2 EL Kokosöl

● Alle Zutaten für die Cashewkäse-Sauce in einem Mixer zu einer cremigen dicken Sauce mixen.

● Petersilie und Knoblauch fein hacken.

● Alle Zutaten für die Petersilienkruste in eine Schüssel geben und gut vermischen, damit sich alle Zutaten mit dem Öl verbinden. Bis zum Backen beiseitestellen.

● Quinoa nach dem Absorptionsverfahren in Wasser garen.

● Paprika waschen und entkernen. Möhre, Süßkartoffel und Kürbis schälen. Alles würfeln.

● Kürbis-, Paprika-, Möhren- und Süßkartoffelwürfel mit Salz, Pfeffer und Zimt würzen, mit Kokosöl vermischen. Im Backofen bei 170 °C garen, bis das Gemüse weich ist.

● Gekochte Quinoa und Gemüse vermengen und in eine Backform mit 25 cm Durchmesser füllen.

● Die Cashewkäse-Sauce über die Quinoa-Gemüse-Mischung träufeln. Darauf die Masse für die Petersilienkruste verteilen.

● Im Ofen bei 170 °C backen, bis der Crumble gut durchgewärmt und die Kruste leicht knusprig ist.

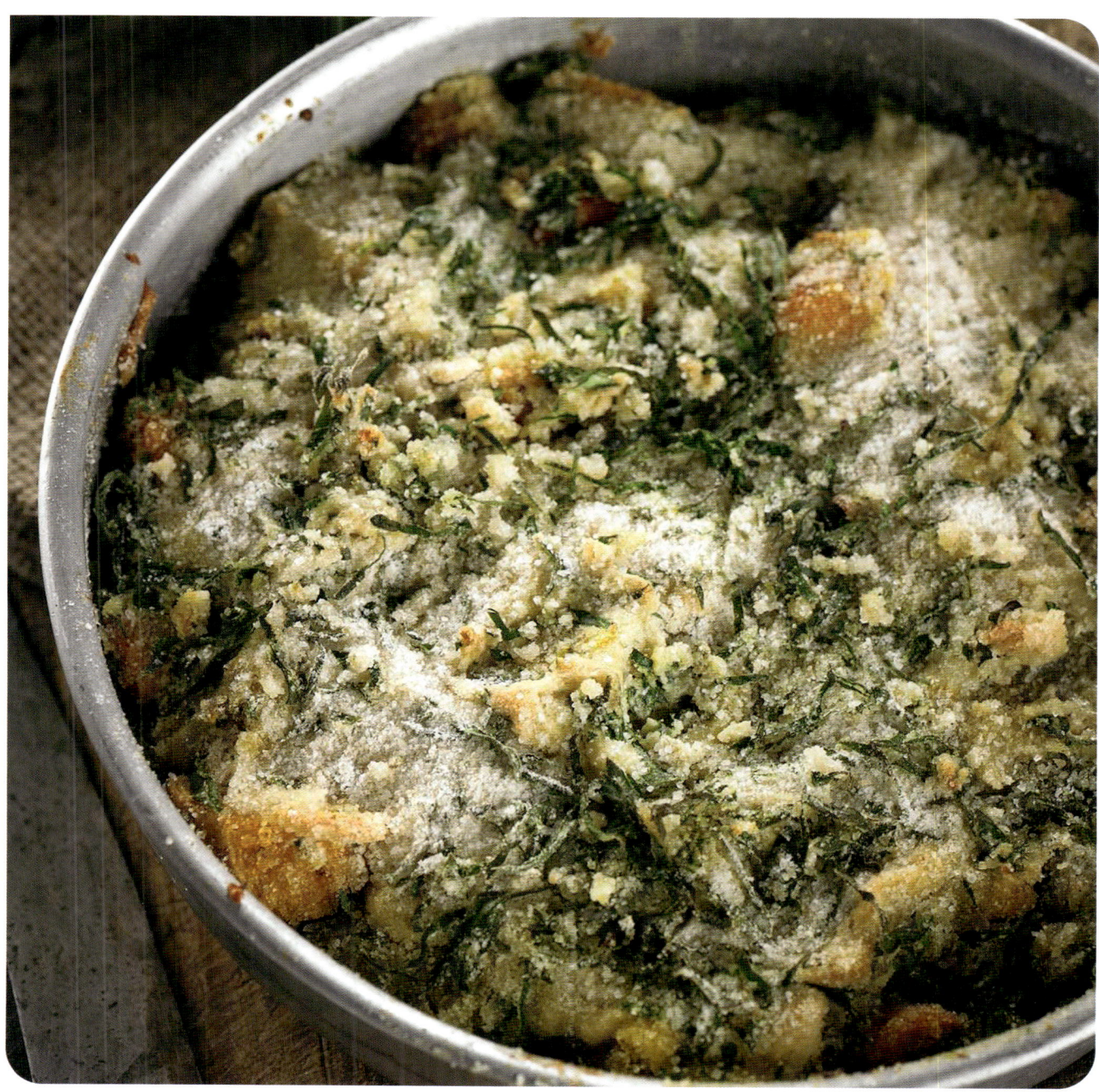

# Schälerbsen-Kartoffel-Küchlein

Diese von der indischen Küche inspirierten Kartoffelküchlein besitzen die verdauungsfördernden Eigenschaften der wärmenden Gewürze. Schälerbsen sind eine hervorragende Quelle für Protein, Ballast- und Mineralstoffe, was den Nährwert dieser unheimlich leckeren Küchlein weiter erhöht.

Für 3 – 4 Personen • preisgünstig
⊘ 45 Min.

- 1 Tasse grüne Schälerbsen
- 3¼ Tassen Wasser
- 4 – 5 mittelgroße mehligkochende Kartoffeln
- ½ EL Curry
- ½ TL Kreuzkümmel
- 1 kleine grüne Chilischote (optional)
- ½ Tasse frischer Koriander
- 1 Frühlingszwiebel
- ¼ Tasse Korinthen
- Salz
- schwarzer Pfeffer (frisch gemahlen)
- ½ – 1 Tasse Semmelbrösel (ggf. glutenfrei)
- 2 EL Kokosöl zum Braten

● Schälerbsen in einem Topf mit Wasser weich kochen. Wasser abgießen und Erbsen leicht zerdrücken.

● Kartoffeln schälen und würfeln, 2 Tassen werden benötigt.

● Kartoffelwürfel in einem zweiten Topf mit Wasser bedecken und zum Kochen bringen. So lange kochen, bis sie weich sind, aber noch nicht zerfallen.

● Chilischote, falls verwendet, entkernen und fein hacken, 1 TL davon wird benötigt.

● Frühlingszwiebel in feine Ringe schneiden, ¼ Tasse abmessen.

● Gekochte Kartoffeln und Erbsen in einer großen Schüssel mit Gewürzen, Kräutern, Frühlingszwiebeln und Korinthen mischen, mit Salz und Pfeffer abschmecken. Mit den Händen gründlich vermengen. Die feuchte Masse zu Bällchen formen und zu etwa 1½ cm Höhe flach drücken.

● Die Semmelbrösel auf einen Teller geben. Die Küchlein leicht hineindrücken und die Oberseiten mit Semmelbröseln bestreuen. Das Kokosöl in einer Pfanne erhitzen und die Küchlein darin auf jeder Seite etwa 5 Min. goldbraun braten.

**Tipp**  Die Masse eignet sich auch als Püree oder als Topping für eine Tarte. Sie kann gut eingefroren werden.

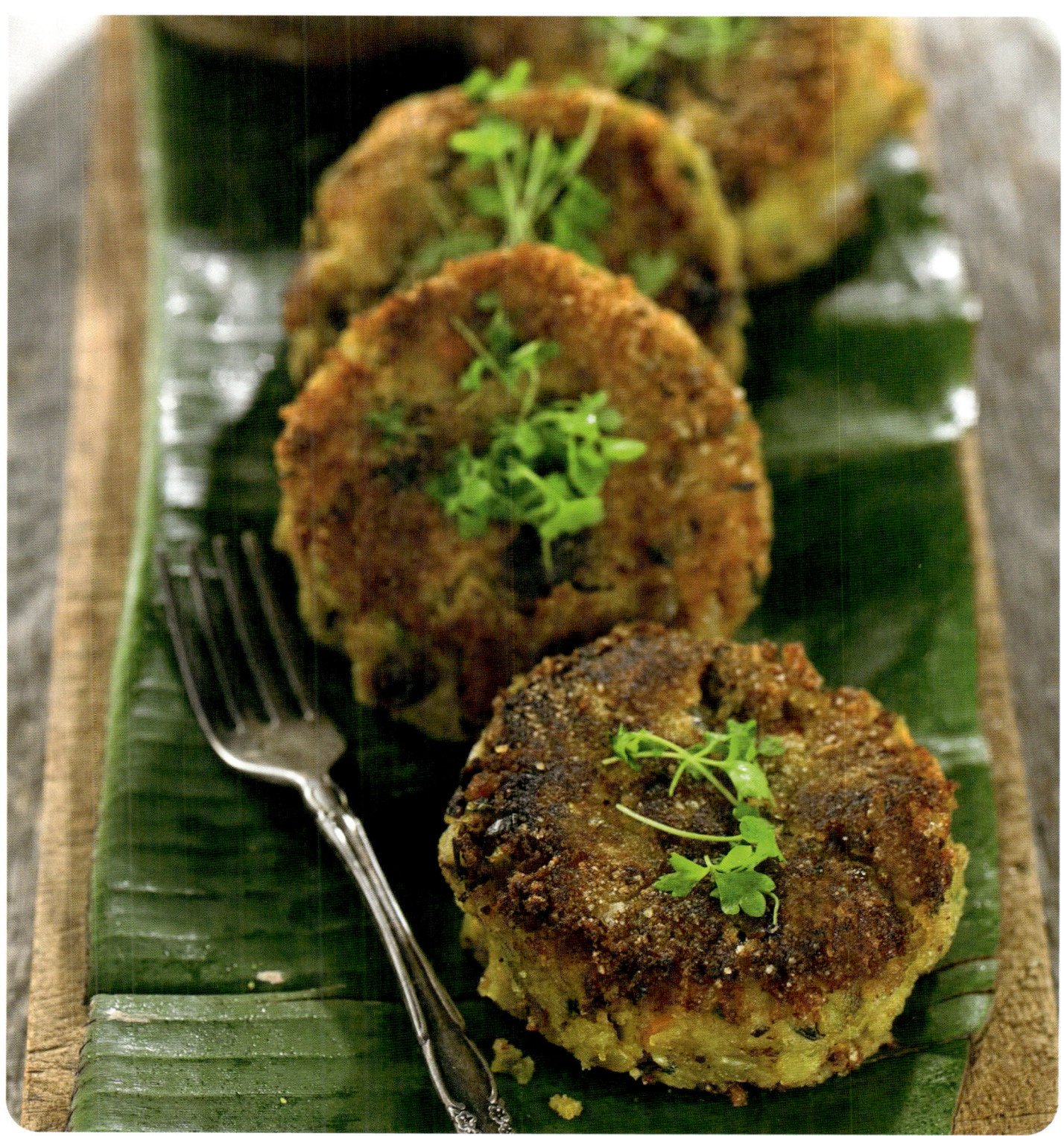

# Naturreissalat

Weil bei der Herstellung von Naturreis lediglich die äußere Schale des Korns entfernt wird, ist er eine gute Quelle für Mineral- und Ballaststoffe. Dieser marokkanisch angehauchte Reis schmeckt für sich schon sehr gut, aber auch mit einer kleinen Portion einer proteinreichen Zutat. Ich streue gerne eine Samenmischung (Seite 34) darüber, das erhöht den Mineralstoffgehalt und macht es schön crunchy.

**Für 3 – 4 Personen • gelingt leicht**
⊘ 25 Min.

- 1 EL Kokosöl
- 1 kleine Möhre
- 1 Frühlingszwiebel
- ½ Tasse geriebener Rotkohl
- ⅓ Tasse Erbsen (frisch oder tiefgekühlt)
- 1 Tasse gekochter Natur-Langkornreis
- 1 Pr. Kurkuma
- ¼ Tasse Buchweizengrütze
- ¼ Tasse Korinthen
- ¼ Tasse gehackter Koriander
- 1 Salatgurke
- 1 kleine rote Chilischote
- Salz
- schwarzer Pfeffer (frisch gemahlen)

● Gekochten Reis mit Kurkuma bestreuen.

● Möhre schälen und fein würfeln. Frühlingszwiebel waschen und in feine Ringe schneiden. Gurke schälen und würfeln, 1 Tasse davon abmessen. Chilischote entkernen und fein hacken, 1 EL davon abmessen.

● Kokosöl in einer mittelgroßen Pfanne erhitzen und Möhre, Frühlingszwiebeln, Rotkohl und Erbsen darin pfannenrühren, bis der Kohl zusammenfällt.

● Die Pfanne von der Platte ziehen und gekochten Reis, Buchweizengrütze, Korinthen und Koriander zugeben.

● Gurkenwürfel und Chili unterrühren, mit Salz und Pfeffer würzen.

**Tipp**  Das Gericht kann warm und kalt serviert werden. Probieren Sie dazu auch mal etwas geschmortes Lammfleisch, gegrillten Fisch oder einen großen gebratenen Waldpilz wie zum Beispiel Portobello sowie etwas gedämpftes Gemüse.

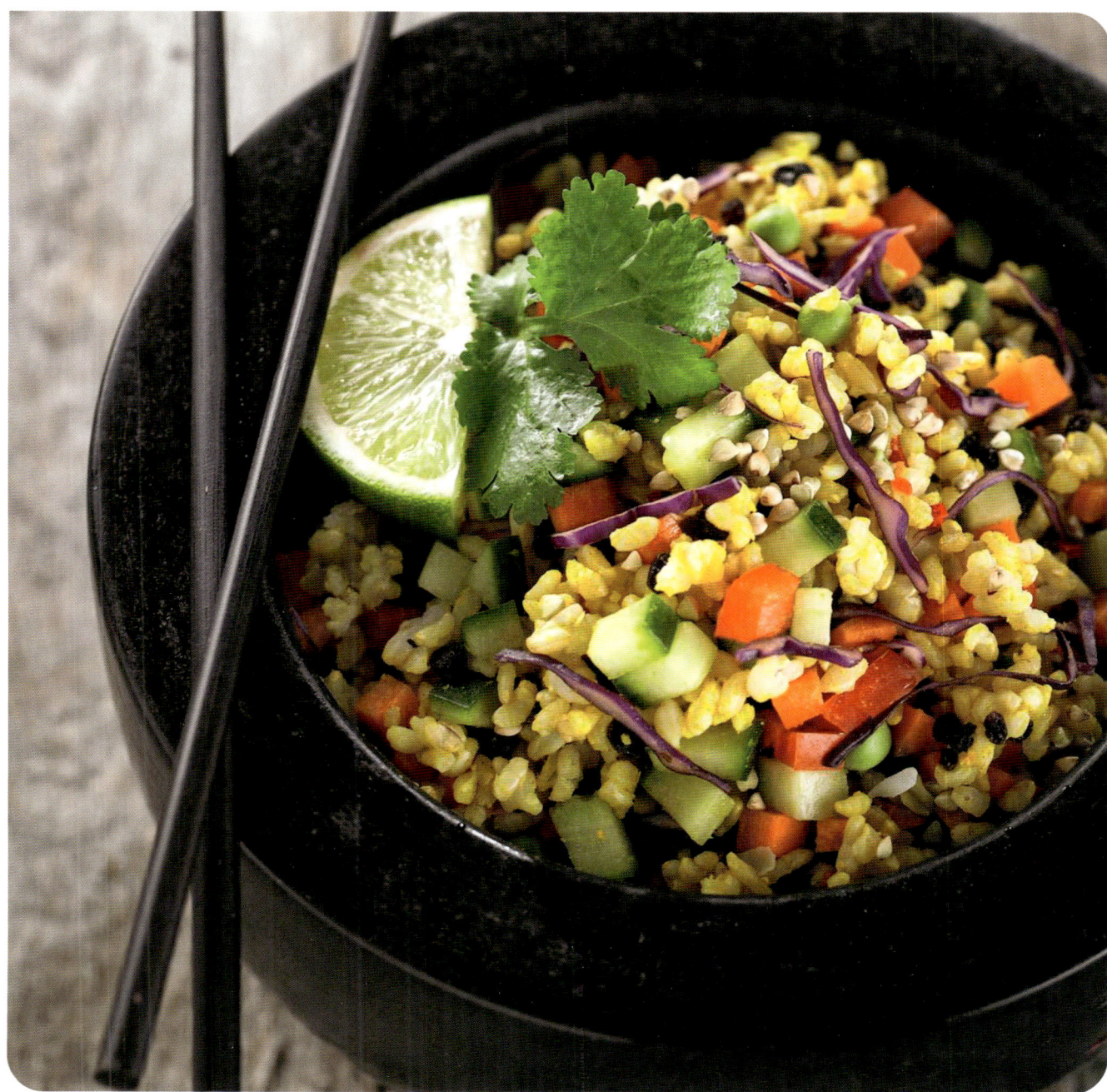

# Reispapierrollen mit Quinoa

Quinoa nannte man einst »das Gold der Inkas«, die Gründe dafür sind eindeutig: Sie enthält alle essentiellen Aminosäuren, was sie zu einer hervorragenden Proteinquelle besonders für Veganer macht. Ihr erwähnenswerter Gehalt an der Aminosäure Lysin ist wichtig für Gewebewachstum und -reparatur. Mit den Macadamianüssen bekommen die Rollen einen schönen Crunch und gleichzeitig eine Menge Mineralstoffe. Eine leckere Art, Gemüse zu genießen!

**Für 8 – 10 Personen • braucht etwas mehr Zeit**
⊘ 45 Min.

- 2 Tassen Quinoa
- 4 Tassen Wasser
- Salz
- schwarzer Pfeffer (frisch gemahlen)
- 1 Bund frische Minze
- ½ Bund Thai-Basilikum
- 1 Möhre
- 1 Salatgurke
- 1 rote Paprika
- 1 Frühlingszwiebel
- ¼ Tasse gehackte Macadamianüsse
- 1 EL Sesam
- 1 Päckchen Reispapier für Frühlingsrollen (Asia-Laden)
- ½ Avocado

● Quinoa in Wasser garen. Die noch warme Quinoa salzen, pfeffern und abkühlen lassen.

● Möhre und Salatgurke schälen. Paprika entkernen. Möhre reiben, Salatgurke in dünne Scheiben schneiden. Paprika und Frühlingszwiebel in feine Ringe schneiden.

● Minze- und Basilikumblättchen von den Stängeln zupfen.

● Die Kräuter und alle übrigen Zutaten bis auf die Avocado und das Reispapier mit der Quinoa vermischen.

● Eine große Schüssel mit warmem Wasser füllen.

● Ein Blatt Reispapier im Wasser eintauchen, bis es weich ist, dann flach auf einem Teller ausbreiten.

● Etwa ⅓ Tasse der Quinoamischung in die Mitte des Reispapiers setzen.

● Avocado in Scheiben schneiden. 2 Scheiben in die Mitte der Quinoamischung legen.

● Zuerst die Seiten des Reispapiers über die Füllung falten, dann den unteren Teil des Reispapiers darüberfalten (dabei herausquellende Füllung zurückstreifen). Nun von unten nach oben zu einer festen Rolle zusammenrollen.

● Beiseitelegen und mit dem restlichen Reispapier ebenso verfahren, bis alle Zutaten verbraucht sind.

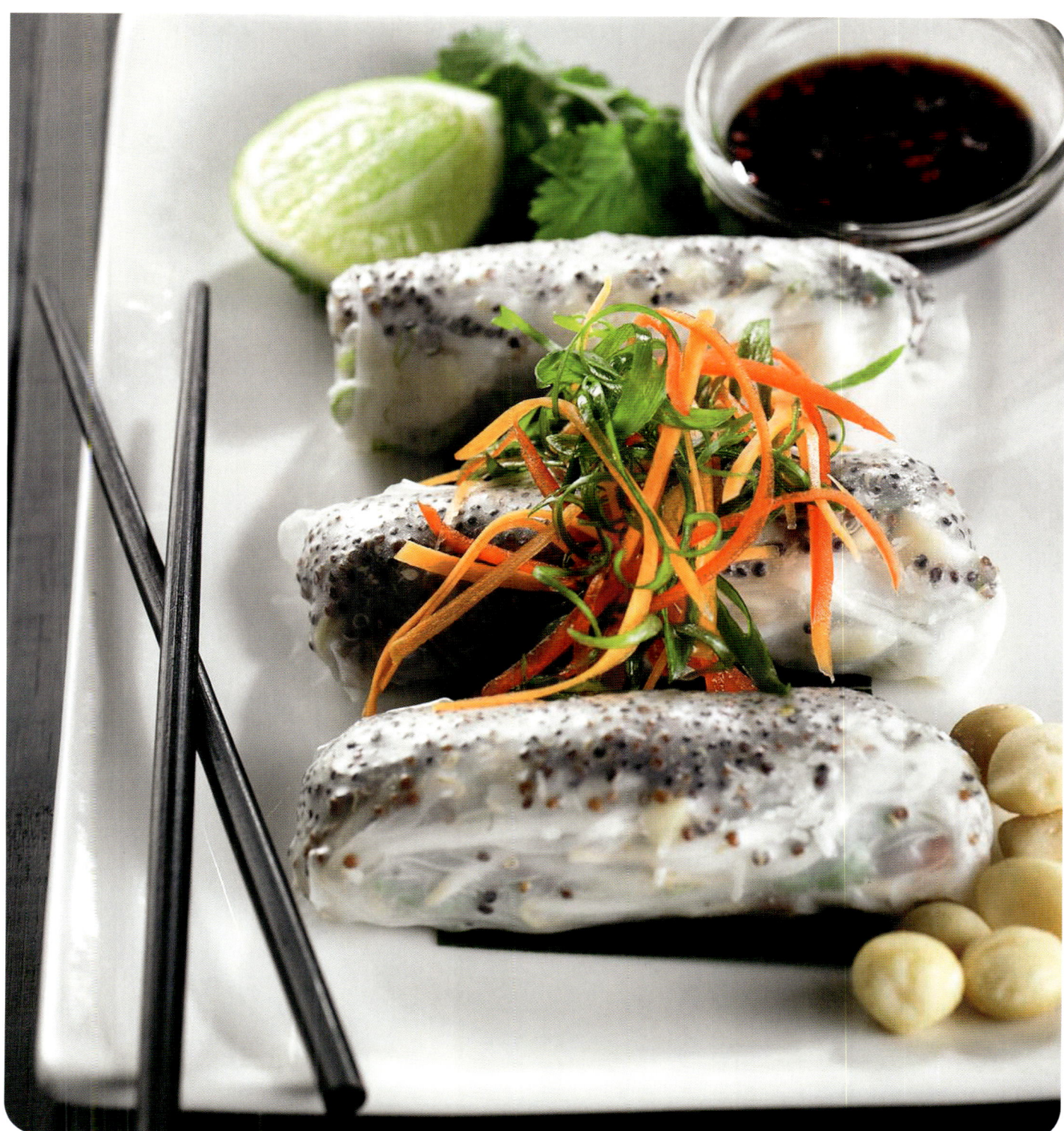

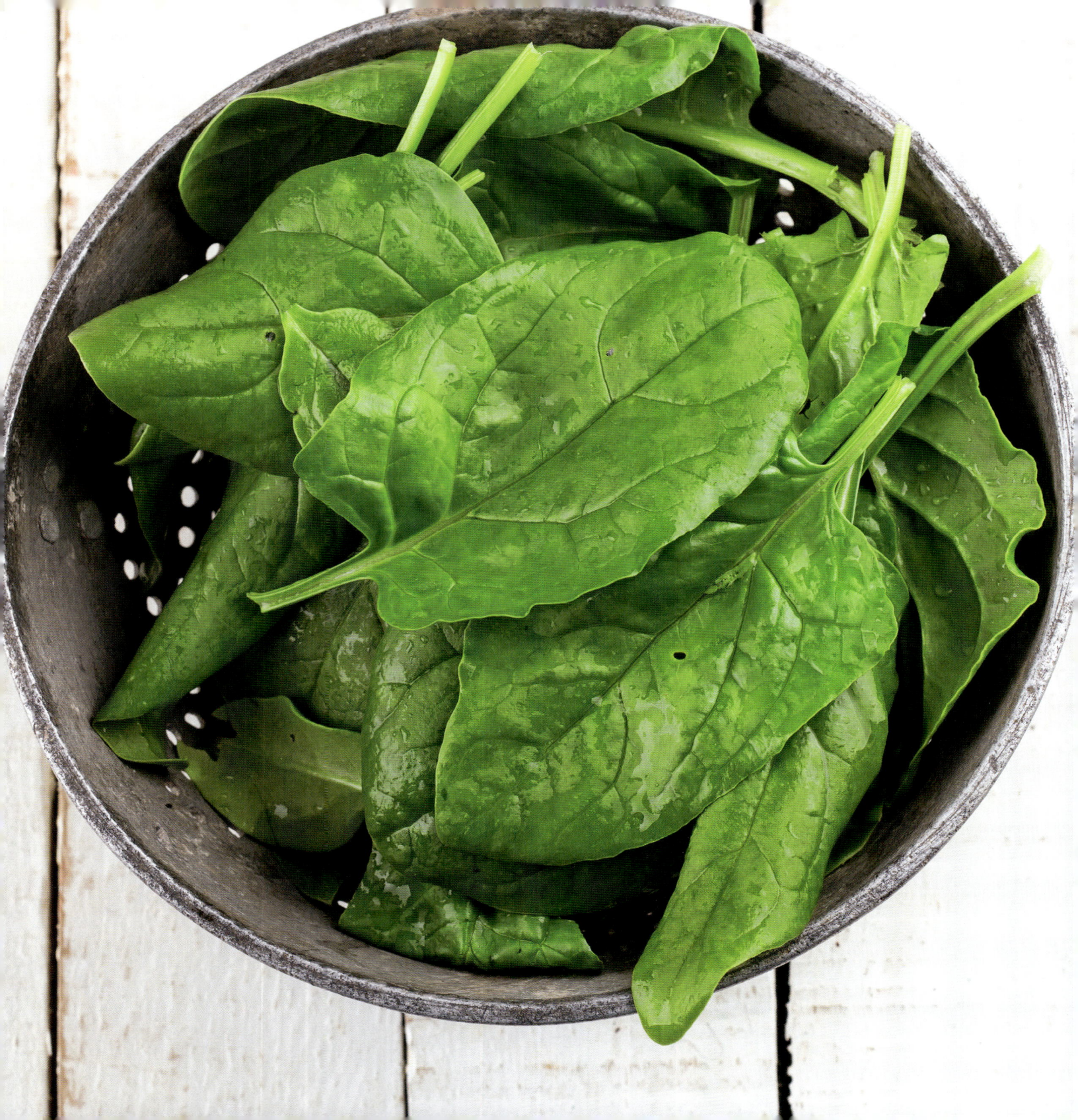

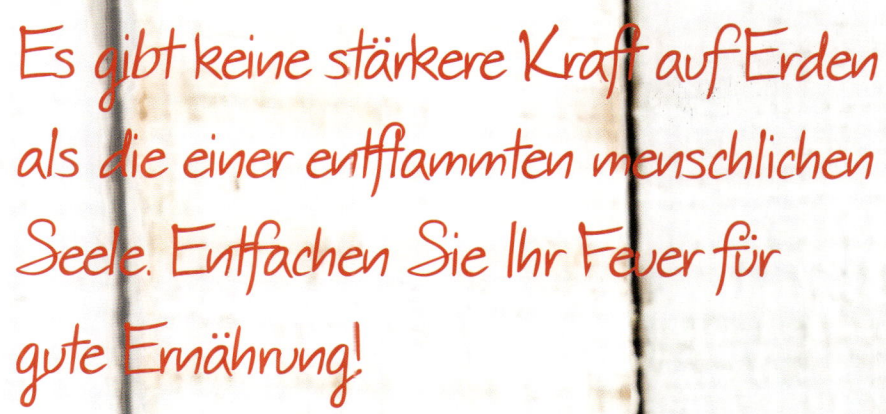

Es gibt keine stärkere Kraft auf Erden
als die einer entflammten menschlichen
Seele. Entfachen Sie Ihr Feuer für
gute Ernährung!

Dr. Libby Weaver

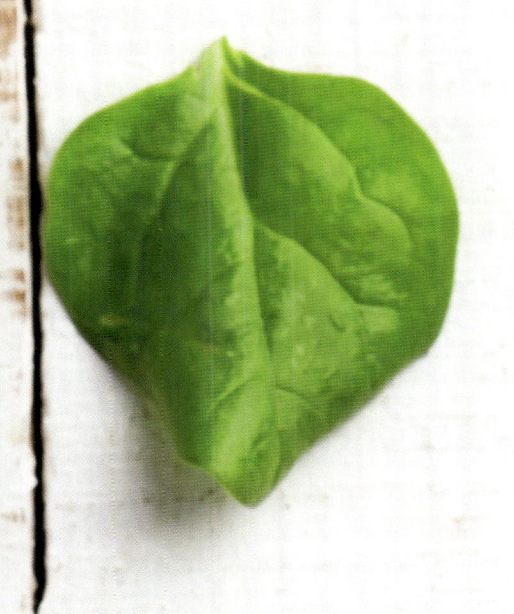

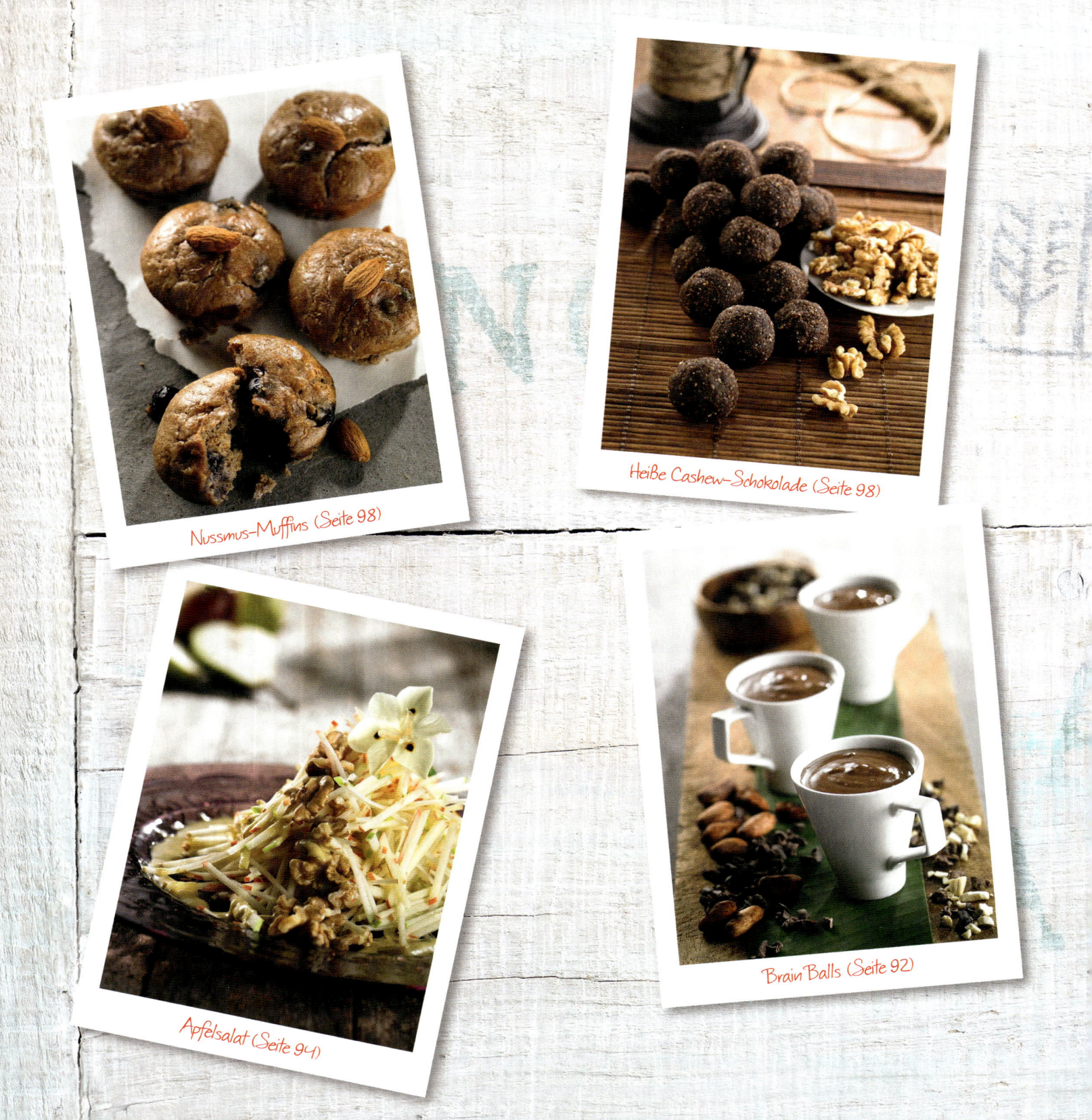

Nussmus-Muffins (Seite 98)

Heiße Cashew-Schokolade (Seite 98)

Apfelsalat (Seite 94)

Brain Balls (Seite 92)

# Snacks

Besonders, wenn es um die Regulation von Blutzucker- und Insulinspiegel geht, hilft ein näherer Blick auf die Ernährungsweise in der Vergangenheit. Früher waren Gemüse, Hülsenfrüchte und Beeren die einzigen Kohlenhydratquellen. Heutzutage sind schon allein über 3000 verschiedene süße Snacks in einem durchschnittlichen Supermarktregal zu finden, und es werden ständig mehr. Solche Lebensmittel nenne ich Lebensmittel mit »hochgradigem menschlichem Eingriff«, hochmodifizierte Produkte, die nicht mehr viel mit dem Ursprungsprodukt zu tun haben und meilenweit von dem entfernt sind, was die Natur uns zu essen lehrt.

Natürliche, »echte« Lebensmittel bauen sich mit der Zeit ab, sodass es nur mithilfe von Zusätzen, Konservierungsstoffen, raffiniertem Zucker oder Salz möglich wird, diese »Lebensmittel« für die Supermarktregale haltbar zu machen. Dabei lechzt unser Körper danach, mit wirklich lebendigen Lebensmitteln versorgt zu werden, also: Je mehr Pflanzen wir essen, umso besser fühlen wir uns!

Dieses Snackkapitel kann Ihnen wahrhaftig bei der Umgestaltung Ihres Tagesablaufs helfen. Ich stelle sehr oft fest, dass die Leute an der Auswahl der kleinen Zwischenmahlzeiten scheitern. Sie beginnen vorbildlich mit einem nahrhaften Frühstück, futtern dann aber zur Mittagszeit in sich rein, was sich gerade bietet, und werden zuverlässig blitzartig von der Drei-Uhr-Nachmittags-Zuckergier überfallen, sodass Schokoriegel, Lutscher, Kekse, Muffins und Co. sofort zur Stelle zu sein haben, aber pronto!

Auf diesen Fall vorbereitet und mit zu Hause zubereiteten gesunden Snacks ausgestattet zu sein, kann Ihre Gesundheit enorm verbessern. Fast oder sogar täglich einen selbstgemachten Snack dabei zu haben, kann zu einer Selbstverständlichkeit werden.

Wir haben darauf geachtet, dass unsere Snacks einfach herzustellen und gut transportierbar sind. Nutzen Sie den Sonntag zur Planung von Mittagsmahlzeiten und Snacks für die kommende Woche, wenn Sie das Gefühl haben, damit besser gerüstet zu sein. Die meisten Gerichte können auch eingefroren und als Einzelportionen entnommen werden (mit Ausnahme der Salate). Also überlegen Sie es sich, ein paar Portionen vorzubereiten und einzufrieren, um bei Bedarf schnell etwas zur Hand zu haben. So geraten Sie nie in die Verlegenheit, auf die stark verarbeiteten Pendants mit wenig Nährwert und undurchschaubaren Zusatzstoffen zurückgreifen zu müssen.

# Rote-Bete-Mandel-Salat

Verdauung, Stoffwechsel und Entgiftungsprozesse werden mit diesem nährstoffreichen Salat gleichermaßen angekurbelt. In dieser supergesunden Kombination unterstützt die Rote Bete die Leber beim Entgiftungsprozess. Auch Kräuter und grünes Gemüse tragen ihren Teil dazu bei und der Spritzer Apfelessig hat verdauungsfördernde Eigenschaften. Dieser Salat ist sowohl eine gute Ergänzung zu vielen Gerichten, aber auch als Muntermacher-Snack geeignet.

**Für 1 – 2 Personen • geht schnell**
🕐 10 Min.

**Für den Salat:** 1 Bund Babyspinatblätter (1 Tasse) • 1 Tasse frische Minze • 1 Tasse Petersilienblättchen • ¼ Tasse eingeweichte Mandeln • 1 Baby-Rote-Bete **Für das Dressing:** 2 EL Leinöl • 1 EL Apfelessig • 1 EL Ahornsirup • Saft von 1 großen Orange • Salz • schwarzer Pfeffer (frisch gemahlen)

● Hinweis: Die Mandeln müssen über Nacht eingeweicht werden, anschließend gut abtropfen lassen.

● Rote Bete schälen und in feine Streifen schneiden, etwa 1 Tasse wird benötigt.

● Spinat, Minze und Petersilie in einer großen Schüssel vermischen. Eingeweichte und abgetropfte Mandeln und Rote Bete zugeben. Bis zum Servieren beiseitestellen.

● Leinöl und Essig miteinander verquirlen. Dann Ahornsirup und Orangensaft unterrühren, salzen und pfeffern.

● Salat mit dem Dressing vermischen und auf gekühlten Tellern servieren.

# Brain Balls

Der nussige, angenehm zu kauende und einfach zuzubereitende Snack ist eine gute Quelle für einfach ungesättigte sowie für Omega-3-Fettsäuren, die aufgrund ihrer entzündungshemmenden Eigenschaften für die Herzgesundheit und die Gehirnfunktion wichtig sind. Mit seinem Gehalt an Vitamin E und Zink ist er förderlich für eine gesunde Haut und das Immunsystem.

**Für 14 – 16 Stück • gut vorzubereiten**
🕐 15 Min.

2 Tassen Walnüsse, Hälften und Stückchen • 1 Tasse Sonnenblumenkerne • 8 Medjool-Datteln • 1 Tasse Kokosraspel • Tasse rohes Kakaopulver • 1 Pr. Salz • ¼ Tasse Wasser

● Entsteinte Datteln grob hacken.

● Alle Zutaten in einen Mixer geben und zu einem Teig verarbeiten. Nach Bedarf noch etwas Wasser zugeben, damit sich die Zutaten gut verbinden.

● Den Teig in den Handflächen zu mittelgroßen Bällchen rollen. Auf einem mit Wachspapier belegten Blech verteilen oder in ein geeignetes Behältnis legen und 30 Min. vor dem Servieren kühl stellen.

❯ Rote-Bete-Mandel-Salat

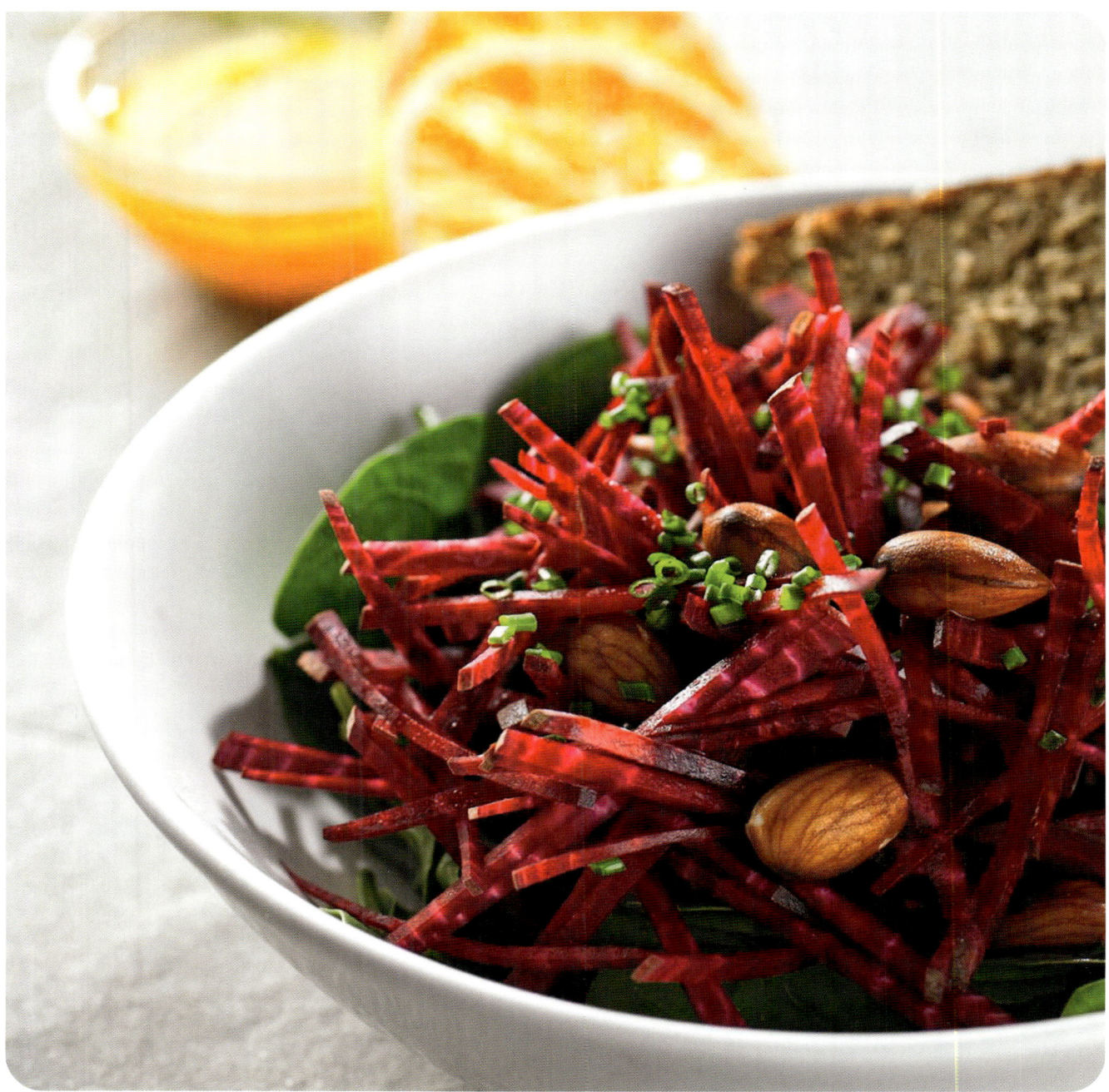

# Apfelsalat mit süßsaurem Dressing

Äpfel sind eine hervorragende Ballaststoffquelle und dieser Salat ist eine erfrischende Art, auch mal was Neues auszuprobieren. Der Apfelessig unterstützt die Verdauung und die Walnüsse tragen mit ihren Omega-3-Fettsäuren zur entzündungshemmenden Wirkung bei. Als nährendes Mittagessen ist dieser Salat zusammen mit einem Haufen dunkelgrünen Blattgemüse und/oder einer Proteinquelle geeignet.

Für 2 – 3 Personen • gelingt leicht
⊘ 15 Min.

Für den Salat: 1 großer Apfel (z. B. Fuji, Gala, Granny Smith oder Braeburn) • Saft von 1 Zitrone • 1 Tasse frische Mungbohnen • ½ Tasse gehackte Walnüsse • Für das Dressing: 2 Medjool-Datteln • 2 TL gemahlene Senfsamen • 1 kleines Stück frischer Ingwer • 1 TL Apfelessig • Saft von 1 Zitrone • Saft von 1 Orange • 2 EL Olivenöl • Salz • schwarzer Pfeffer (frisch gemahlen)

● Apfel nach Belieben schälen oder ungeschält verwenden.

● Entsteinte Datteln grob hacken.

● Ingwer schälen und reiben, 2 TL abmessen.

● Apfel entkernen, in dünne Scheiben schneiden und diese mit dem Zitronensaft beträufeln.

● Apfel mit Mungbohnen und Walnüssen vermischen.

● Alle Zutaten für das Dressing bis auf das Olivenöl in den Mixer geben und zu einer dicken Sauce mixen. Bei laufendem Motor das Olivenöl einlaufen lassen. Salzen, pfeffern und mit dem Apfelsalat servieren.

# Einfache Schokoladentrüffeln

Magnesium und Zink, wichtig für einen perfekten Teint, finden sich in großen Mengen in Kürbiskernen. Die Trüffeln, die nicht nur reich an diesen beiden Mineralstoffen, sondern auch an Antioxidanzien und Ballaststoffen sind, stellen einen tollen und befriedigenden Snack dar.

Für 10 – 12 Stück • geht schnell
⊘ 15 Min.

¼ Tasse rohes Kakaopulver • ¼ Tasse Kürbiskerne • ¼ Tasse Sonnenblumenkerne • ½ Tasse Kokosraspel • 1 Pr. Salz • 8 Medjool-Datteln • ¼ Tasse Wasser

● Entsteinte Datteln grob hacken.

● Kakaopulver und Samen in die Schüssel der Küchenmaschine geben und pulsierend mixen. Dann Kokosraspel und Salz zugeben, wieder pulsierend mixen.

● Gehackte Datteln zugeben, erneut pulsierend mixen, bis sich ein Teig zu formen beginnt. Dann Wasser zugeben, damit die Mischung weich wird, und einige Sekunden weiter pulsierend mixen.

● Den Teig in den Handflächen zu mittelgroßen Bällchen rollen. Wenn die Mischung krümelt, noch etwas Wasser zufügen. Auf einem mit Wachspapier belegten Blech verteilen und bis zum Servieren kühl stellen.

Tipp  Geben Sie den Trüffeln den letzten Kick, indem Sie sie in Kakao-Nibs, gehackten Pistazien oder zerstoßener Buchweizengrütze wälzen. Bewahren Sie sie vorsichtig auf, damit sich diese Umhüllung nicht löst.

❯ Einfache Schokoladentrüffeln

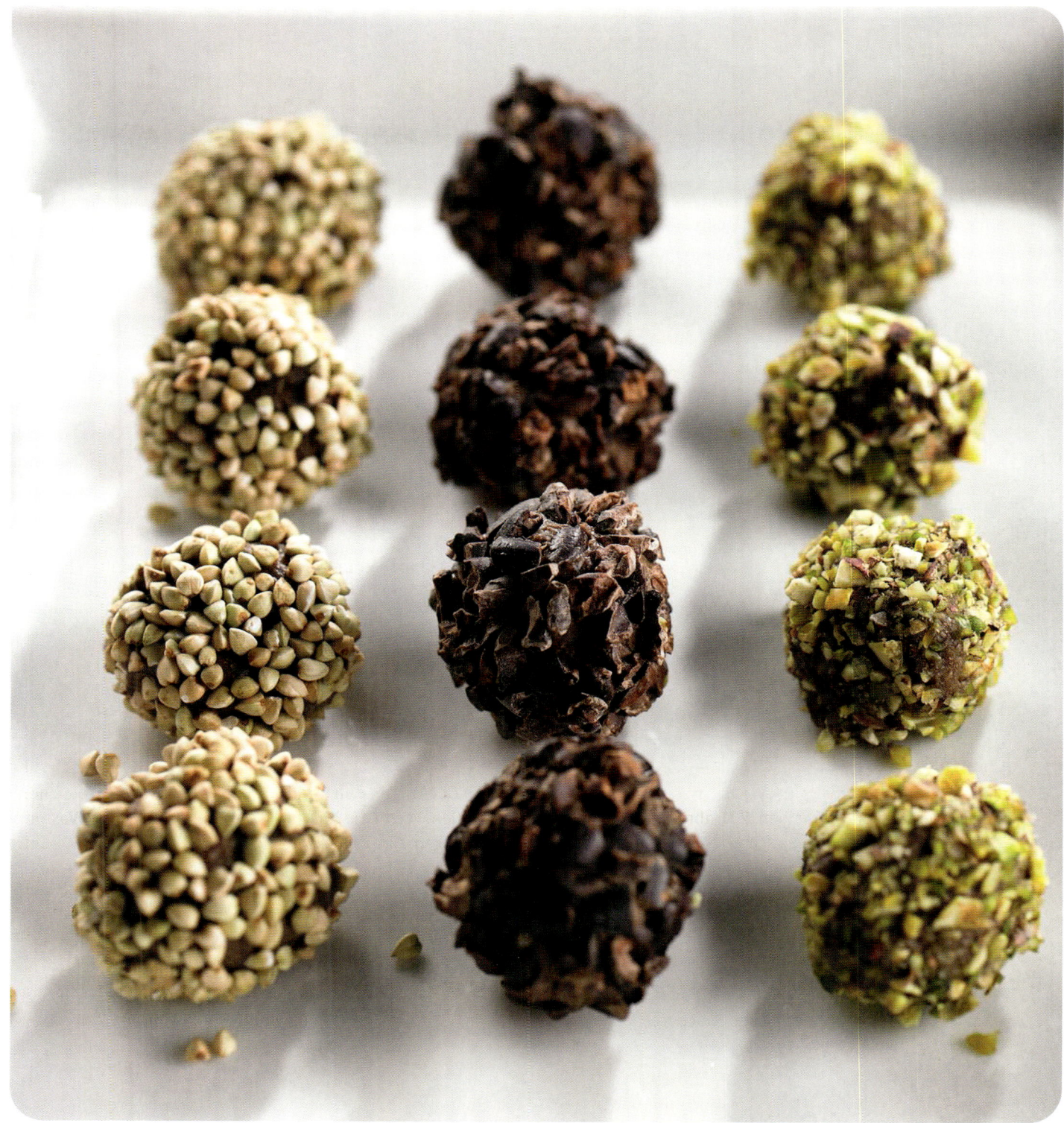

# Möhrenkuchen mit Kokos-Cashew-Glasur

Dieser Rohkostkuchen ist der gebackenen Version hinsichtlich des Vitamingehalts weit überlegen. Die Möhren liefern das für die Sehkraft wichtige Beta-Carotin. Dank der Walnüsse ist er aber auch eine gute Quelle für entzündungshemmende Omega-3-Fettsäuren. Die Kokos-Cashew-Glasur ist herrlich cremig und dabei sehr nährstoffreich. Essen Sie mit Bedacht und genießen Sie jeden Bissen!

Für 10 Personen • gelingt leicht
⏱ 35 Min.

**Für den Kuchen:**
• 2 Tassen Walnusskerne, Hälften und Stückchen
• 2 Tassen Kokosraspel
• ½ TL Zimt
• 1 Pr. frisch geriebene Muskatnuss
• ¼ TL gemahlener Ingwer
• 2 EL Flohsamenpulver

• 3 große Möhren
• 4 Medjool-Datteln
• ¼ Tasse Ahornsirup
• ½ Tasse Korinthen
• abgeriebene Schale von 1 Bio-Zitrone
• abgeriebene Schale von 1 Bio-Orange

**Für die Glasur:**
• 1½ Tassen frisches Kokos-Fruchtfleisch
• ½ Tasse Cashewkerne
• ¼ Tasse Kokoswasser
• 1 EL Ahornsirup
• 1 große Bio-Zitrone (Saft und Schale)

● Möhren schälen und reiben. Entsteinte Datteln grob hacken.

● Walnüsse, Kokosraspel, Zimt, Muskat, Ingwer und Flohsamenpulver in die Schüssel der Küchenmaschine geben. Pulsierend mixen, sodass sich feine Krümel bilden, dann beiseitestellen.

● Geriebene Möhren, Datteln und Ahornsirup ebenfalls in der Küchenmaschine pulsierend mixen, bis alles gut vermischt ist. Wenn nötig, die Masse zwischendurch vom Rand in die Schüssel schaben.

● Nun die Möhren- und die Gewürzmischung gründlich miteinander vermischen.

● Korinthen und Zitrusschalen sorgfältig unterrühren.

● Eine 30-cm-Kastenform mit Backpapier auslegen. Den Teig einfüllen, dabei gut in die Ecken drücken. Die Oberfläche mit einem Spatel glattstreichen. Etwa 30 Min. kühl stellen.

● Kokos-Fruchtfleisch und Cashewkerne im Mixer so lange mixen, bis das Kokos-Fruchtfleisch fein gehackt und die Cashewkerne fein vermahlen sind.

● Kokoswasser, Ahornsirup, Zitronensaft und -schale zugeben und cremig mixen.

● Den Kuchen auf eine Kuchenplatte stürzen und das Backpapier entfernen.

● Oben und an den Seiten großzügig mit der Glasur bestreichen. Den gekühlten Kuchen ruhen lassen, bis die Glasur fest ist. Kuchen gekühlt aufbewahren.

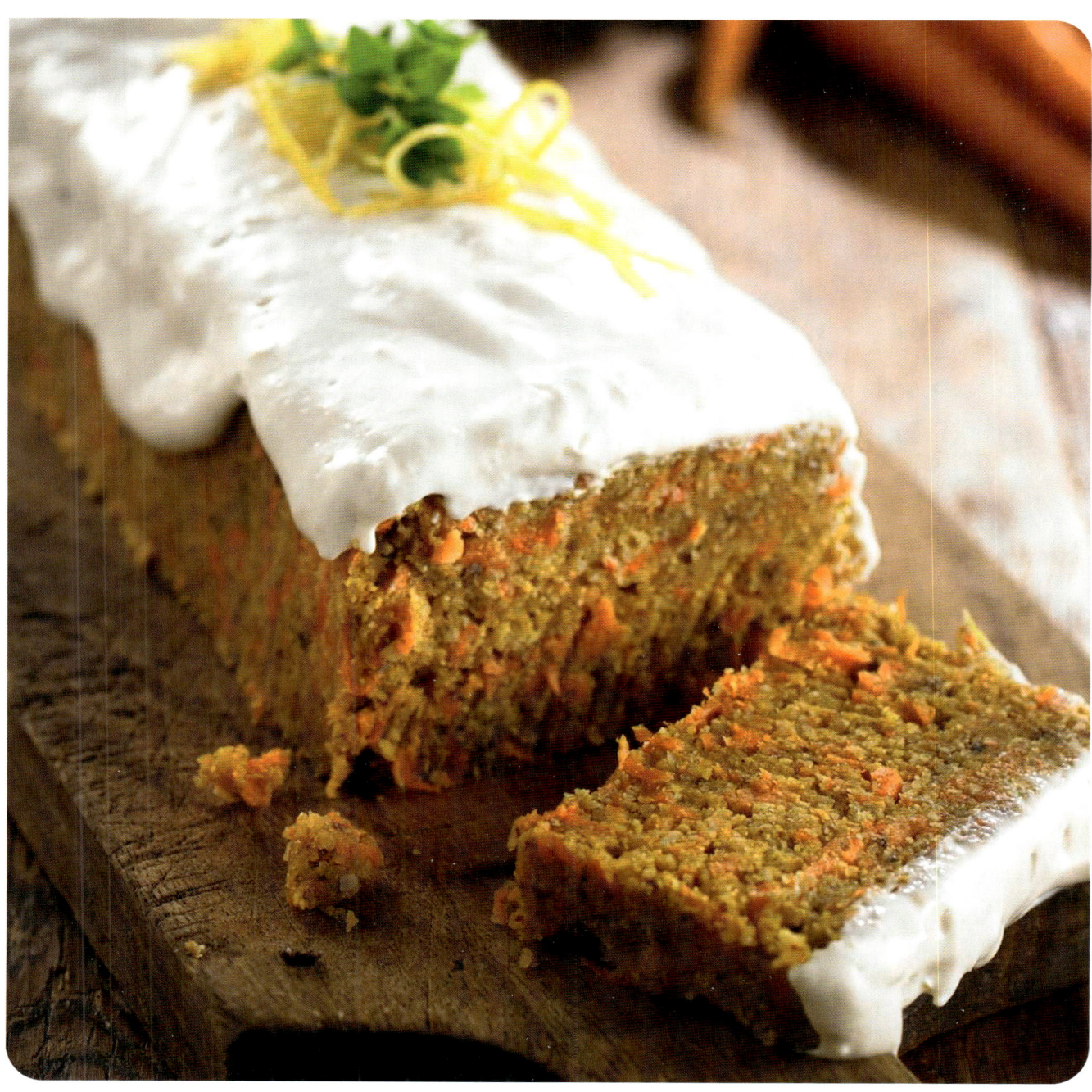

# Nussmus-Muffins

Gluten- und milchfrei! Diese köstlichen Muffins strotzen nicht nur vor nussigem Aroma – die Heidelbeeren und die Bananen steuern auch noch Antioxidanzien, Vitamin E und Kalium bei. Genießen Sie sie, wenn Ihnen nach der Konsistenz von Gebackenem ist und Sie ganz nebenbei etwas Gutes für Ihre Gesundheit tun möchten.

**Für 12 Stück • gelingt leicht**
⊙ 20 Min.

1 Tasse Bio-Nussmus (Erdnuss-, Mandel- oder Cashewmus) • 2 kleine Bananen • 2 Eier (Größe L) • ½ TL Backpulver • 1 TL Apfelessig • 1 Tasse Heidelbeeren (frisch oder tiefgekühlt)

● Den Ofen auf 180 °C vorheizen.

● Das Nussmus im Mixer rühren, bis es cremig ist.

● Bananen schälen und zerdrücken, Eier gut verquirlen. Bananen und Eier zum Nussmus geben und wieder gründlich mixen. Nun auch Backpulver und Apfelessig dazugeben, weiter mixen.

● Den Teig aus dem Mixer nehmen und die Heidelbeeren vorsichtig unterheben. In 12 Muffinförmchen verteilen und im Ofen 10 Min. backen.

# Schoko-Samen-Bällchen

Perfekt als Nachmittagssnack oder als Dessert nach der Hauptmahlzeit. Durch den Proteingehalt sind diese Trüffel sehr sättigend. Leinsamen sind eine hervorragende Quelle für Omega-3-Fettsäuren, sie schützen das Herz und sind gut für die Haut. Bedenken Sie, dass Kakao Koffein enthält und Sie diese Bällchen besser nicht vor dem Schlafengehen genießen.

**Für 10 – 12 Stück • gut vorzubereiten**
⊙ 15 Min.

1½ Tassen Walnüsse, Hälften und Stückchen • ½ Tasse rohes Kakaopulver • ¼ Tasse ganzer Leinsamen • ¼ Tasse Sesam • 8 Medjool-Datteln • ¼ TL gemahlene Vanille • 2 EL Wasser • 1 Pr. Salz • Kokosraspel zum Wälzen

● Entsteinte Datteln grob hacken.

● Alle Zutaten bis auf die Kokosraspel in den Mixer geben und zu einem homogenen Teig verarbeiten.

● Den Teig in den Handflächen zu mittelgroßen Bällchen rollen.

● In den Kokosraspeln wälzen und servieren.

# Heiße Cashew-Schokolade

Man kann kaum glauben, dass in dieser seidig-cremigen Trink-Schokolade keine Sahne enthalten ist. Prallvoll mit Antioxidanzien, eignet sich eine kleine Portion dieser flüssigen Köstlichkeit hervorragend zur Teestunde an einem kalten Wintertag oder eigentlich das ganze Jahr über.

**Für 2 – 3 Personen • gelingt leicht**
⊙ 15 Min.

1 Tasse Cashewkerne • 2 Tassen Wasser • 1 Pr. Salz • 3 EL Ahornsirup • ¼ Tasse rohes Kakaopulver

● Alle Zutaten in einem Hochleistungsmixer verarbeiten.

● Bei niedrigster Hitze erwärmen, aber nicht kochen lassen.

● In kleinen Espressotassen als Dessert servieren oder als Alternative zu heißer Schokolade.

❯ Schoko-Samen-Bällchen

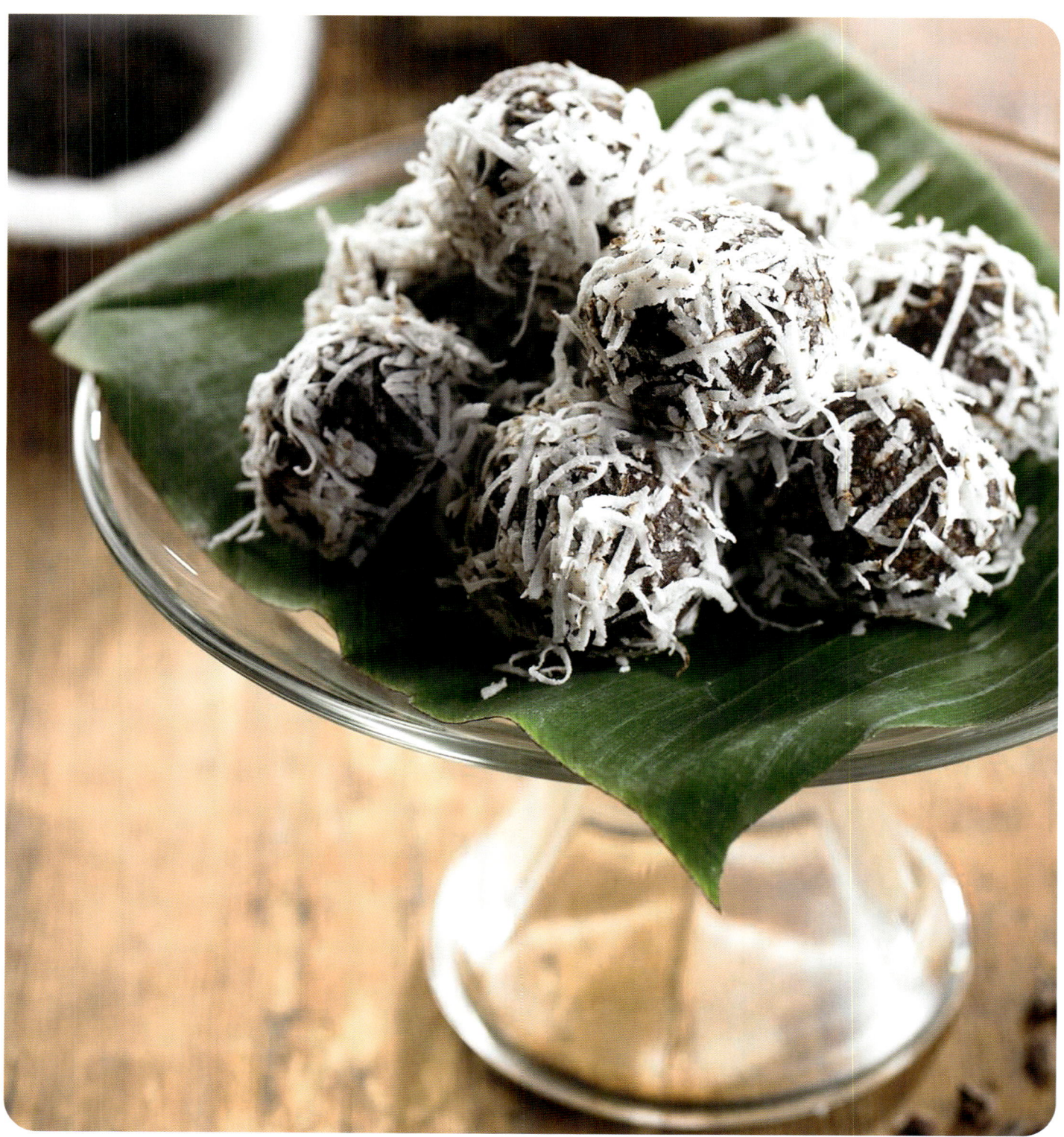

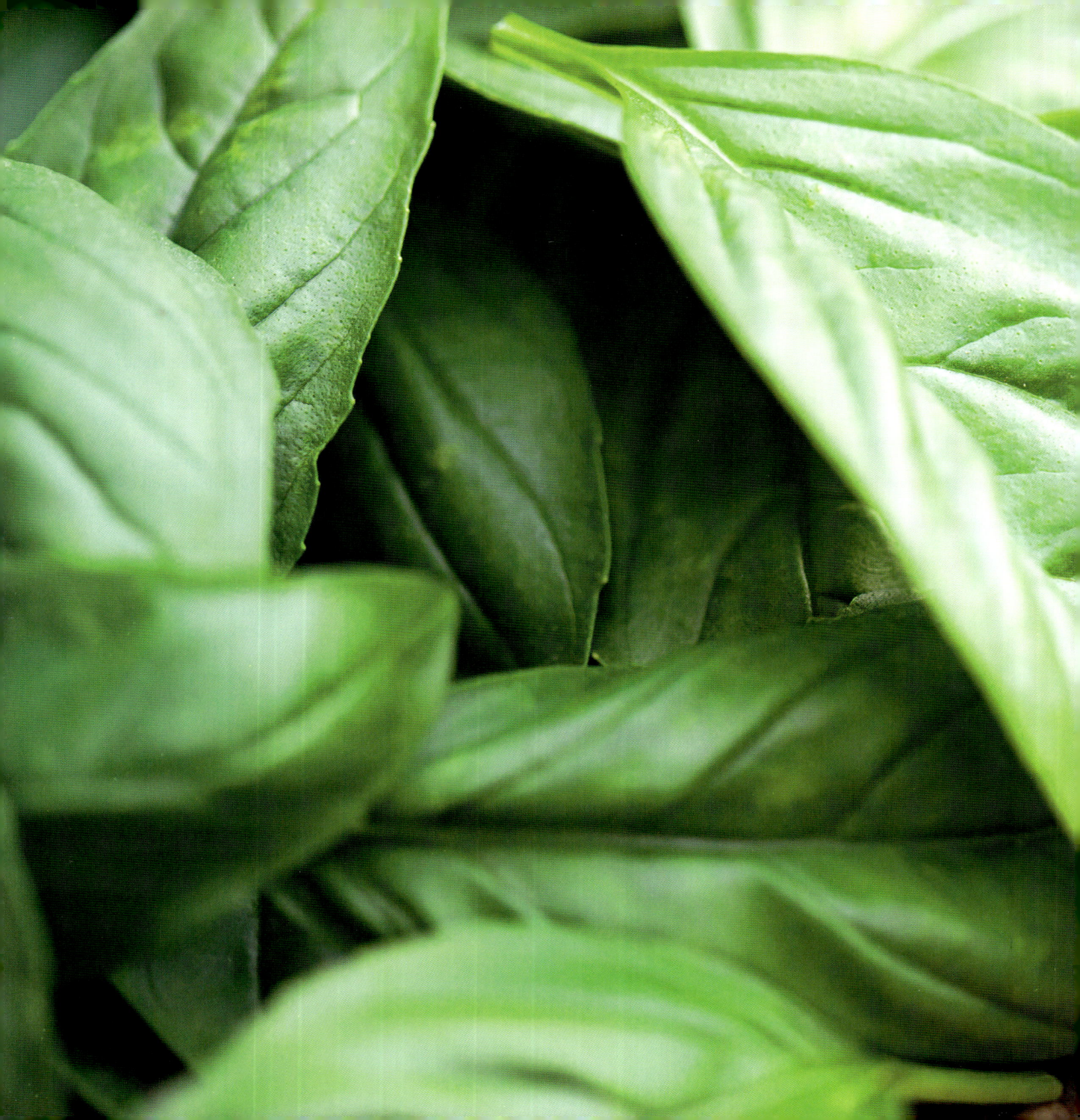

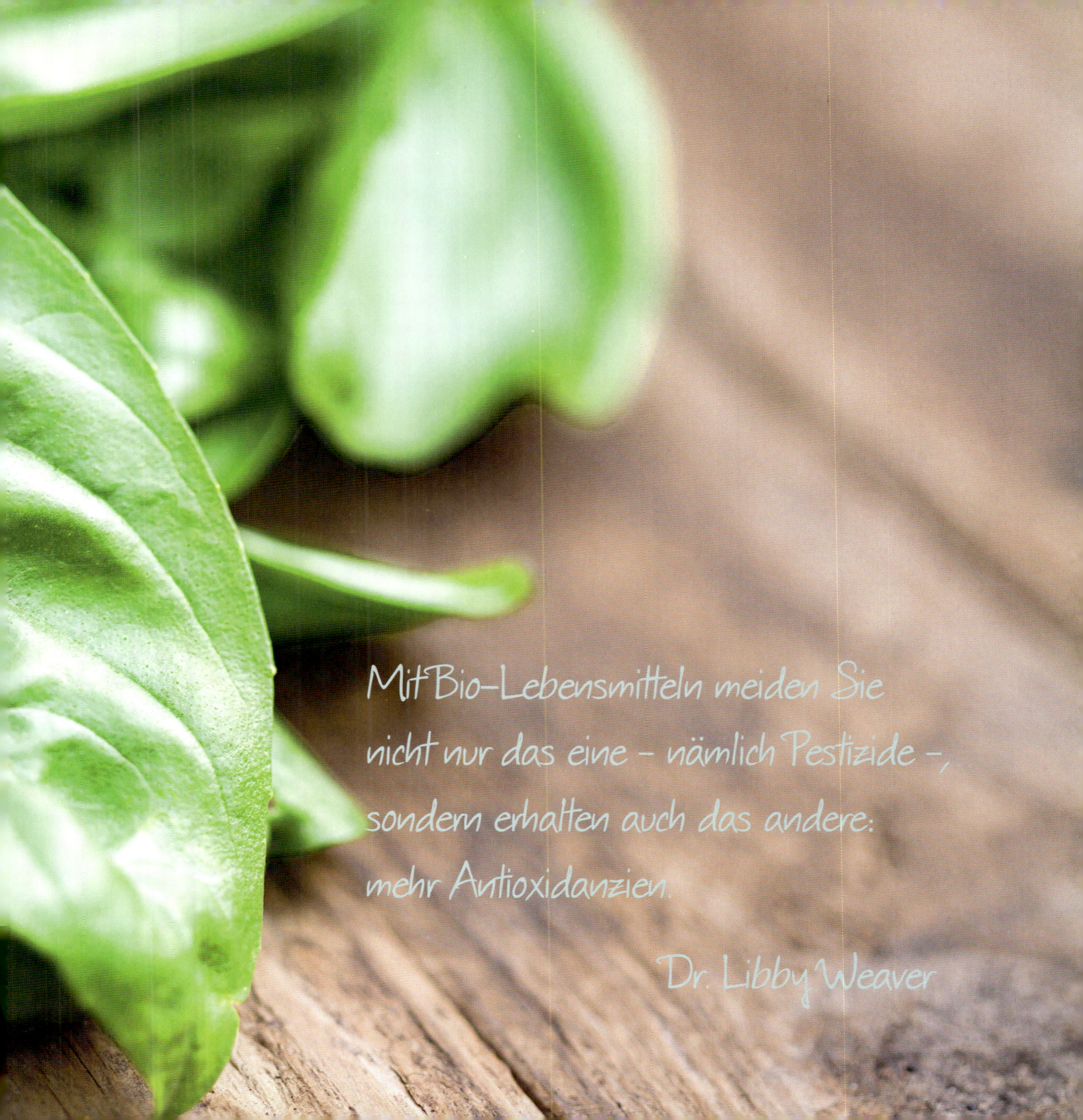

Mit Bio-Lebensmitteln meiden Sie
nicht nur das eine – nämlich Pestizide –,
sondern erhalten auch das andere:
mehr Antioxidanzien.

Dr. Libby Weaver

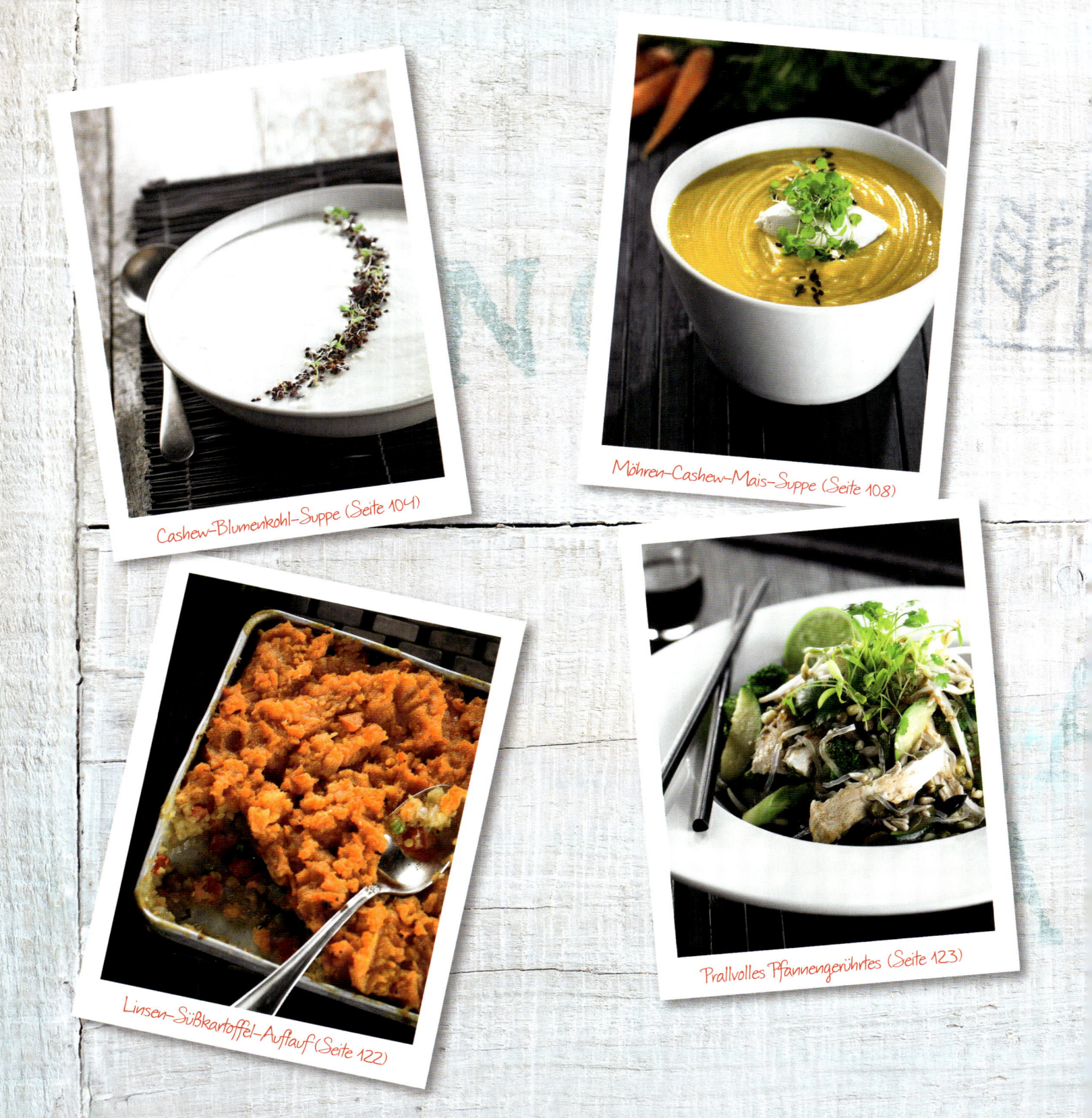

Cashew-Blumenkohl-Suppe (Seite 104)

Möhren-Cashew-Mais-Suppe (Seite 108)

Linsen-Süßkartoffel-Auflauf (Seite 122)

Prallvolles Pfannengerührtes (Seite 123)

# Abendessen

Das Abendessen bietet als letzte Mahlzeit des Tages noch einmal eine gute Gelegenheit, es auf dem Teller ergrünen zu lassen. Kochen kann wie Medizin sein, wenn Sie es zulassen. Bevor Sie sich Gedanken darüber machen, wie viele Personen Sie satt bekommen müssen, wie spät es ist oder wie viel Zeit Sie für die Zubereitung der Mahlzeit haben, halten Sie mal kurz inne und denken Sie nach. Seien Sie für das dankbar, was Sie sind und haben. Machen Sie sich klar, dass das Abendessen Ihrer Ernährung und der Ihrer Lieben dient, und mit diesem Gedanken im Hinterkopf wird sich Ihre Einstellung zur Zubereitung der Mahlzeit garantiert verändern.

Unser Körper besteht aus etwa 50 Billionen Zellen, die 24 Stunden am Tag mit sämtlichen Organen des Körpers in Wechselwirkung stehen. Wenn Sie sich jetzt verdeutlichen, dass Ihre Mahlzeiten ein Teil Ihres Körpers werden, dann wird Ihnen die Relevanz von nährendem Essen noch bewusster.

Ich möchte Sie auch behutsam daran erinnern, die Portionsgröße zu überdenken. Das Abendessen muss keineswegs aus den großen Mengen bestehen, die für viele Menschen in der westlichen Welt normal geworden sind. Eine etwa zwei Fäuste große Portion an hochkonzentrierten Komponenten (protein- und/oder kohlenhydratreiche Lebensmittel mit geringem Wassergehalt) ist angemessen, dazu viel stark wasserhaltiges Gemüse.

Mit dem Entstehen der Arbeiterklasse, die nach Feierabend eine nahrhafte Mahlzeit benötigte, hat sich das Ritual der reichhaltigen abendlichen Mahlzeit gegen 18 Uhr entwickelt. Aus ernährungswissenschaftlicher Sicht ist das tatsächlich ein guter Zeitpunkt für das Abendessen. Um diese Zeit ist man häufig sehr hungrig und wird die Nahrung sehr viel besser verdauen können als später am Abend.

Einmal nahm ich an einem Seminar teil, in dem der Seminarleiter in die Runde fragte: »Was meinen Sie, um welche Uhrzeit essen Kinder und ältere Menschen zu Abend?« Spontan antworteten alle im Raum einhellig: »Um 17 Uhr.« Der Grund: Diese Menschen sind nicht an Arbeitszeiten gebunden. Machen Sie es so, wie es für Sie praktikabel ist. Was ich nur sagen möchte, ist: Essen Sie lieber früher als später.

Wenn Sie Ihre Speisekammer und Ihren Kühlschrank mit den empfohlenen Lebensmitteln der Liste im Anhang (Seite 168) bestücken, werden Sie immer eine Mahlzeit im Haus haben. Für viele, die einen langen Arbeitstag haben, bedeutet die Zubereitung des Abendessens zusätzlichen Stress und der Tag scheint gar nicht mehr enden zu wollen.

Machen Sie Ihre Mahlzeiten zu etwas Erfreulichem. Denken Sie daran, warum Sie sich auf diese Weise ernähren möchten. Die Rezepte lassen Variationen zu, wenn Sie es möchten. Geben Sie Ihr Lieblingsgemüse, leckere Kräuter, Gewürze oder Nüsse und Samen nach Belieben dazu.

Haben Sie keine Scheu, mehr Gemüse als angegeben zu verwenden, besonders nicht bei grünem Gemüse. Unser Fokus liegt darauf, Ihnen Inspiration zu geben und Ihnen viele verschiedene Möglichkeiten zur Zubereitung von Gemüse aufzuzeigen. Jede Zelle Ihres Körpers wird sie dafür lieben.

# Afrikanische Schwarzaugenbohnen

Wie die meisten Bohnen sind auch Schwarzaugenbohnen ballaststoffreich und enthalten viel Kalium. Weil Kalium eine Rolle bei der Flüssigkeitsspeicherung spielt, sind die Funktion von Zellen, Gewebe und Organen vom Kaliumgehalt abhängig.

**Für 4 – 6 Personen • braucht etwas mehr Zeit**
⊘ 60 Min.

1½ Tassen getrocknete und eingeweichte Schwarzaugenbohnen • 1½ l Wasser • 1 EL Macadamiaöl • 2 Stangen Staudensellerie mit Blättern • 1 rote Paprika • ¼ TL gemahlener Kreuzkümmel • ¼ TL Cayennepfeffer • 1 EL Paprikapulver • 1 EL Ahornsirup • 1 Pr. Salz • 1¾ Tassen Kokosmilch • 1¾ Tassen Wasser • 190 g Tomatenmark

● Bohnen in einem Sieb abspülen und in einen großen Topf geben. Mit Wasser bedecken und zum Kochen bringen. Dann die Hitze reduzieren und so lange köcheln lassen, bis die Bohnen etwas weich, aber noch bissfest sind.

● Paprika entkernen und würfeln. Sellerie hacken. Macadamiaöl in einem großen Topf erhitzen, Sellerie und Paprika darin anbraten. Kreuzkümmel, Cayennepfeffer, Paprika, Ahornsirup und Salz zugeben.

● Die gekochten Bohnen unterrühren. Kokosmilch, Wasser und Tomatenmark hineingeben und gut verrühren. Bei schwacher bis mittlerer Hitze etwa 20 Min. köcheln lassen, bis die Bohnen weich sind.

**Tipp**  Mit gekochtem Naturreis, Kräutercreme und Bohnensprossen servieren. Mit seiner milden Würze passt dieses wärmende Gericht als Mittag- ebenso wie als Abendessen.

# Cashew-Blumenkohl-Suppe mit Quinoasprossen

Als Mitglied der Brassica-Familie fördert Blumenkohl den Entgiftungsprozess der Leber. Er enthält Sulforaphan – einen Stoff, der vermutlich vor manchen Krebsarten schützen kann. Die Cashewkerne tragen mit Mineralstoffen wie Kalzium und Magnesium zur Gesunderhaltung des Nervensystems, aber auch zu einer angenehmen Konsistenz und ausgeprägtem Geschmack bei.

**Für 4 – 6 Personen • gelingt leicht**
⊘ 45 Min.

1 EL Olivenöl • ½ Zwiebel • 1 Knoblauchzehe • ½ Blumenkohl • 1 Pr. gemahlener Kümmel • Salz • schwarzer Pfeffer (frisch gemahlen) • 3¼ Tassen Gemüsebrühe oder Wasser • ½ Tasse Cashewkerne • ½ Tasse Quinoa- oder andere Sprossen

● Zwiebeln und Knoblauch fein, Blumenkohl grob hacken.

● Olivenöl in einem mittelgroßen Topf erhitzen und Zwiebeln und Knoblauch darin bei mittlerer Hitze weich garen.

● Blumenkohl und Kümmel zugeben, salzen und pfeffern.

● Die Gemüsebrühe dazugießen und 2 – 3 Min. kochen.

● Hitze reduzieren und die Cashewkerne hineingeben. Etwa 5 Min. köcheln lassen.

● Suppe abkühlen lassen, dann in den Mixer geben und weich und cremig mixen. Mit den Quinoasprossen als Häubchen servieren.

❯ Afrikanische Schwarzaugenbohnen

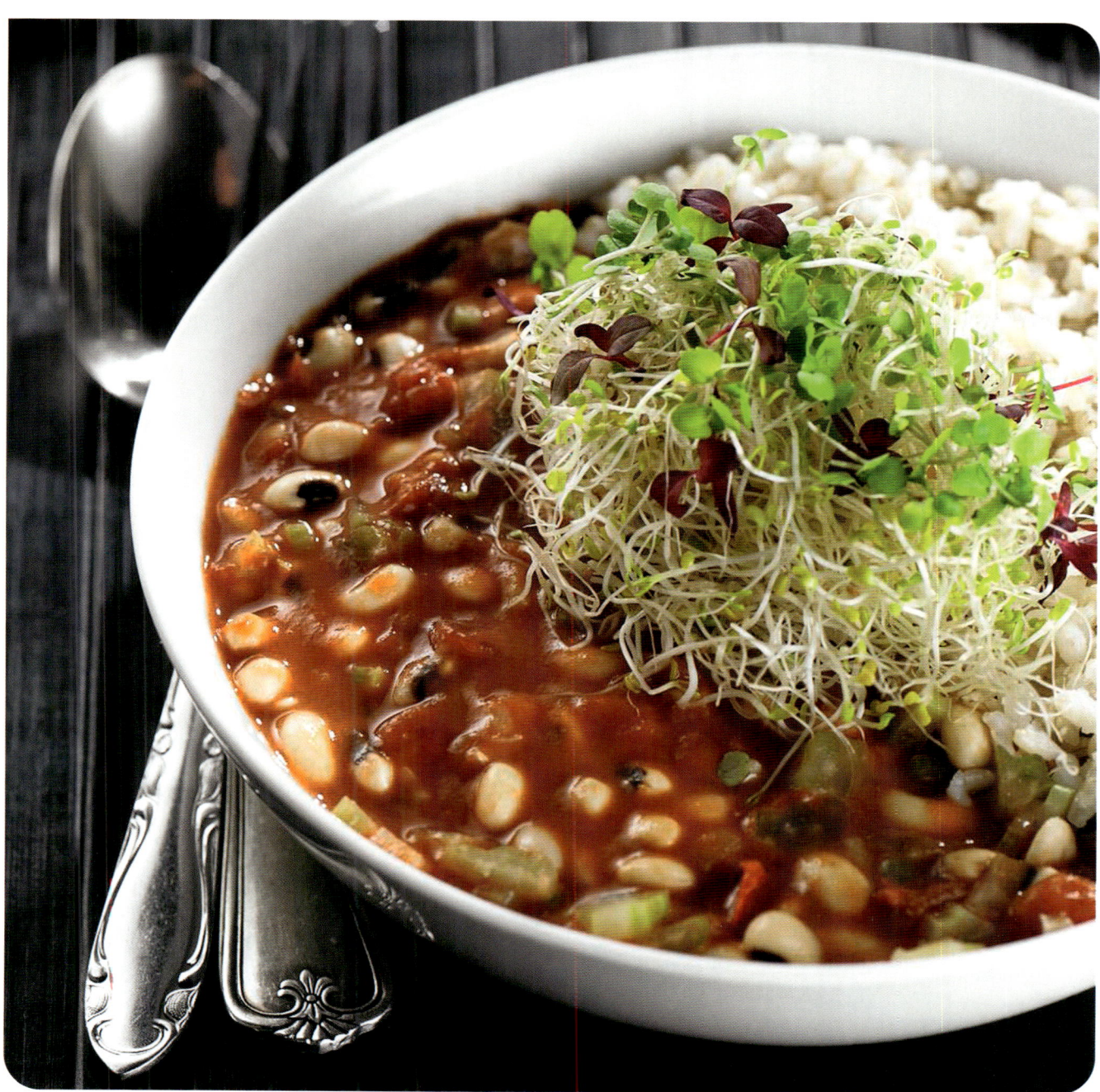

# Blattgemüse-Burritos mit Kidneybohnen

Das Gemüse in diesem Gericht besitzt viel Folsäure, Lycopin und Vitamin C und die Kidneybohnen sind ein guter Lieferant für verdauungsfördernde Ballaststoffe. Mit den Mangoldblättern sind die Wraps sehr viel nährstoffreicher als mit Tortillas aus Mehl und sie tragen zu einer guten Versorgung mit Mineralstoffen bei.

**Für 3 Personen • braucht etwas mehr Zeit**
⏱ 75 Min.

**Für die Bohnenmischung:**
- 2 Tassen getrocknete und eingeweichte Kidneybohnen
- 2 l Wasser
- 2 EL Macadamiaöl
- 1 große Zwiebel
- 2 Knoblauchzehen
- je 1 rote, gelbe und grüne Paprika
- 1 kleine rote oder grüne Chilischote
- 2 Dosen ganze Tomaten (à 400 g)
- ½ Tasse Tomatenmark
- 1 TL Salz

- 3 EL Ahornsirup
- 1 EL rohes Kakaopulver

**Für die Burritos:**
- 6 Mangoldblätter
- ½ kleiner Salatkopf
- 2 Tassen gehackte Tomaten
- 1 Tasse gekochter Naturreis
  (optional)

**Für die Guacamole:**
- 2 Avocados
- ¼ TL Kreuzkümmel
- Saft von 1 Limette

- Salz
- schwarzer Pfeffer (frisch gemahlen)

**Für die Salsa:**
- 2 Tomaten
- je 1 rote, gelbe und grüne Paprika
- ½ Tasse frischer gehackter
  Koriander
- 1 TL gemahlener Kreuzkümmel
- Saft von 1 Limette
- Salz
- schwarzer Pfeffer (frisch gemahlen)

● Die eingeweichten Kidneybohnen abgießen und in einen großen Topf mit so viel Wasser geben, dass es 4–5 cm übersteht. Zum Kochen bringen, die Hitze reduzieren und 40–50 Min. köcheln lassen, bis die Bohnen weich sind. Im Kochwasser abkühlen lassen.

● Zwiebeln und Paprika würfeln, Knoblauch und Chilischote fein hacken. Macadamiaöl in einem Topf bei mittlerer Hitze erhitzen. Zwiebeln, Knoblauch, Paprika und Chili hineingeben und anbraten, bis sie weich sind. Dosentomaten, Tomatenmark und Salz nach Geschmack zugeben.

● Nun die gekochten Kidneybohnen, Ahornsirup und Kakaopulver zugeben. Umrühren und zum Kochen bringen, dann die Hitze reduzieren und so lange köcheln lassen, bis die Masse leicht angedickt ist. Etwas Bohnenkochwasser zugeben, wenn die Masse zu trocken wird.

● Für die Guacamole Avocados mit einer Gabel zerdrücken. Mit Kreuzkümmel, Salz, Pfeffer und Limettensaft würzen. Weiter zerdrücken, bis die Mischung cremig ist. Bis zur Verwendung kühl stellen. Für die Salsa Tomaten hacken und Paprika würfeln, beides vermischen, dann Koriander einrühren. Mit Kreuzkümmel, Limettensaft, Salz und Pfeffer würzen. Bis zur Verwendung kühl stellen.

● Mangoldblätter von dicken Stielen befreien. Salat in Streifen schneiden, etwa eine Tasse voll beiseitestellen. Für die Burritos je 2 Mangoldblätter mit den Stielenden überlappend auf die Arbeitsfläche legen. Etwas von der Bohnenmischung in die Mitte der Blätter geben. Salatstreifen, gehackte Tomaten und nach Belieben den Reis daraufgeben. Die Blätter über der Füllung zusammenrollen. Etwas Salsa auf der Mitte der Burritos verteilen. Mit einem Klecks Guacamole toppen.

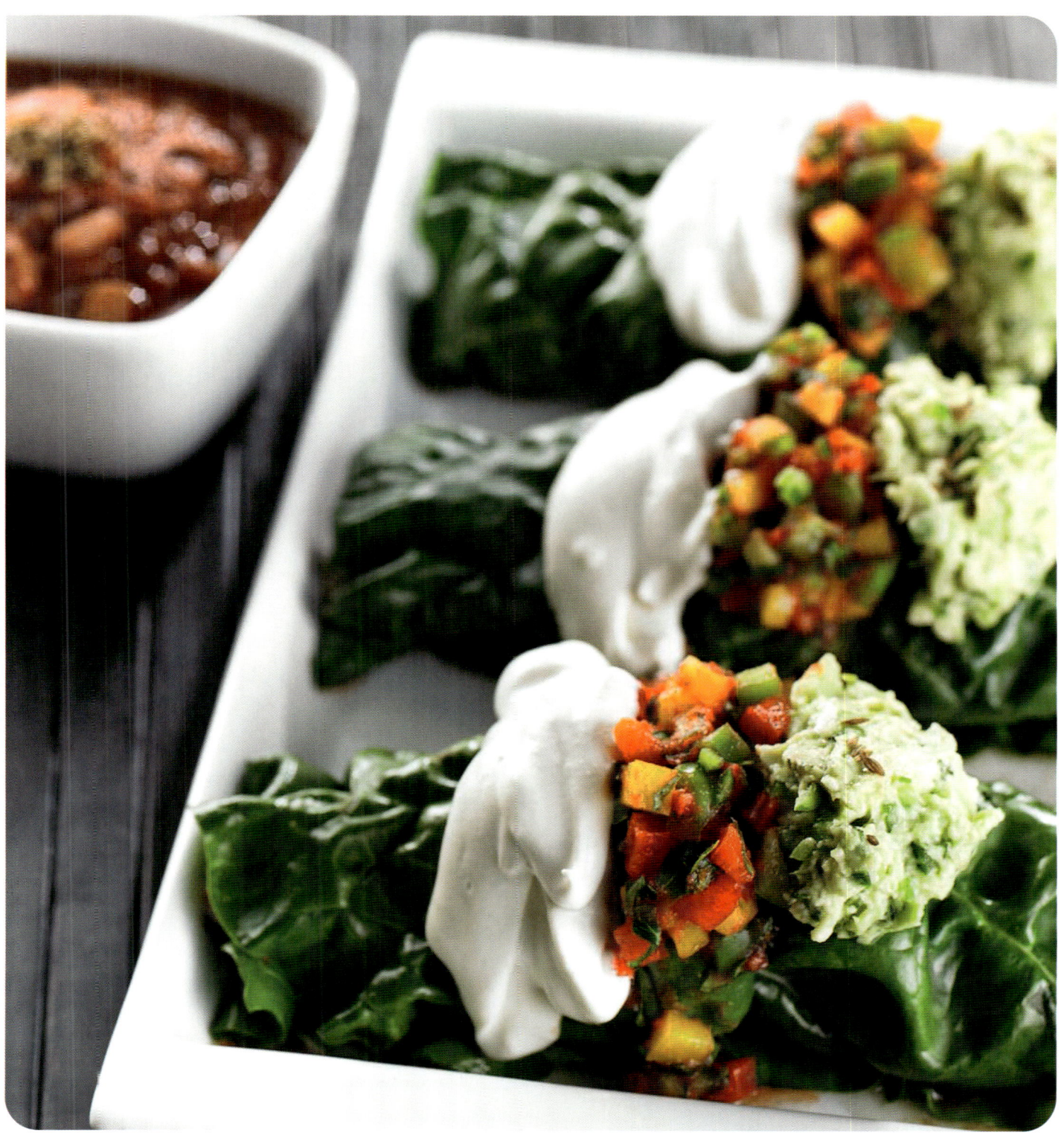

# Ingwer-Sesam-Bohnen mit Weißfisch

Je nach Fettgehalt besitzt Fisch die fettlöslichen Vitamine A, D und E, aber auch die Mineralien Phosphor und Selen. Die grünen Bohnen sind eine hervorragende Quelle für Mineral- und Ballaststoffe.

**Für 1 – 2 Personen • geht schnell**
🕐 15 Min.

Salz • schwarzer Pfeffer (frisch gemahlen) • 250 g frische grüne Bohnen • 2 TL Kokosöl • 1 kleines Stück frischer Ingwer • 1 kleine rote Chilischote (optional) • 1 – 2 Weißfischfilets (z. B. Kabeljau, Seezunge oder Schnapper) • 1 EL Tamari-Sojasauce • 1 TL Ahornsirup • ¼ TL Sesamöl

● Dressing vorbereiten: Tamari, Ahornsirup und Sesamöl verquirlen.

● Salzwasser in einem kleinen Topf zum Kochen bringen und die Bohnen darin 4 – 5 Min. blanchieren. Abgießen und unter fließendem kaltem Wasser abschrecken.

● Ein Stück Ingwer schälen und 4 dünne Streifen abschneiden. Chilischote, falls verwendet, entkernen und fein hacken. Die Hälfte des Kokosöls in einer kleinen Pfanne erhitzen und Ingwer und Chili darin anbraten, bis sie weich sind und zu duften beginnen. Die grünen Bohnen zugeben, mit dem Dressing mischen und beiseitestellen.

● Den Fisch salzen und pfeffern. Das restliche Kokosöl in einer Pfanne erhitzen und den Fisch darin von jeder Seite etwa 2 ½ Min. anbraten. Er sollte in der Mitte noch glasig sein und beim Druck mit einer Gabel in Flocken auseinanderfallen.

● Die grünen Bohnen auf den Tellern platzieren und den Fisch darauflegen.

# Möhren-Cashew-Mais-Suppe

Kaum zu glauben, dass in dieser samtig-sämigen Suppe keine Milchprodukte enthalten sind. Das lebhafte Orange kommt von dem vielen Beta-Carotin, das für ein gutes Sehvermögen benötigt wird. Die Bio-Zutaten unterstützen die natürliche Süße dieser Suppe und die Gewürze sind gute Verdauungshelfer.

**Für 5 – 6 Personen • gut vorzubereiten**
🕐 90 Min.

3 Maiskolben • 1 kg Möhren • 1 mittelgroße Süßkartoffel • 1 Stück frischer Ingwer • 1 EL gemahlener Kreuzkümmel • ½ TL Kurkuma • 1½ l Wasser • ¾ Tasse Cashewkerne • Salz • schwarzer Pfeffer (frisch gemahlen)

● Die Maiskörner von den Kolben schneiden. Die Kolben halbieren und beiseitelegen. Möhren und Süßkartoffel schälen und grob zerkleinern. Ingwer schälen und reiben, 1 EL davon abmessen.

● Möhren, Süßkartoffeln, Maiskörner und Maiskolben, Ingwer, Kreuzkümmel und Kurkuma in einen großen Topf geben. Das Wasser zugeben, den Topf mit dem Deckel verschließen und zum Kochen bringen. Wenn die Möhren weich sind, die Maiskolben herausnehmen und die Suppe abkühlen lassen.

● Die abgekühlte Suppe portionsweise in den Mixer füllen und mit jeder Portion ¼ der Cashewkerne zugeben.

● Suppe, wenn nötig nach und nach, cremig pürieren, salzen und pfeffern.

● Heiß oder lauwarm servieren.

❖ Ingwer-Sesam-Bohnen mit Weißfisch

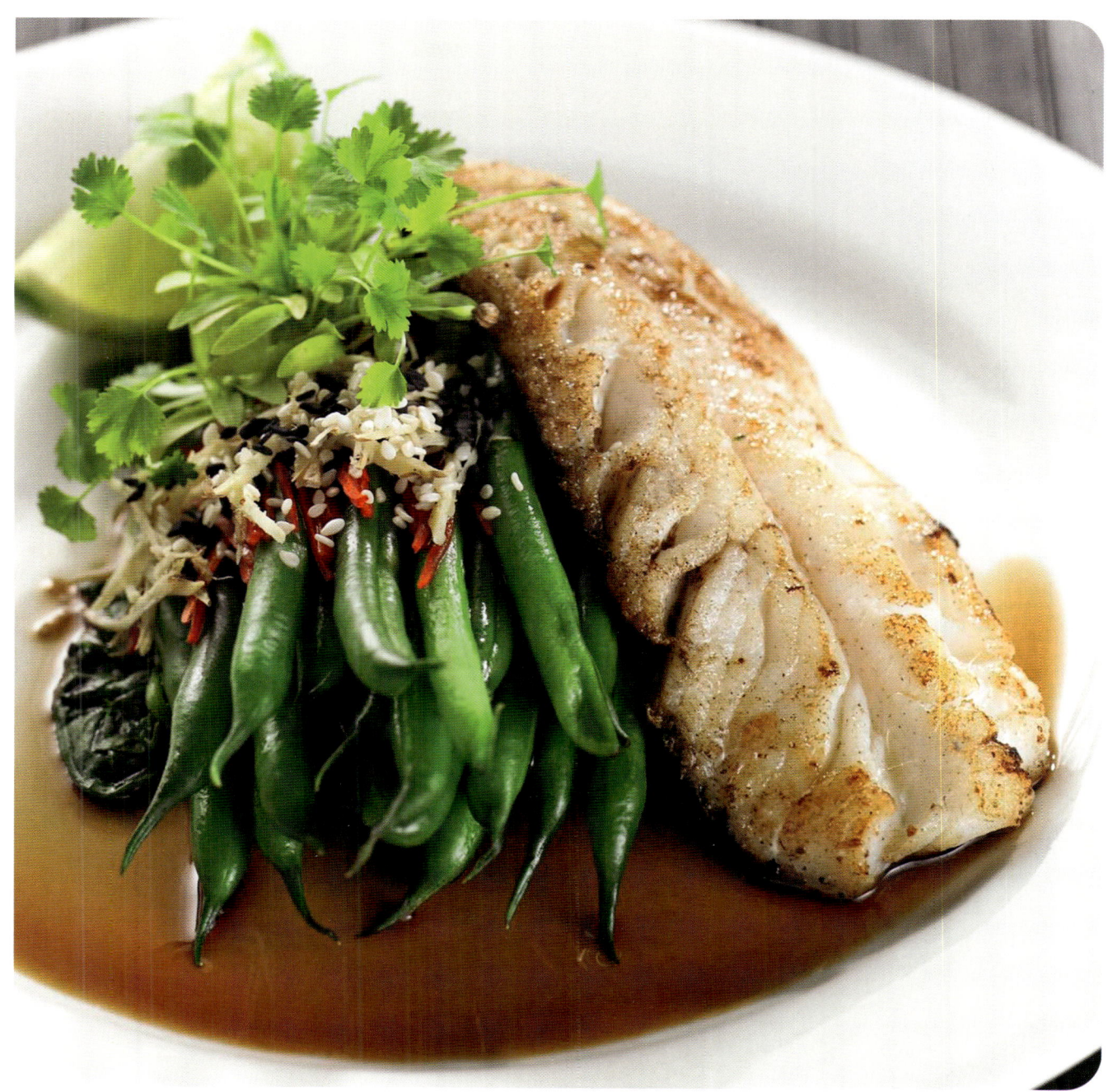

# Pad-Thai-Huhn

Dies ist eine frische Version des berühmten thailändischen Take-away-Gerichts. Lassen Sie für die vegane Version einfach das Hähnchen weg und geben Sie eine Nuss-Samen-Mischung darüber.

**Für 4 – 5 Personen • gelingt leicht**
⊘ 35 Min.

**Für das Huhn:**
- 500 g Hähnchenbrust
- Salz und Pfeffer
- ¼ Tasse gehackter Koriander
- ¼ Tasse gehackte Petersilie
- 1 rote Chilischote
- 1 EL Macadamiaöl

**Für Gemüse und Nudeln:**
- 1 EL Kokosöl
- 100 g Zuckererbsen
- ⅛ Weißkohl

- 1 kleine Zucchini
- ½ rote Paprika
- 1 rote Chilischote (optional)
- Salz
- Pfeffer
- 1 Bund frischer Koriander
- 3 Eier (Größe L)
- 1 Päckchen Kelp-Nudeln
  (Seetangnudeln)
- 1 Frühlingszwiebel
- ¼ Tasse gehackte Macadamianüsse

**Für die Pad-Thai-Sauce:**
- 1 frisches Kaffirlimettenblatt
- 1 Stück frischer Ingwer
- 1 große Knoblauchzehe
- 1 EL Sesamöl
- 1 EL Tamarindenpaste
- ½ TL Tamari-Sojasauce
- 1 EL Apfelessig
- 1 EL Ahornsirup
- 2 TL frischer Zitronensaft
- 2 TL frischer Limettensaft

● Backofen auf 180 °C vorheizen. Chili entkernen und fein hacken, mit Koriander, Petersilie, Salz und Pfeffer vermischen und Hähnchenbrust darin wenden. Macadamiaöl in einer ofenfesten Pfanne erhitzen. Hähnchenbrust darin kurz anbraten. Dann die Pfanne für 8 – 9 Min. in den Ofen stellen, bis die Hähnchenbrust durchgegart ist. Hähnchen aus der Pfanne nehmen und etwa 5 Min. abkühlen lassen. Dann das Fleisch gegen die Faser in Scheiben schneiden und beiseitestellen.

● Während das Hähnchen im Ofen ist bzw. ruht, Gemüse und Nudeln zubereiten: Zuckererbsen und Zucchini in feine Streifen schneiden. Kohl reiben. Paprika entkernen und in dünne Scheiben schneiden. Frühlingszwiebel in dünne Ringe schneiden. Chili fein hacken.

● Die Hälfte des Kokosöls in einem Wok bei mittlerer Hitze erhitzen. Zuckererbsen, Weißkohl und Zucchini darin

anbraten. Dann Paprika und Chili nach Belieben zugeben. Salzen und pfeffern. Gehackten Koriander unterrühren, dann das Gemüse aus der Pfanne nehmen.

● Eier gut verquirlen. Das restliche Kokosöl in derselben Pfanne erhitzen und die Eier hineingeben. Rühren, bis sie gestockt sind. Das Päckchen Kelp-Nudeln einrühren und durcherhitzen. Das gegarte Gemüse wieder in die Pfanne geben. Mit Frühlingszwiebeln und Macadamianüssen verrühren.

● Für die Sauce Kaffirlimettenblatt in feine Streifen schneiden, Knoblauch hacken, Ingwer schälen und reiben, 1 EL davon abmessen. Alles zusammen bei mittlerer Hitze in dem Sesamöl pfannenrühren, bis es zu duften beginnt. Restliche Zutaten verquirlen und zu dem weichen Knoblauch und Ingwer geben. Drei Komponenten vermischen.

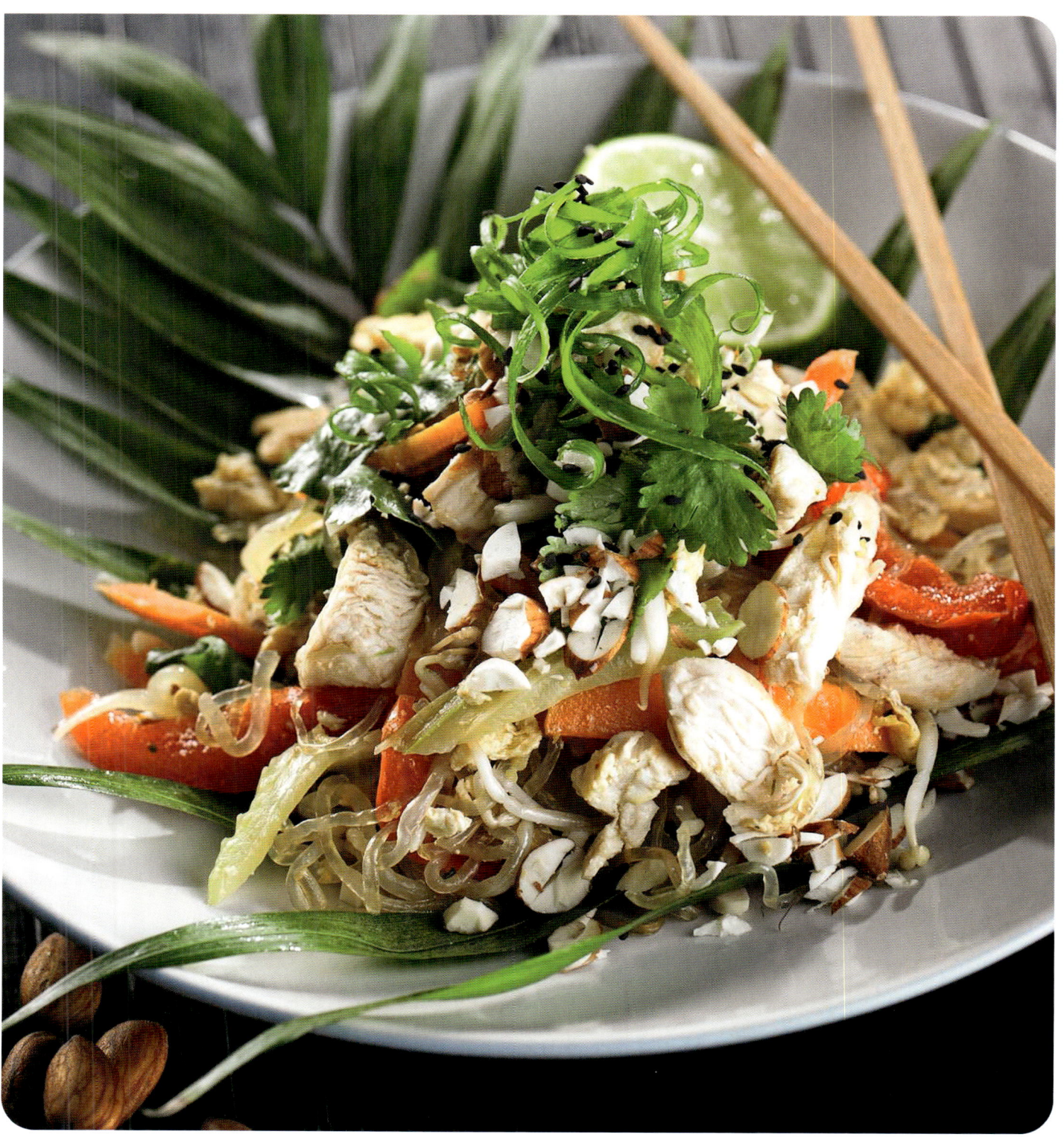

# Moussaka

Mit den dünn geschnittenen Gemüsescheiben ist diese ballaststoff- und nährstoffreiche Moussaka eine prima Alternative zu Lasagne. Zwar haben Linsen einen geringen Gehalt an den beiden essenziellen Aminosäuren Methionin und Cystein, durch die Kombination mit Quinoa wird das Proteinmuster aber komplettiert.

Für 4 – 6 Personen • braucht etwas mehr Zeit
⊘ 60 Min.

**Für das Röstgemüse:**
- 5 kleine Zucchini
- 1 große Süßkartoffel
- ¼ Kürbis
- 1 EL Olivenöl
- ¼ Tasse frische gehackte Petersilie
- 1 kleiner Rosmarinzweig
- 1 Thymianzweig
- Salz
- schwarzer Pfeffer (frisch gemahlen)
- 200 g Babyspinatblätter

**Für die Tomatensauce:**
- 2 Dosen stückige Tomaten (à 400 g)
- 1 Tasse frische gehackte Petersilie
- 8 EL Tomatenmark
- 2 TL Ahornsirup
- Salz
- schwarzer Pfeffer (frisch gemahlen)

**Für die Bolognese:**
- 1 Tasse braune Linsen, gekocht
- 1 Tasse Quinoa, gekocht
- 1 Tasse frische gehackte Basilikumblättchen
- 1 Tasse frische gehackte Petersilie
- 2 Frühlingszwiebeln
- 1 kleine frische rote Chilischote

● Den Backofen auf 170 °C vorheizen.

● Zucchini und Süßkartoffel längs in Scheiben schneiden, Kürbis ebenfalls in lange dünne Scheiben schneiden. Rosmarinnadeln und Thymianblättchen hacken. Das Gemüse mit Olivenöl beträufeln, mit Petersilie, Rosmarin und Thymian mischen, salzen und pfeffern. Ein Backblech mit Backpapier belegen und das Gemüse darauf verteilen. Etwa 12 Min. im Ofen backen, bis es weich ist.

● Den Saft der Tomaten abgießen und Tomaten in den Mixer geben. Gehackte Petersilie, Tomatenmark und Ahornsirup dazugeben, salzen und pfeffern. Pulsierend zu einer homogenen Masse mixen.

● Frühlingszwiebeln fein hacken. Chilischote entkernen und fein hacken, 1 TL davon abmessen.

● Gekochte Linsen und gekochte Quinoa in einer großen Schüssel vermischen und Basilikum, Petersilie, Frühlingszwiebeln und frische Chili unterrühren.

● 2 Tassen der Tomatensauce unterrühren und mischen.

● Eine ofenfeste Form mit 24 × 14 cm Größe leicht fetten.

● Zuerst eine Lage Süßkartoffelscheiben einschichten, dann die Hälfte des Spinats darübergeben. Mit 2½ Tassen der Quinoa-Linsen-Mischung bedecken. Als nächste Schicht die Zucchini, übrige Süßkartoffelscheiben und den restlichen Spinat daraufgeben. Die restliche Quinoa-Linsen-Masse in einer dünnen Schicht auf den Zucchini verteilen. Darauf eine Schicht Kürbisscheiben legen und gut andrücken.

● Die Moussaka im Ofen 35 Min. durcherhitzen. Vor dem Servieren 10 Min. ruhen lassen.

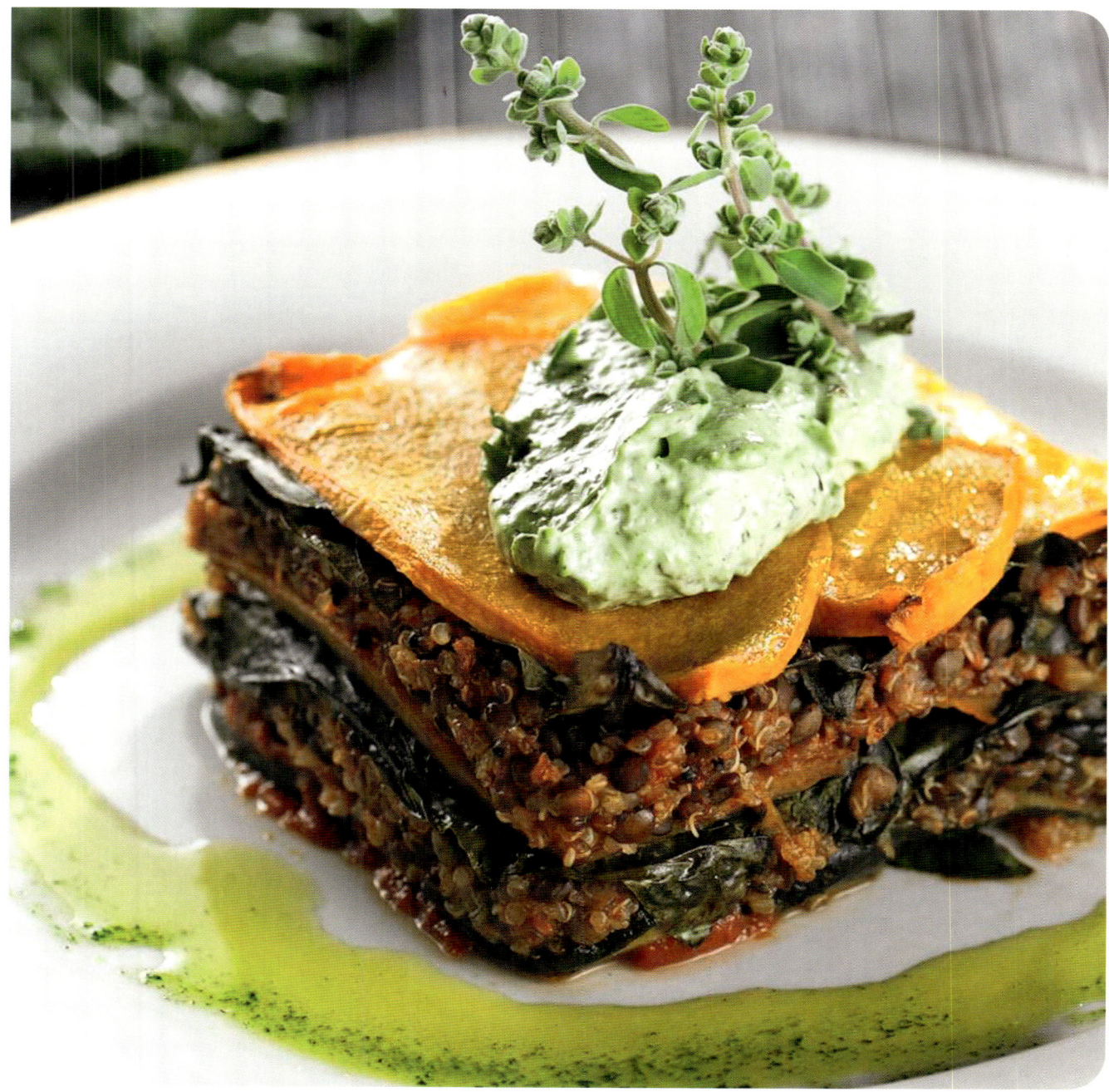

# Würziges Grüngemüse mit Lammfilet

Bio-Lammfleisch ist reich an wertvollem Häm-Eisen und Zink. Entscheiden Sie sich möglichst immer für Bio-Fleisch von grasgefütterten Tieren, sofern Fleisch Teil Ihrer Ernährung ist. Mit dem mineralstoffreichen Grüngemüse ist dies ein hervorragendes Trennkostrezept.

**Für 2 – 3 Personen • geht schnell**
⊘ 25 Min.

**Für das Grüngemüse:**
• 2 EL Olivenöl
• 1 Knoblauchzehe
• 1 rote Chilischote
• 1 Tasse Erbsen (frisch oder tiefgekühlt)
• 1 großes Bund Mangold

• Saft von ½ Zitrone
• 1 frische Tomate
• Salz
• schwarzer Pfeffer (frisch gemahlen)
**Für das Lamm:**
• 2 EL Olivenöl
• 1 Knoblauchzehe, gehackt

• ¼ Tasse frische Petersilie, fein gehackt
• 1 Lammfilet
• 2 EL Dinkel- oder anderes Vollkornmehl

● Chilischote entkernen und sehr fein hacken, 1 TL davon für das Gemüse abmessen. 1 EL gehackte Chili für das Lamm beiseitestellen.

● Gemüse vorbereiten: Mangold von den dicken Stielen befreien und hacken. Tomate und Knoblauch ebenfalls hacken.

● Öl in einer kleinen Pfanne mit Knoblauch und 1 TL Chili sanft erhitzen.

● Die Erbsen zugeben und etwa 1 Min. erhitzen. Den gehackten Mangold zu den Erbsen geben. Die Mangold-blätter zusammenfallen lassen und vorsichtig mit allem vermischen.

● Zitronenhälfte über dem Gemüse auspressen, die gehackten Tomaten darübergeben, salzen und pfeffern.

● Die Hälfte des Öls mit 1 EL gehacktem Chili, gehacktem Knoblauch und Petersilie in einen verschließbaren Plastik-beutel geben.

● Das Lamm in dem Beutel schütteln, sodass es von der Ölmischung gut umhüllt wird. Dann das Mehl hineingeben und wieder schütteln.

● Das restliche Öl in einer mittelgroßen Pfanne bei mitt-lerer bis starker Hitze erhitzen und das Fleisch 2 – 3 Min. von jeder Seite anbraten. Auf einen angewärmten Teller legen, mit Alufolie abdecken und 5 Min. ruhen lassen.

● Das Lamm in Scheiben schneiden und mit dem Gemüse servieren.

**Tipp**  Statt Lamm passt zum Gemüse auch Moussaka (Seite 112). Mit einem pochierten oder hart gekochten Ei eignet es sich ebenfalls als Frühstück. Wenn Sie das Lammfleisch mehr durchgegart haben möchten, grillen Sie es oder garen Sie es noch kurz im heißen Ofen.

# Satay-Hähnchen-Salat

Kelp-Nudeln sind die mineralstoffreiche Alternative zu normaler Pasta. Die Vielfalt der vielfarbigen pflanzlichen Zutaten in diesem Gericht sorgt für eine große Bandbreite an Antioxidanzien. Wissenschaftliche Studien zeigen, dass Vielfalt entscheidend für ein langes Leben ist!

**Für 4 – 5 Personen • exotische Zutaten**
⊘ 35 Min.

**Für das Hähnchen:**
- 500 g Hähnchenbrust ohne Haut und Knochen
- Salz
- schwarzer Pfeffer (frisch gemahlen)
- ¼ Tasse frische gehackte Petersilie
- ¼ Tasse frischer gehackter Koriander
- 1 kleine rote Chilischote
- 1 EL Macadamiaöl

**Für den Salat:**
- 1 Päckchen Kelp (Seetang-)Nudeln
- 1 Bund frischer Grünkohl
- 1 Tasse Mungbohnensprossen
- 150 g Zuckererbsen
- 1 große Möhre
- ½ mittelgroße grüne Paprika
- 1 Tasse frische Minze
- 1 Tasse frisches Thai-Basilikum
- 1 Tasse frischer Koriander

**Für die Satay-Sauce:**
- 1 Tasse Cashewkerne
- ¼ Tasse Bio-Mandelmus
- 1 EL Sesamöl
- 1 Stück frischer Ingwer
- 1 EL Ahornsirup
- 2 EL Tamari-Sojasauce
- ¼ Tasse Wasser

● Backofen auf 180 °C vorheizen.

● Chilischote entkernen und fein hacken, 1 EL davon für das Hähnchen abmessen, 1 EL für die Sauce beiseitestellen.

● Gemüse vorbereiten: Grünkohl vom Stängel befreien und Blätter hacken. Zuckererbsen in feine Streifen schneiden. Möhre schälen und in feine Streifen schneiden. Paprika entkernen und ebenfalls in feine Streifen schneiden.

● Hähnchenbrust mit Salz und Pfeffer würzen, dann in einer Mischung aus Petersilie, Koriander und 1 EL Chili wälzen. Macadamiaöl in einer kleinen ofenfesten Pfanne bei mittlerer Hitze erhitzen. Das Hähnchen darin etwa 1 Min. auf jeder Seite anbraten. Hähnchen mit der Pfanne in den Ofen geben oder auf ein Backblech legen und 8 – 9 Min. durchgaren. Etwa 5 Min. ruhen lassen, dann in Scheiben schneiden.

● Ingwer schälen und reiben, 2 EL davon abmessen.

● Alle Zutaten für die Satay-Sauce (inkl. 1 EL Chili) bis auf das Wasser im Mixer mixen.

● Bei laufendem Motor so lange Wasser einfließen lassen, bis die Sauce cremig ist. Für eine stückigere Konsistenz nur kurz mixen. Abschmecken und nach Belieben mit mehr Chili würzen.

● Kelp-Nudeln mit gehacktem Grünkohl, Sprossen, Zuckererbsen, Möhren und Paprika mischen.

● Den Salat mit der Satay-Sauce vermischen, dann Minze, Basilikum und Koriander zugeben. Alles gründlich vermengen. Zusammen mit dem Fleisch servieren.

# Reispapier-Kelp-Nudeln mit Avocado

Mit Reispapierrollen peppen Sie Ihre Ernährung auf clevere und leckere Weise mit mehr Gemüse auf. Die Rollen eignen sich prima als Fingerfood für Gäste oder als leichtes Sommergericht. Mit den Kelp-Nudeln bekommen Sie dazu noch eine gute Portion Jod. Fügen Sie nach Lust und Laune noch eine ordentliche Portion Blattgemüse, Avocado oder eine kleine Menge Fleisch, Geflügel oder Fisch zu, wenn Sie mögen.

**Für 8 – 10 Personen • braucht etwas mehr Zeit**
⊘ 60 Min.

**Für das Dressing:**
- 1 grüne Chilischote
- Saft von 1 großen Limette
- 1¼ TL Ahornsirup
- 1 kleines Stück frischer Ingwer
- 1 TL Tahin (möglichst aus ungeschältem Sesam)
- ¼ TL Tamari-Sojasauce

**Für die Nudeln:**
- ½ Päckchen Kelp-Nudeln (Seetangnudeln)
- 1 Bund frische Minze
- ½ Bund Thai-Basilikum
- 1 kleine Salatgurke
- 1 Tasse klein geschnittener Kopfsalat
- 1 mittelgroße Möhre
- 1 rote Paprika

- 1 Frühlingszwiebel
- Salz
- schwarzer Pfeffer (frisch gemahlen)
- 1 Päckchen Reispapier für Frühlingsrollen
- ½ Avocado

**Für den Dip (optional):**
- 1 EL Tamari-Sojasauce
- 1 TL geriebener Ingwer
- ¼ TL Ahornsirup

● Gemüse vorbereiten: Salatgurke in feine Scheiben schneiden, Möhre schälen und reiben, Paprika entkernen und in feine Ringe schneiden, Frühlingszwiebel ebenfalls in feine Ringe schneiden, Avocado in Scheiben schneiden.

● Chilischote entkernen und fein hacken. Ingwer schälen und reiben, 1 EL abmessen. 1 TL Ingwer für den Dip beiseitestellen.

● Alle Dressingzutaten gründlich miteinander verquirlen.

● Kelp-Nudeln, abgezupfte Blättchen von Minze und Thai-Basilikum und das Gemüse – bis auf die Avocado – in eine große Schüssel geben und mit dem Dressing vermischen. Salzen und pfeffern.

● Jedes Reispapier in eine Schüssel mit warmem Wasser tauchen, dann auf einem Teller ausbreiten.

● Etwa ⅓ Tasse der Nudelmischung auf die Mitte eines Reispapiers geben. 2 Scheiben Avocado darauflegen.

● Zuerst die Seiten des Reispapiers über die Füllung falten, dann den unteren Teil des Reispapiers darüberfalten. Nun von unten nach oben zu einer festen Rolle zusammenrollen.

● Mit dem restlichen Reispapier ebenso verfahren.

● Alle Zutaten für den Dip in einer Schüssel gründlich vermischen. Mit den Reispapierrollen servieren.

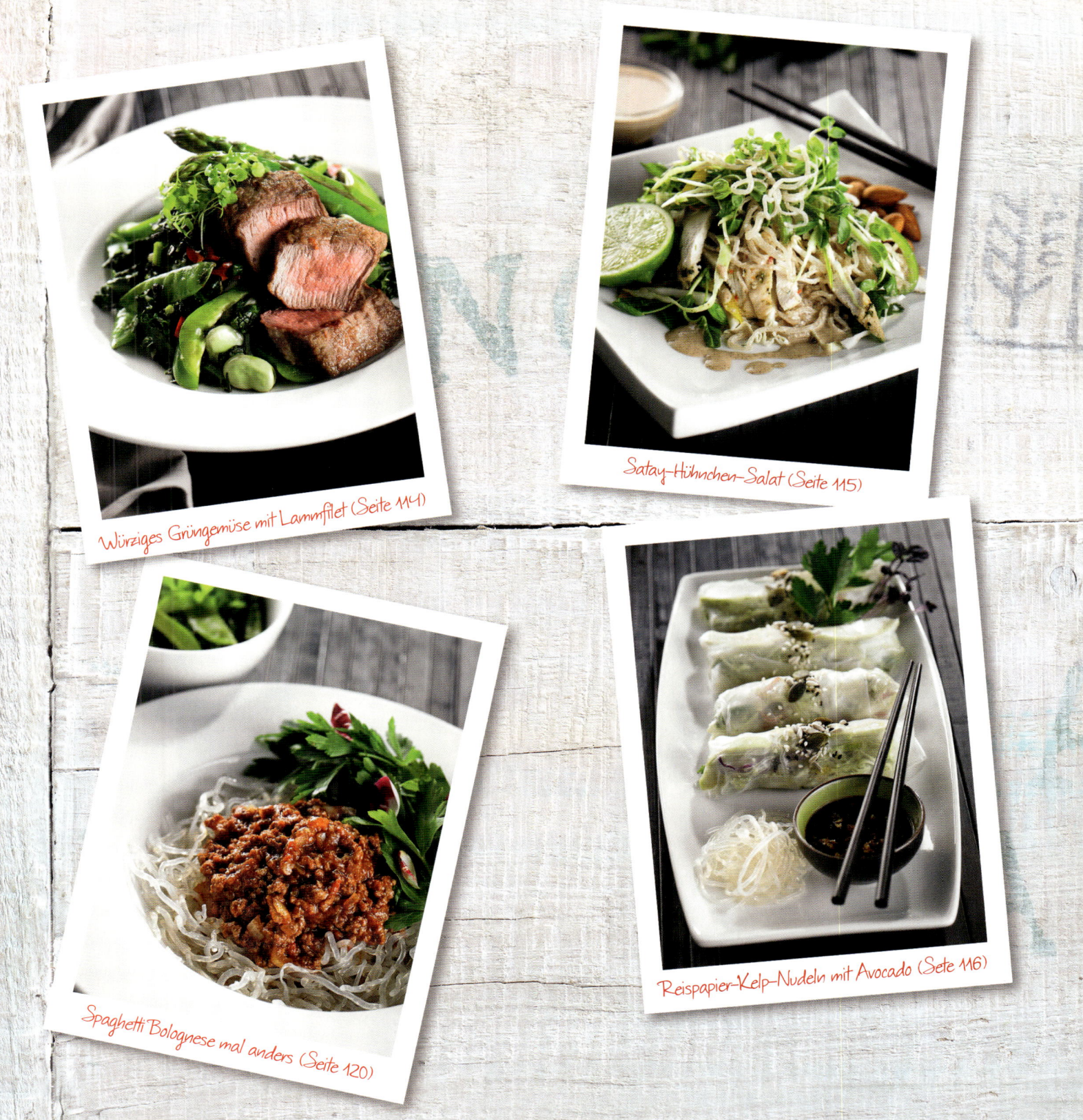

Würziges Grüngemüse mit Lammfilet (Seite 114)

Satay-Hühnchen-Salat (Seite 115)

Spaghetti Bolognese mal anders (Seite 120)

Reispapier-Kelp-Nudeln mit Avocado (Sete 116)

# Grüngemüse-Pasta

Das Gemüse ist hier der Star auf dem Teller. Ein nährstoffreiches Rezept, strotzend vor Vitaminen und Mineralstoffen. Zusammen mit der Pasta erhält man ein tolles Trennkostgericht. Glutenfrei wird es mit Kelp-Nudeln, mit Naturreis oder glutenfreier Pasta anstelle der normalen Pasta.

**Für 3 – 4 Personen • gelingt leicht**
⏱ 35 Min.

- Salz
- schwarzer Pfeffer (frisch gemahlen)
- 2 Tassen Bio-Pasta
- 3 EL Macadamiaöl
- 1 Brokkoli
- ½ Lauch, nur das Weiße
- 1 große grüne Paprika
- 1 Knoblauchzehe
- 1 Bund Grünkohl
- 1 große Frühlingszwiebel
- 1 Tasse Erbsen (frisch oder tiefgekühlt)
- 4 EL Wasser
- ½ Tasse frisches gehacktes Basilikum
- ½ Tasse frische gehackte Petersilie

● Salzwasser in einem großen Topf zum Kochen bringen. Pasta darin al dente kochen, abgießen und warm stellen.

● Brokkoli vom Strunk befreien und klein schneiden. Das Weiße des Lauchs waschen, abtropfen lassen und in Ringe schneiden. Paprika waschen, entkernen und ebenfalls in feine Ringe schneiden. Knoblauch hacken. Grünkohl vom Strunk befreien und hacken. Frühlingszwiebel in kleine Stücke schneiden.

● Macadamiaöl in einer großen Pfanne bei mittlerer Hitze erhitzen und Brokkoli, Lauch, Paprika und Knoblauch darin weich dünsten.

● Grünkohl, Frühlingszwiebeln und Erbsen zugeben. Wenn der Kohl zusammengefallen ist, das Wasser zufügen, um das Gemüse weich zu dämpfen und vor dem Anhaften an der Pfanne zu bewahren. Salzen und pfeffern.

● Das Gemüse mit der gekochten Pasta vermischen, dann Basilikum und Petersilie zugeben. Alles gut vermischen.

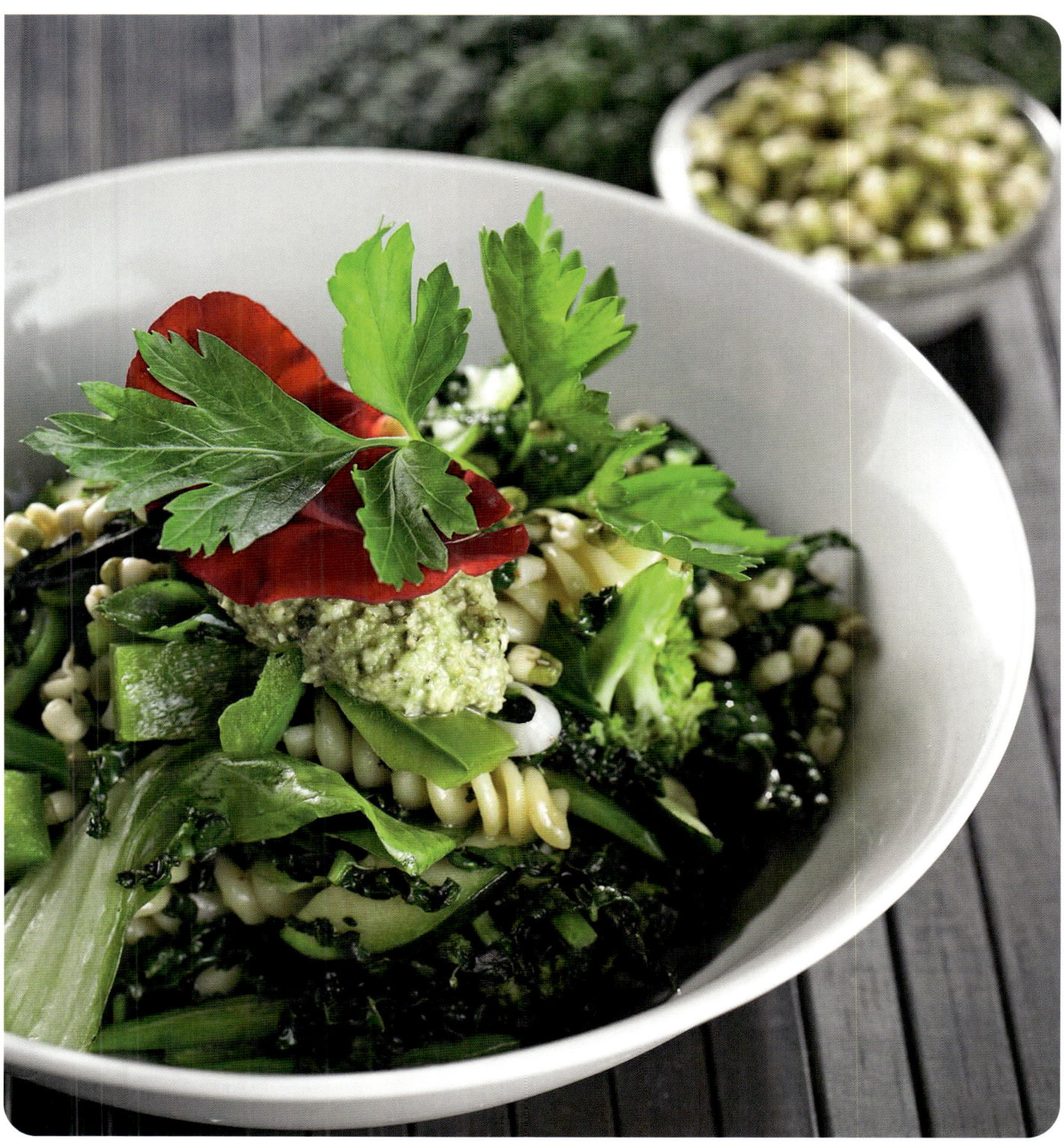

# San Choy Bow

Quinoa und Kichererbsen sind in der Kombination hervorragende Lieferanten von Protein, Ballaststoffen und einer ganzen Reihe anderer Nährstoffe. Protein und Ballaststoffe sorgen für ein lang anhaltendes Sättigungsgefühl und die Mineralstoffe sind wichtig für die Muskelfunktion.

Für 2 – 3 Personen • exotische Zutaten
⊘ 35 Min.

1 EL Macadamiaöl • ½ – 1 Tasse Champignons • 2 mittelgroße rote Chilischoten • 1 kleines Stück frischer Ingwer • 3 Kaffirlimettenblätter • 3 EL Tamari-Sojasauce • 2 EL Ahornsirup • 2 EL Sesamöl • ¼ Tasse Wasser • 1½ Tassen gekochte weiße Quinoa • 1 Tasse gekochte Kichererbsen • ¼ Tasse frischer gehackter Koriander • Saft von ½ Limette • Eisbergsalatblätter-Schiffchen • Macadamianüsse zum Garnieren (optional)

● Champignons entstielen und hacken. Chilischoten entkernen und fein hacken. Ingwer schälen und reiben, 1 EL davon abmessen. Kaffirlimettenblätter klein schneiden.

● Macadamiaöl in einem Wok oder einer Pfanne bei mittlerer Hitze nicht über den Rauchpunkt erhitzen. Pilze, Chili, Ingwer und Kaffirlimettenblätter etwa 2 Min. pfannenrühren, bis sie zu duften beginnen.

● Tamari, Ahornsirup, Sesamöl und etwa ¼ Tasse Wasser einrühren. Gekochte Quinoa und Kichererbsen einrühren, weiter pfannenrühren. Zuletzt frischen Koriander und Limettensaft einrühren.

● Die Gemüsemasse in die Salatblätter füllen und nach Belieben mit gehackten Macadamianüssen bestreuen.

# Spaghetti Bolognese mal anders

Kelp-Nudeln sind wegen ihrer hohen Nährstoffdichte und ihres Jodgehalts eine wunderbare Alternative zu normaler Pasta. Gutes Bio-Hackfleisch liefert signifikante Mengen an Eisen und Zink. Am besten mit einer Menge Grüngemüse servieren.

Für 4 – 5 Personen • gelingt leicht
⊘ 30 Min.

1 Zwiebel • 1 Knoblauchzehe • 500 g Rindergehacktes • 1 Dose Tomaten (à 400 g) • 2 EL Tomatenmark • 2 EL Ahornsirup • ¼ Tasse frische gehackte Petersilie • ¼ Tasse frisches gehacktes Basilikum • 1 Päckchen Kelp-Nudeln (Seetangnudeln) • Salz • schwarzer Pfeffer (frisch gemahlen)

● Zwiebel würfeln, Knoblauch hacken. Zwiebel, Knoblauch und Rindergehacktes zusammen in einer Pfanne weich dünsten. Tomaten, Tomatenmark und Ahornsirup zugeben.

● Zum Kochen bringen, dann die Hitze reduzieren und köcheln lassen, bis die Sauce leicht angedickt ist. Nach Bedarf etwas Wasser zugeben.

● Kurz vor dem Servieren frische Petersilie und Basilikum einrühren.

● Jeweils auf einer Portion Nudeln (nicht gekocht, siehe Seite 123!) servieren.

Tipp  Das Gericht kann auch mit derselben Menge frischer statt Dosentomaten zubereitet werden. Wenn erhältlich, kaufen Sie Tomaten aus dem Glas.

❯ San Choy Bow

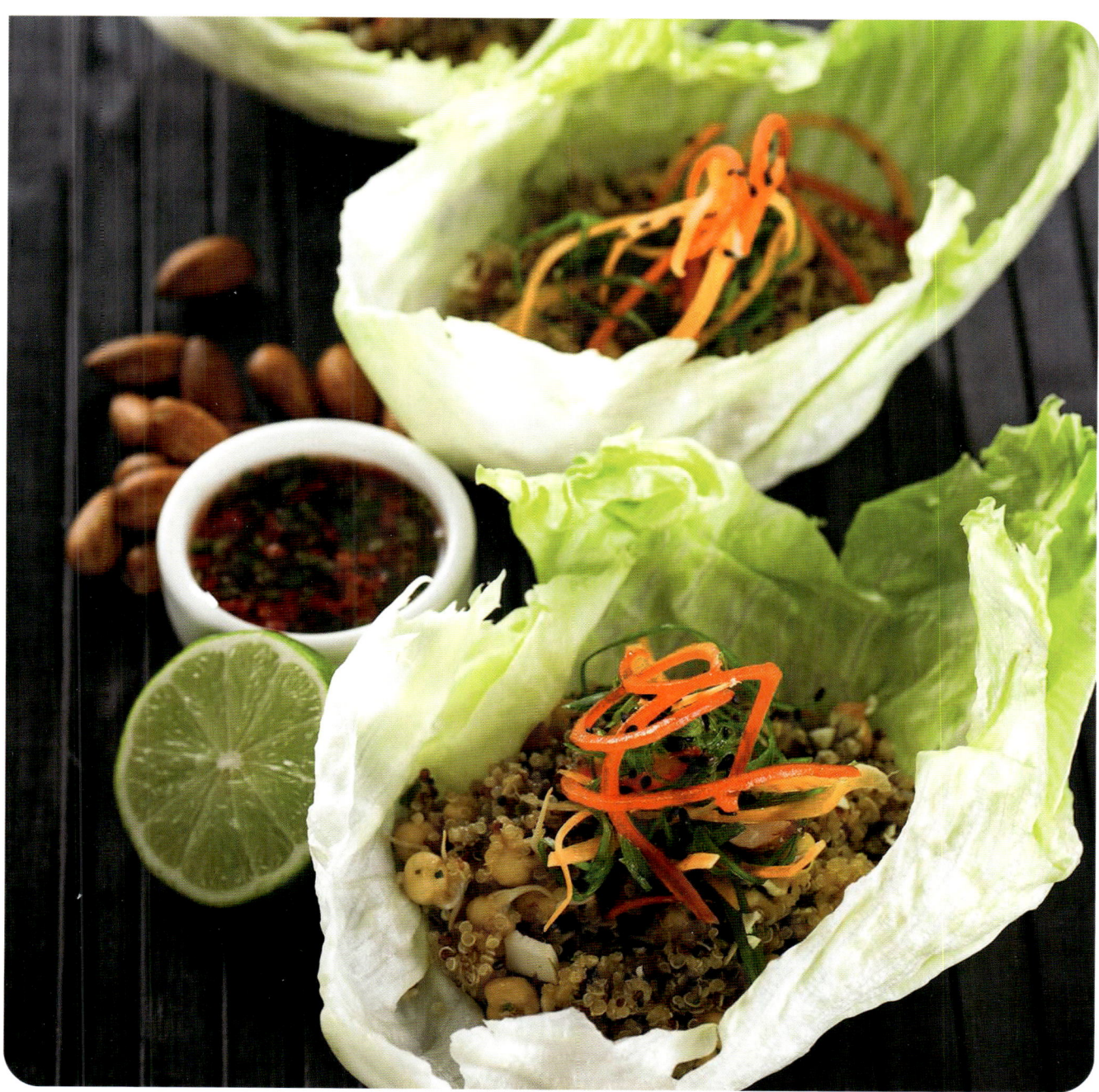

# Linsen-Süßkartoffel-Auflauf

Mit diesem köstlichen Auflauf integrieren sie auf fantastische Weise ballast- und mineralstoffreiche Linsen in Ihre Ernährung. Mit den zerdrückten Süßkartoffeln reduzieren Sie die glykämische Last, wodurch weniger Insulin ausgeschüttet werden muss. Manche kennen Petersilie nur zum Garnieren, dabei sind ihre Blätter sehr nährstoffreich – Petersilie ist meine Lieblingszutat!

**Für 4 – 6 Personen • braucht etwas mehr Zeit**
⊘ 70 Min.

- 2 Tassen rote Linsen
- 3 Tassen Gemüsebrühe
- 2 Tassen Wasser
- 3 kleine Süßkartoffeln
- Salz
- schwarzer Pfeffer (frisch gemahlen)
- 1 – 2 EL Olivenöl

- 1 große Zwiebel
- 1 mittelgroße Möhre
- 1 Tasse Erbsen (frisch oder tiefgekühlt)
- ½ Tasse Champignons
- 2 Stangen Staudensellerie
- 1 rote Paprika

- 2 Tassen frische gehackte Petersilienblättchen
- 1 Thymianzweig
- 2 EL Tomatenmark
- Semmelbrösel (ggf. glutenfrei; optional)

● Gemüse vorbereiten: Zwiebel in Ringe schneiden, Möhre schälen und würfeln, Champignons von Stielen befreien und würfeln, Staudensellerie ebenfalls würfeln, Paprika entkernen und in kleine Stücke schneiden. Thymianblättchen fein hacken.

● Linsen in einem Sieb abspülen, abtropfen lassen und in einen großen Topf geben. Gemüsebrühe und Wasser zugeben und aufkochen lassen. Aufsteigende Verunreinigungen abschöpfen. Hitze reduzieren und die Linsen weich garen.

● Für das Topping die Süßkartoffeln in Wasser weich garen. Abgießen, salzen und pfeffern. Mit einer Gabel oder einem Holzkochlöffel zerdrücken und beiseitestellen.

● Olivenöl in einem großen Topf erhitzen und Zwiebeln, Möhren, Erbsen, Pilze, Sellerie und Paprika darin weich dünsten. Frische Petersilie und Thymian unterrühren, dann den Topf von der Platte ziehen.

● Das gedünstete Gemüse zu den Linsen in der Koch-flüssigkeit geben. Tomatenmark zugeben und gründlich verrühren.

● Backofen auf 170 °C vorheizen.

● Linsen-Gemüse-Mischung in eine 30 × 30 cm große Auflaufform füllen. Die zerdrückten Süßkartoffeln vor-sichtig darauf verteilen. Darauf achten, dass das Püree nicht in die Linsen-Gemüse-Mischung gedrückt wird.

● Mit den Semmelbröseln nach Belieben bestreuen. Mit etwas Olivenöl beträufeln und 35 Min. backen, bis der Auflauf gut durcherhitzt ist.

# Prallvolles Pfannengerührtes

Dieses pfannengerührte Gericht ist fast schon mit Nährstoffen überladen. Die vielen sekundären Pflanzenstoffe sind dafür bekannt, chronische Krankheiten wie Krebs, Schlaganfälle und Herzkrankheiten vorzubeugen. Ich liebe einfach die Kraft von Grüngemüse!

**Für 3 – 4 Personen • gelingt leicht**
⊘ 35 Min.

- 1 große Zwiebel
- ¼ Weißkohl
- ¼ Rotkohl
- 1 Brokkoli mit Strunk
- 2 Bund Chinesischer Brokkoli (Kai-lan)
- 2 Zucchini

- 500 g Hähnchenkeulen ohne Haut und Knochen
- 3 Kaffirlimettenblätter
- 1 kleine frische rote Chilischote (optional)
- 1 Stück frischer Ingwer
- 1 Päckchen rohe Kelp-Nudeln (Seetangnudeln)

- 250 g Mungbohnen
- 1 großer Bund frischer Koriander, gehackt
- 1 Frühlingszwiebel
- 4 Limettenspalten
- ¼ Tasse Tamari-Sojasauce
- 1 EL Ahornsirup

● Gemüse vorbereiten: Zwiebel, Weißkohl, Rotkohl, Brokkoli und Chinesischen Brokkoli in feine Streifen schneiden. Frühlingszwiebel in feine Ringe schneiden. Kaffirlimettenblätter klein schneiden.

● Chilischote, falls verwendet, entkernen und fein hacken, 1 TL abmessen.

● Ingwer schälen und fein hacken.

● Dressing zubereiten: 1 TL geriebenen Ingwer mit Tamari und Ahornsirup in einer Schüssel verrühren.

● Auf einem anderen Brett das Hähnchenfleisch in dünne Streifen schneiden.

● Kaffirlimettenblätter, Zwiebel, Chili, 2 EL gehackten Ingwer und Hähnchen pfannenrühren.

● Wenn das Hähnchen gegart ist (das Fleisch ist dann in der Mitte weiß), das übrige Gemüse zugeben. Unter Rühren bissfest garen. Wenn nötig, etwas Wasser zugeben.

● Dressing zugeben und die Pfanne von der Platte ziehen.

● Kelp-Nudeln, Mungbohnen, Frühlingszwiebeln, Koriander und eine große Limettenspalte vor dem Servieren zugeben.

**Tipp** Aufgrund ihres hohen Nährstoffgehaltes kocht man Kelp-Nudeln besser nicht. Rühren Sie sie einfach zum Schluss unter, damit sie gewärmt, aber nicht gekocht werden.

# Veggie-Burger mit Koriandercreme

Durch die Kombination von Linsen und Kichererbsen sind diese proteinreichen Burger gut sättigend. Diese leckere Alternative zu dem Fleischklassiker ist eine ideale Möglichkeit, mehr Hülsenfrüchte zu essen. Sie stecken voller Ballaststoffe und enthalten eine Menge Mineralstoffe. Zusammen mit grünem Gemüse erhalten Sie eine komplette Mahlzeit.

**Für 10 Stück • gelingt leicht**
⏲ 45 Min.

**Für die Burger:**
- 1 Tasse rote Linsen
- 3 ¼ Tassen Wasser
- 2 Tassen gekochte Kichererbsen
- 1 kleines Stück frischer Ingwer
- 1 Ei (Größe L)
- 1 EL Olivenöl
- 1 große Zwiebel
- Salz
- schwarzer Pfeffer (frisch gemahlen)

- ½ TL gemahlener Kreuzkümmel
- ¾ Tasse Semmelbrösel (ggf. glutenfrei)
- ¼ Tasse frische gehackte Petersilie
- ¼ Tasse frischer gehackter Koriander
- 1 EL Curry
- etwas Macadamia- oder Olivenöl zum Braten
- etwas Semmelbrösel zum Umhüllen

**Für die Koriandercreme:**
- ¾ Tasse Cashewkerne
- ½ Knoblauchzehe
- ½ Tasse Wasser
- Saft von ½ Zitrone
- Salz
- 1 Pr. gemahlener Kreuzkümmel
- 2 EL frischer gehackter Koriander

● Linsen abgießen und mit dem Wasser in einen mittelgroßen Topf geben. Zum Kochen bringen und aufsteigende Verunreinigungen abschöpfen. Linsen köcheln lassen, bis sie weich sind. Das Wasser nicht verkochen lassen, bei Bedarf weiteres Wasser zugeben.

● Kichererbsen leicht zerdrücken, Ei verquirlen, Zwiebel würfeln. Ingwer schälen und reiben, 1 EL abmessen. Die abgegossenen Linsen mit Kichererbsen, Ingwer und Ei in einer großen Schüssel mischen.

● Olivenöl in einer großen Pfanne erhitzen und die Zwiebeln darin weich dünsten. Mit Salz, Pfeffer und Kreuzkümmel würzen. Die gedünsteten Zwiebeln mit der Linsenmasse vermischen und die Semmelbrösel zugeben. Gründlich verrühren. Petersilie, Koriander und Curry zugeben, wieder gründlich mischen.

● Den Teig in 10 Teile teilen und zu Burgern formen. Jeden Burger von beiden Seiten in Semmelbrösel drücken.

● Bratöl in einer großen Pfanne erhitzen und die Burger auf beiden Seiten 5 Min. braten, bis sie goldbraun sind. Auf Küchenpapier abtropfen lassen.

● Cashewkerne mit gehacktem Knoblauch im Mixer verarbeiten. Pulsierend mixen, bis die Nüsse gut vermahlen sind. Wasser, Zitronensaft, Salz und Kreuzkümmel zugeben. Zu einer weichen, homogenen Masse mixen. Gehackten Koriander unterheben.

● Koriandercreme zu den Burgern servieren.

**Tipp** Die Koriandercreme passt auch zu anderen Zutaten wie gedämpftem Gemüse. Bewahren Sie die Creme in einem Behälter gekühlt auf, wenn Sie etwas übrig haben.

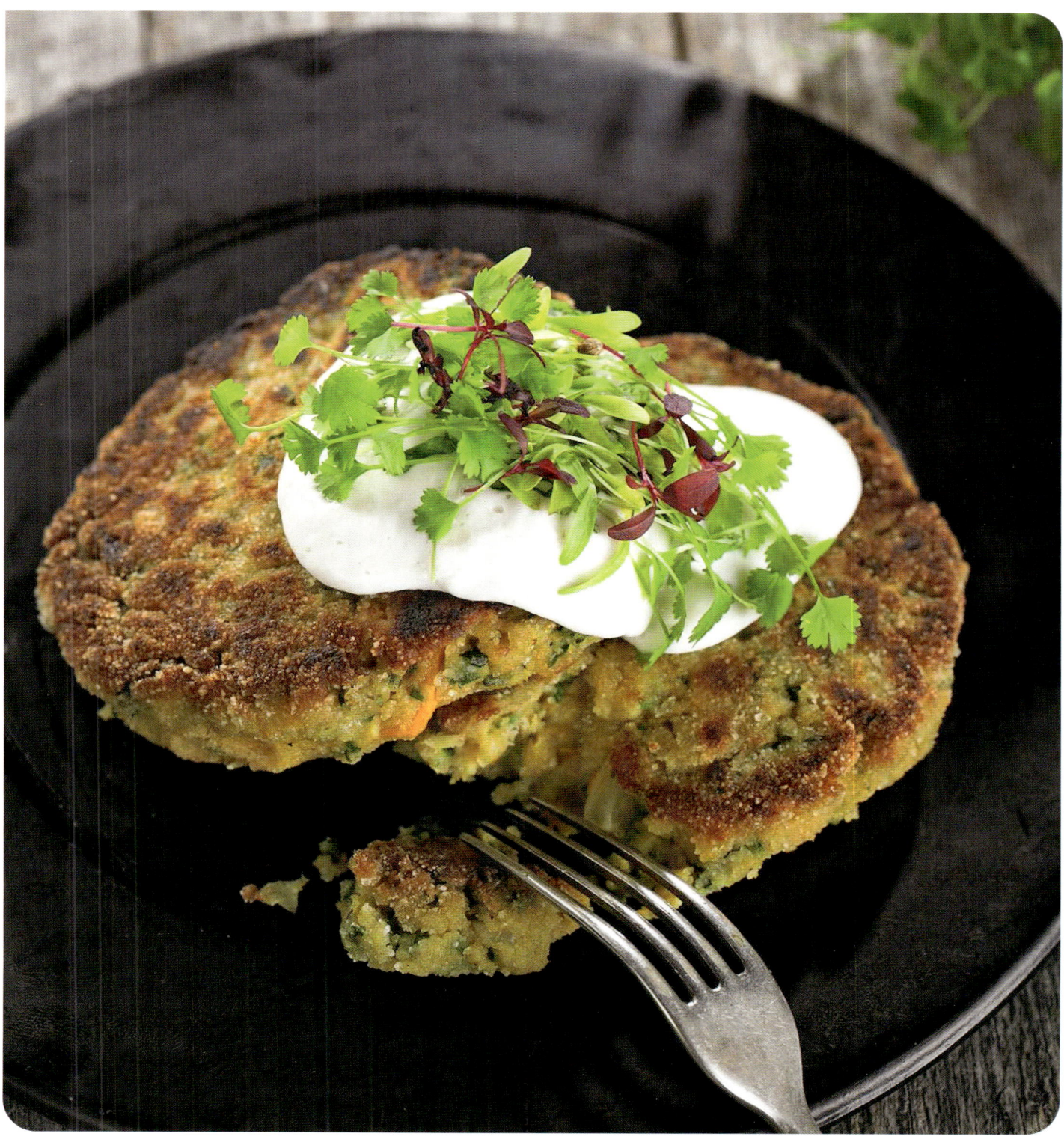

# Dinkelpizza mit Macadamiapesto

Ein wunderbares Familiengericht, nicht nur köstlich, sondern auch sehr nährstoffreich. Dinkelmehl hat einen niedrigeren Glutengehalt und mehr Protein als Weizenmehl. Pesto und Belag zusammen sorgen für eine ordentliche Gemüseportion.

**Für 2 Stück • gut vorzubereiten**
⊘ 60 Min.

**Für den Teig:**
• 2 Tassen Dinkelmehl
• 1 TL Salz
• 2 TL oder 1 Päckchen Hefe
• 1 EL Ahornsirup
• 1¼ Tassen warmes Wasser
• 2 EL Olivenöl
• zusätzlich etwas Dinkelmehl
**Für den Belag:**
• 1 kleiner Kürbis
• 1 große Süßkartoffel
• 1 Zucchini

• 1 EL Olivenöl
• Salz
• schwarzer Pfeffer (frisch gemahlen)
• 2 Blätter Mangold
• 1 Tasse Brokkoliröschen
• ¼ Tasse frische gehackte Petersilie
• 1 Rosmarinzweig
• 1 Thymianzweig
• Sesam zum Garnieren
**Für das Macadamiapesto:**
• 2 Tassen Basilikumblättchen
• 1 Tasse Macadamianüsse

• Saft von 1 Zitrone
• Salz
• schwarzer Pfeffer (frisch gemahlen)
• ½ Tasse Wasser
**Für die Cashewkäse-Sauce:**
• 2 Tassen Cashewkerne
• 1½ Tassen Wasser
• 2 TL Dijon-Senf
• 2 EL Hefeflocken
• 1 Pr. Kurkuma
• 1 Pr. Salz

● Dinkelmehl und Salz in einer Schüssel vermischen. Eine Mulde bilden und die Hefe hineinbröckeln. Ahornsirup und Wasser in die Mulde geben und 5 Min. gehen lassen. Teig mit den Händen ca. 8 Min. auf der bemehlten Arbeitsfläche verkneten. Backofen auf 180 °C vorheizen. Die Schüssel mit der Hälfte des Olivenöls fetten. Den Teig hineinlegen und mit dem restlichen Öl bepinseln. Die Schüssel abdecken und den Teig gehen lassen. In der Zwischenzeit Pizzabelag zubereiten: Zucchini in Scheiben schneiden, Mangold von Stängeln befreien und grob hacken. Kürbis und Süßkartoffel schälen und würfeln. 2 Tassen Kürbis, 1 Tasse Süßkartoffeln und Zucchini auf einem Backblech verteilen und mit dem Öl vermengen. Kräftig würzen und 10 – 20 Min. im Ofen weich garen.

● Für das Pesto Basilikum und Macadamianüsse mixen, bis die Nüsse fein gehackt sind. Zitronensaft zugeben,

salzen und pfeffern. Das Wasser bei laufendem Motor langsam einlaufen lassen.

● Alle Zutaten für die Cashewkäse-Sauce in einen Mixer geben und zu einer sehr weichen Sauce pürieren.

● Den aufgegangenen Hefeteig kurz noch einmal durchkneten und in 2 Teile teilen, zu großen runden Fladen ausrollen, auf geölten Backblechen auslegen und mit einer Gabel einstechen. 8 Min. backen.

● Die Pizzen gleichmäßig mit Macadamiapesto bestreichen, dann Mangold sowie Süßkartoffeln, Kürbis, Brokkoli und Zucchini darauf verteilen. Cashewkäse-Sauce darüberträufeln. Jede Pizza mit gehackten Kräutern bestreuen. Nochmals 15 Min. backen. Mit Sesam garnieren.

**Hinweis**  Dinkel enthält Gluten.

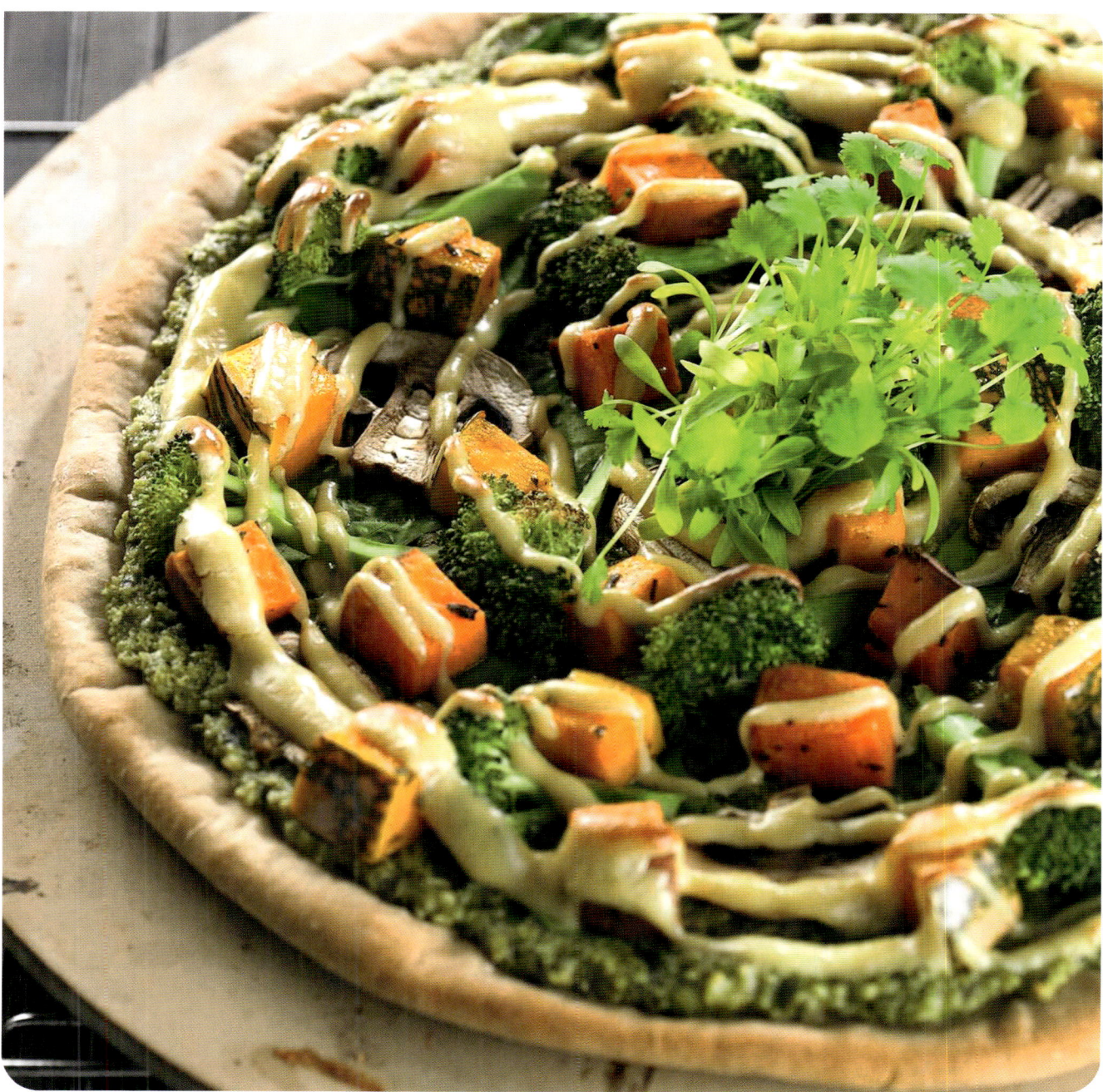

# Lammfilet mit Naturreissalat und Kokos-Raita

Kokos-Raita ist eine nährstoffreiche Würzsauce, da junge Kokosnüsse viele Ballaststoffe und entzündungshemmende Fettsäuren mitbringen – einfach ideal für einen gesunden Darm. Scharfen Gerichten setzt es eine angenehm kühlende Komponente entgegen. Lammfleisch ist reich an Eisen und Zink. Entscheiden Sie sich möglichst immer für Bio-Fleisch von grasgefütterten Tieren, sofern Fleisch Teil Ihrer Ernährung ist.

**Für 1 – 2 Personen • gelingt leicht**
⏱ 25 Min.

**Für den Reissalat:**
• 1 Tasse Natur-Langkornreis
• 2 Tassen Wasser
• 1 Pr. Kurkuma
• 1 kleine Möhre
• 1 Frühlingszwiebel
• ½ Tasse geriebener Rotkohl
• ⅓ Tasse Erbsen
• 1 TL Kokosöl
• ¼ Tasse Buchweizengrütze
• ¼ Tasse Korinthen
• ¼ Tasse gehackter Koriander

• 1 kleine Salatgurke
• weiteres Gemüse nach Wahl, z. B. Zuckererbsen oder Mais
• 1 kleine rote Chilischote (optional)
• Salz
• schwarzer Pfeffer (frisch gemahlen)

**Für das Lammfilet:**
• 1 Lammfilet
• 2 EL Dinkelmehl
• 1 Knoblauchzehe
• ¼ Tasse frische gehackte Petersilie
• 2 TL Kokosöl

**Für die Kokos-Minz-Raita:**
• Fruchtfleisch von 1 jungen Kokosnuss
• 1 Tasse Cashewkerne
• ¼ Tasse Kokoswasser
• ¼ Tasse Wasser
• 4 EL Zitronensaft
• 2 EL Limettensaft
• 1 kleine Salatgurke
• 1 Tasse Minzeblättchen
• 1 EL abgeriebene Bio-Zitronenschale
• Salz und schwarzer Pfeffer

● Reis nach dem Absorptionsverfahren mit Kurkuma in Wasser garen.

● Möhren und Frühlingszwiebel klein schneiden. Gurke würfeln, 1 Tasse davon abmessen. Chilischote, falls verwendet, entkernen und fein hacken, 1 EL für den Salat abmessen, 1 EL beiseitestellen. Möhren, Frühlingszwiebeln, Kohl und Erbsen in einer kleinen Menge Kokosöl pfannenrühren, bis der Kohl zusammenfällt. Die Pfanne von der Platte nehmen und Reis, Buchweizengrütze, Korinthen, Koriander und die restlichen Salatzutaten zugeben, salzen und pfeffern.

● Das Lammfilet mit Mehl, 1 EL gehackter Chili, gehacktem Knoblauch, Petersilie und der Hälfte des Öls in einen verschließbaren Plastikbeutel geben. Den Beutel schütteln, sodass das Fleisch von der Ölmischung gut umhüllt wird.

● Das restliche Olivenöl in einer Pfanne erhitzen und das Lamm auf beiden Seiten je 2 – 3 Min. anbraten. Beiseitestellen und 5 – 10 Min. bis zum Servieren ruhen lassen.

● Gestückeltes Kokos-Fruchtfleisch, Cashewkerne, Kokoswasser und Wasser sowie Zitronen- und Limettensaft in einen Hochleistungs-Mixer geben und cremig rühren. Die Gurke fein würfeln und die Minzeblättchen hacken. Zitronenschale, Gurkenwürfel, gehackte Minzblättchen, Salz und Pfeffer in die Raita einrühren.

● Lammfilet in Scheiben schneiden und mit Reissalat und der Raita servieren.

**Hinweis** Dinkel enthält Gluten.

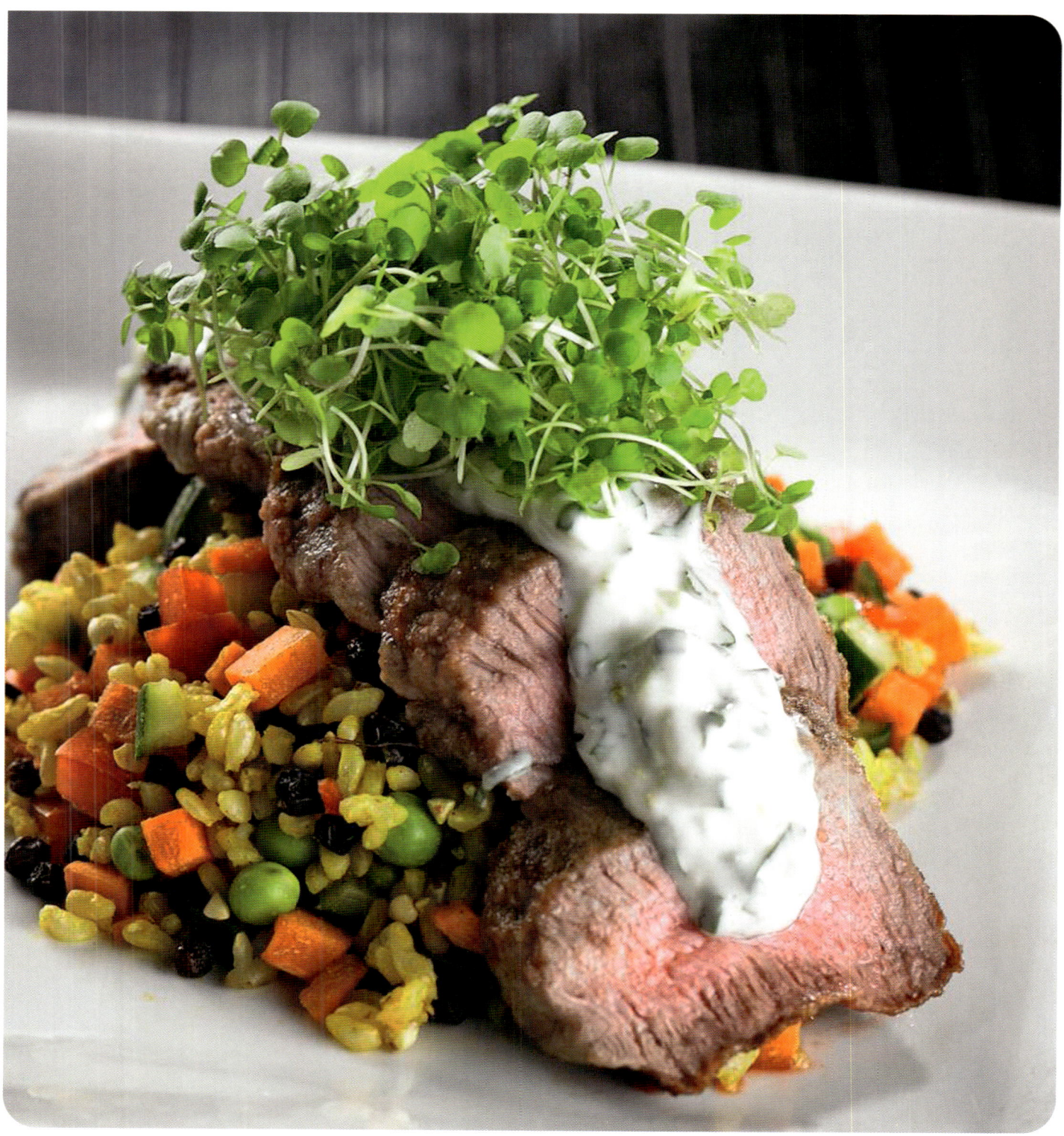

# Mungbohnen-Dal

Die unscheinbare Mungbohne hat einen hohen Ballaststoffgehalt und Nährwert. Wegen ihres niedrigen glykämischen Index vermeiden Sie die Achterbahnfahrt von Insulin und Blutzucker. Sowohl Dal als auch die wärmenden Gewürze üben einen positiven Einfluss auf die Verdauung aus.

Für 4 – 6 Personen • gut vorzubereiten
⊘ 60 Min.

- 5 Curryblätter
- ¼ TL ganze Kreuzkümmelsamen
- ¼ TL gelbe Senfsamen
- ¼ TL Garam Masala
- ¼ TL gemahlener Kreuzkümmel
- ¼ TL Bockshornklee

- 1 EL Kokosöl
- ½ große Zwiebel
- 1 Knoblauchzehe
- 1 Stück frischer Ingwer
- 1 Tasse getrocknete Mungbohnen
- 1 l Wasser

- 1 TL Salz
- 1 mittelgroße Tomate
- ¼ Tasse frischer gehackter Koriander

● Zwiebel und Tomate jeweils fein würfeln, Knoblauch hacken.

● Ingwer schälen und reiben, 1 EL abmessen.

● Einen mittelgroßen Topf stark erhitzen und Curryblätter, Kreuzkümmelsamen, Senfsamen, Garam Masala, gemahlenen Kreuzkümmel und Bockshornklee hineingeben. Die Gewürze so lange rösten, bis sie springen und zu duften beginnen. Dann sofort von der Platte ziehen.

● Kokosöl in den Topf geben. Sobald es heiß ist, Zwiebel, Knoblauch und Ingwer hineingeben. Anbraten, bis sie weich sind, aber nicht braun werden lassen. Eventuell die Hitze reduzieren.

● Die getrockneten Mungbohnen und das Wasser zugeben. Hitze reduzieren, sodass das Wasser nur köchelt, und einkochen, bis die Bohnen weich sind. Salzen. Das Wasser nicht komplett einkochen lassen.

● Kurz vor dem Servieren gewürfelte Tomaten und frischen Koriander zugeben.

**Das passt dazu** Naturreis und Kokosjoghurt (Seite 38)

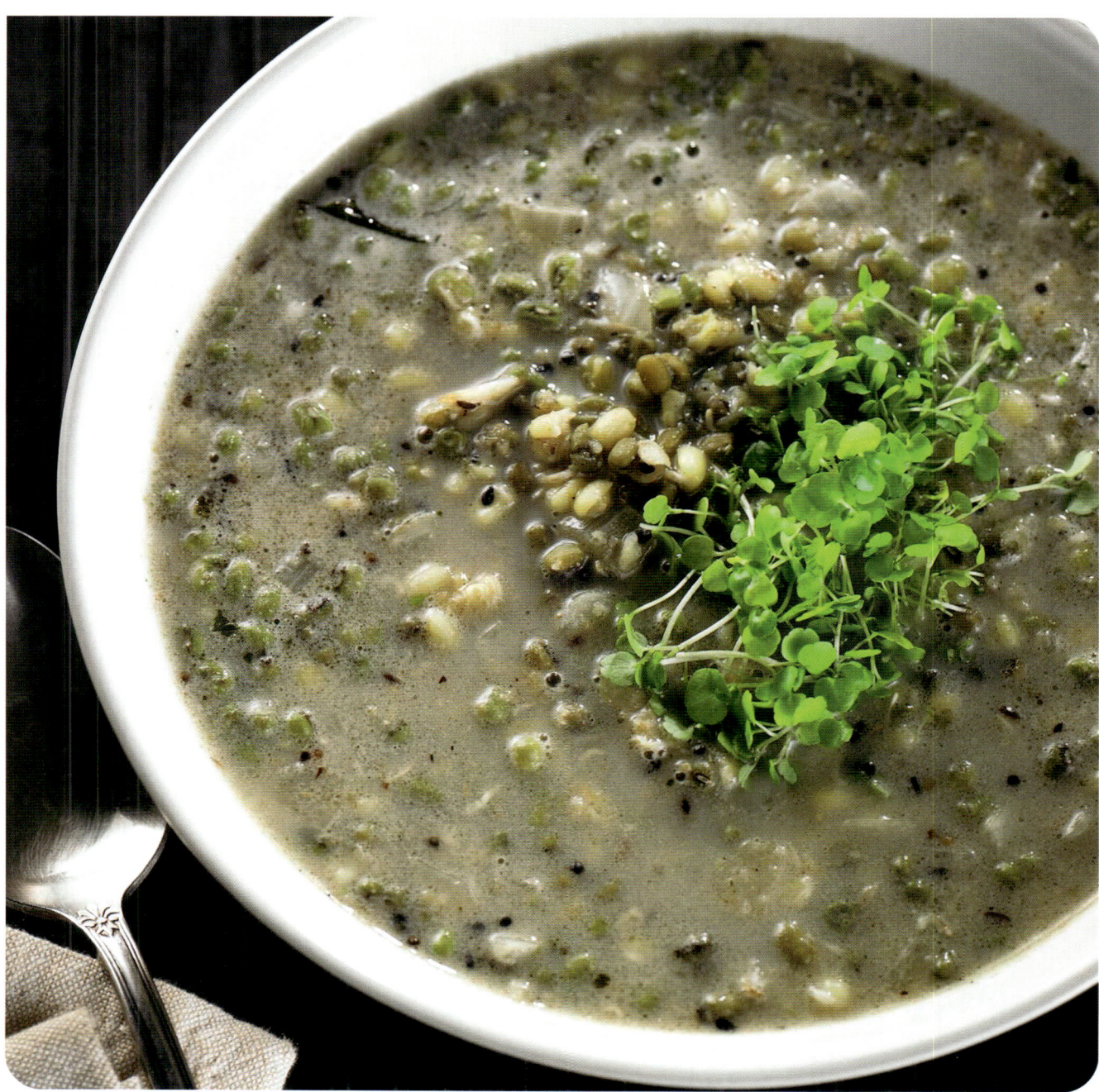

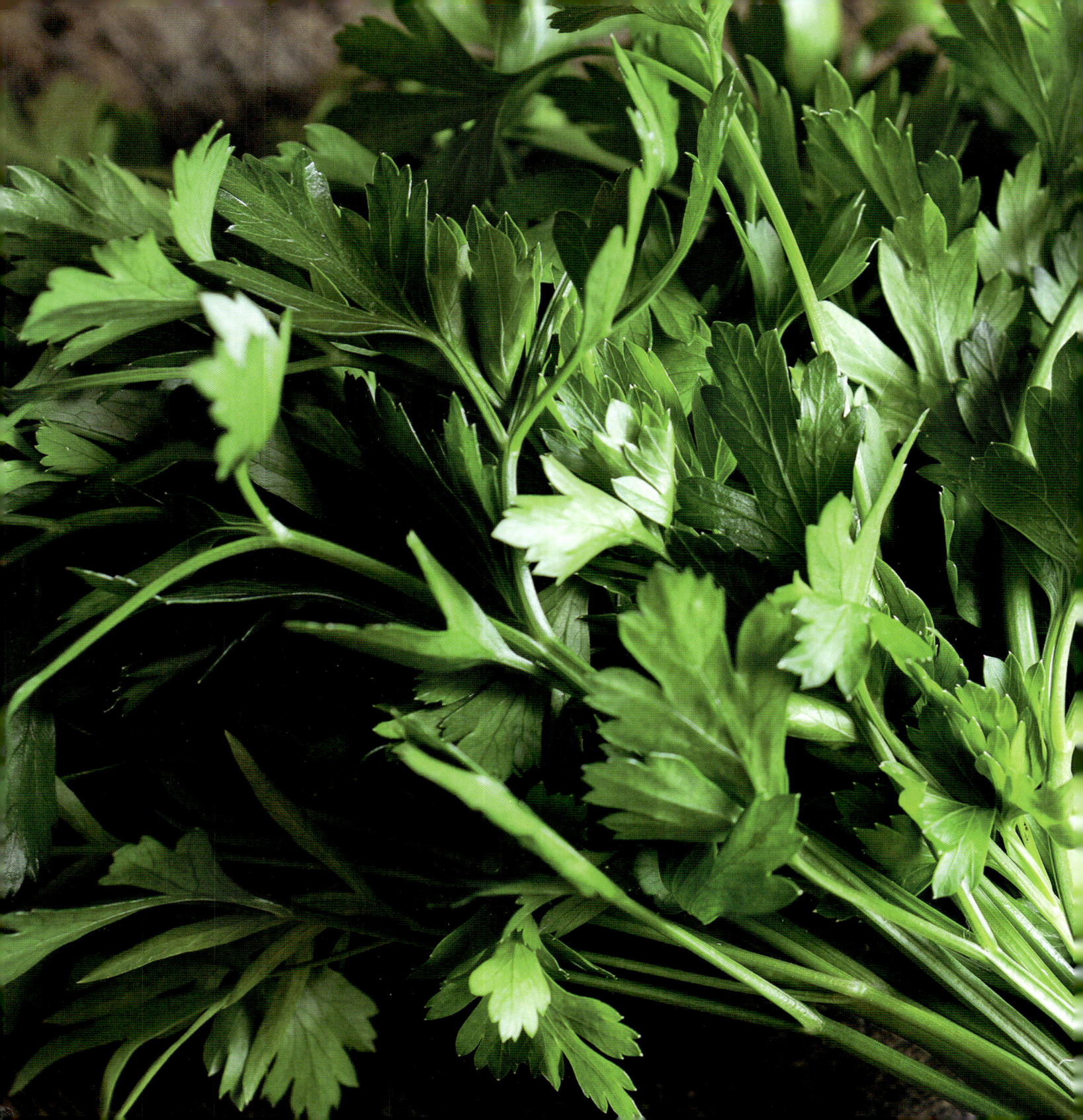

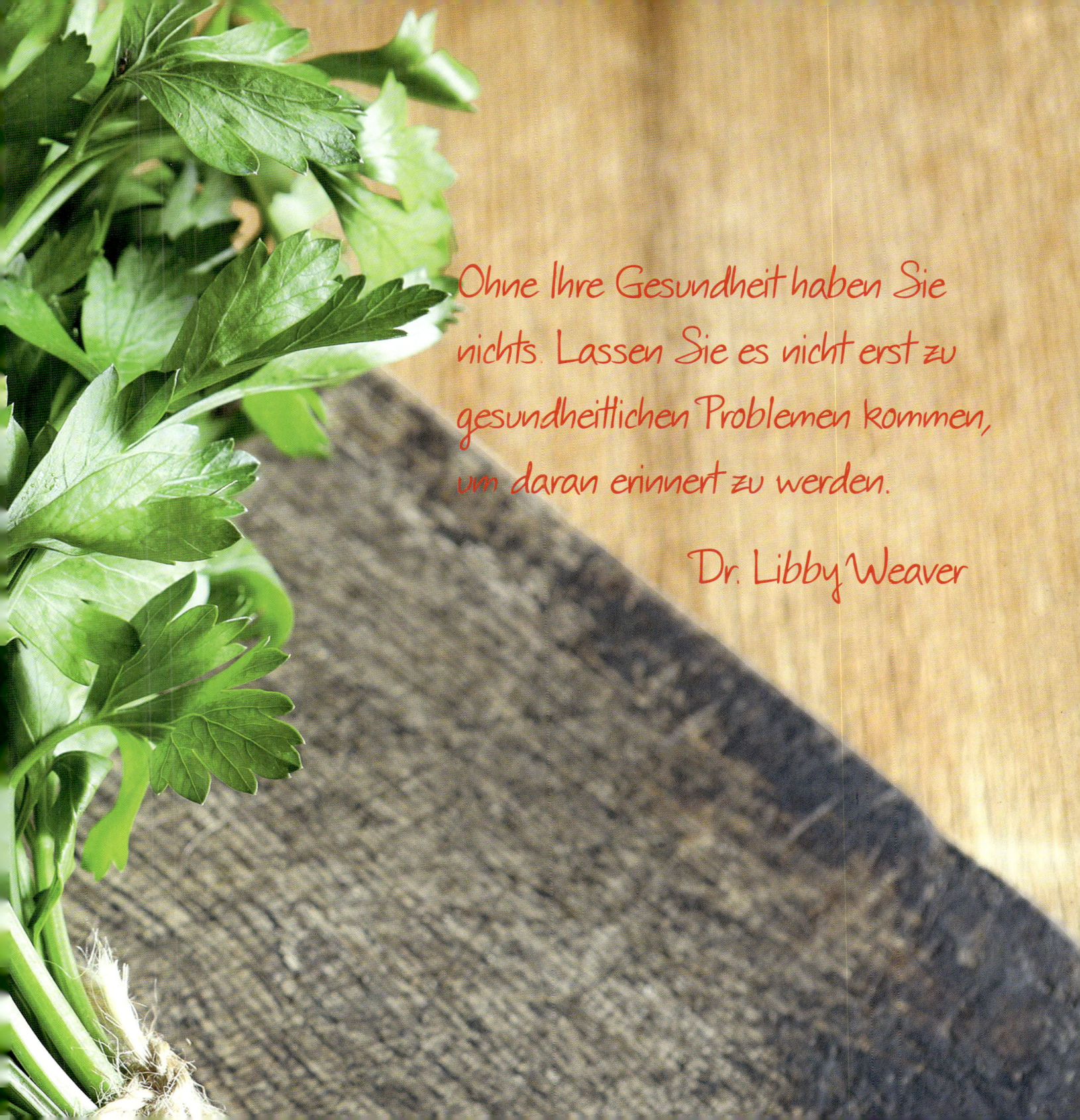

Ohne Ihre Gesundheit haben Sie nichts. Lassen Sie es nicht erst zu gesundheitlichen Problemen kommen, um daran erinnert zu werden.

Dr. Libby Weaver

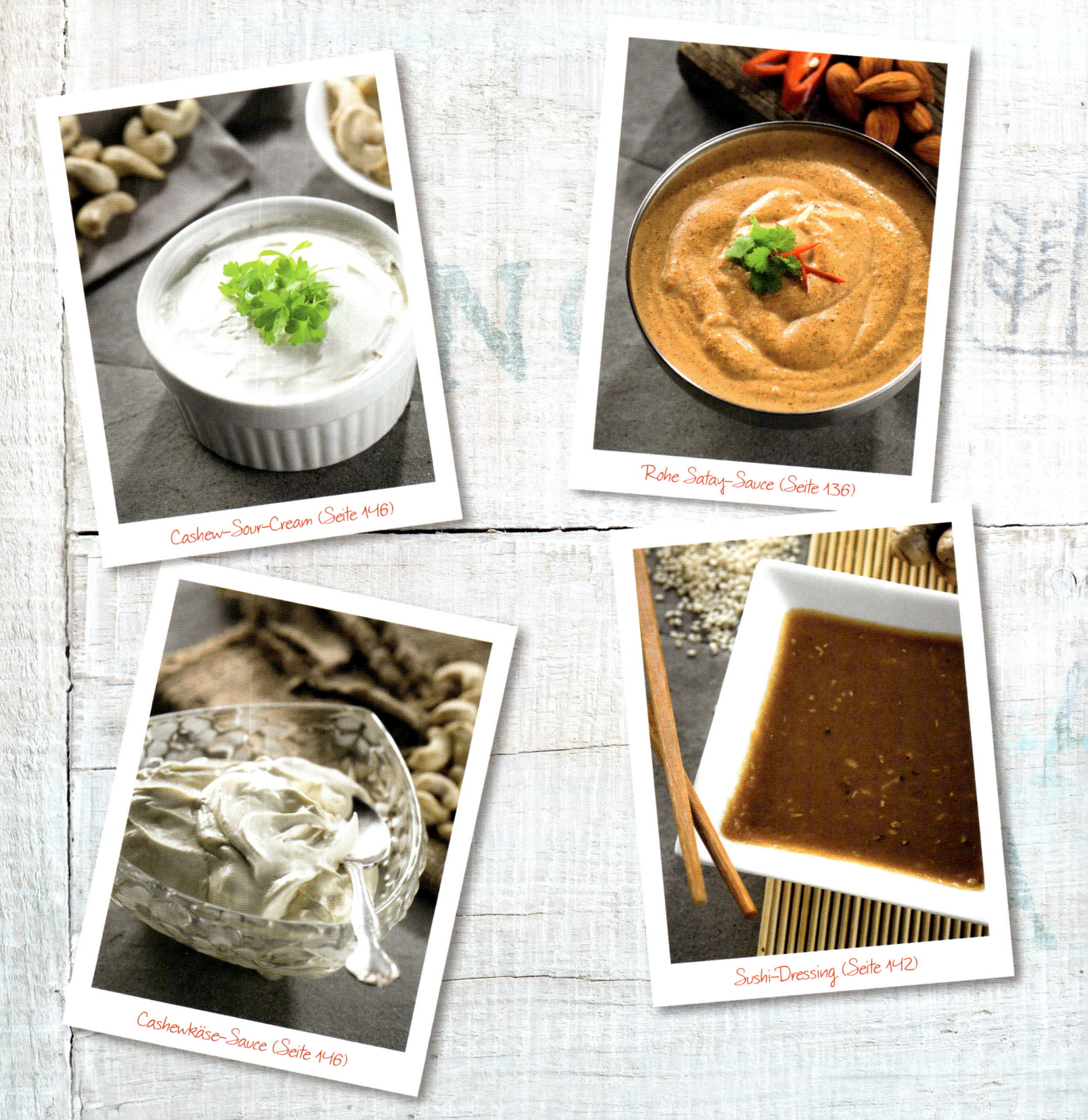

Cashew-Sour-Cream (Seite 146)

Rohe Satay-Sauce (Seite 136)

Cashewkäse-Sauce (Seite 146)

Sushi-Dressing (Seite 142)

# Dressings und Würzsaucen

Ein erfrischendes Dressing oder eine leckere Würzsauce können jeder Mahlzeit einen echten Wow-Effekt verpassen. Wenn Ihr Essen voller Aromen steckt, ist die Gefahr, zu viel zu essen – weil es Ihnen an Geschmack fehlt –, viel geringer. Viele, die sich für gesundes Essen entscheiden, stellen fest, dass das zu Lasten der Intensität von Duft und Aroma geht. Dann ist ein würziges Plus angesagt!

Konventionell hergestellte Würzsaucen und Dressings bestehen oft aus Ölen minderer Qualität, Stabilisatoren, Konservierungsstoffen und erstaunlichen Mengen an raffiniertem Zucker und schlechtem Salz. Am besten entgeht man dem allem mit Selbermachen! Ein paar Umdrehungen im Mixer – schon fertig. Saucen sind super: Sie sind farbenfrohe Hingucker auf dem Teller, sie dienen der Abwechslung und außerdem kann man so ganz einfach Reste verwerten. Viele der Saucen und Dressings können für den späteren Gebrauch auch prima eingefroren werden.

Ich wollte dieses Kapitel auch deshalb aufnehmen, weil man selbst mit Dressings und Saucen den Anteil des Gründemüses steigern kann. Das Macadamiapesto (Seite 142) beispielsweise steckt voller grüner Blättchen und einem Aroma, das ein seliges Lächeln in Ihr Gesicht zaubern wird.

Unser Körper ist ein Wunderwerk, er kann natürliches Essen verdauen und verwerten. Mit der Wahl von naturbelassenen, »echten« Lebensmitteln tun Sie Ihrem Körper einen riesigen Gefallen.

# Rohe Satay-Sauce

Wer eine Erdnussallergie hat, muss nicht auf asiatische Geschmacksrichtungen verzichten, denn diese leicht gemachte Sauce für Pfannengerührtes enthält weder Konservierungsmittel, Glutamat noch Erdnussprodukte. Mit den Nährstoffen aus Cashewkernen und Mandeln ist dies eine gesunde und vielseitige Begleitung für fast jedes Gericht.

**Für 1½ Tassen • geht schnell**
⊘ 15 Min.

1 Tasse Cashewkerne, ungesalzen • ¼ Tasse Bio-Mandelmus • 1 Stück frischer Ingwer • 1 kleine frische rote Chilischote • 2 EL Tamari-Sojasauce • 1 EL Sesamöl • 1 EL Ahornsirup • ¼ Tasse Wasser

● Ingwer schälen und reiben, 2 EL abmessen. Chilischote entkernen und fein hacken.

● Cashewkerne und Mandelmus in den Mixer geben. Pulsierend mixen, bis die Nüsse fein vermahlen sind.

● Ingwer und Chili dazugeben und so lange mixen, bis eine homogene Masse entstanden ist.

● Tamari, Sesamöl und Ahornsirup in die Sauce geben, wieder gut mixen.

● Bei laufendem Motor so lange Wasser einlaufen lassen, bis eine cremige Paste entstanden ist.

**Tipp**  Diese Sauce eignet sich für pfannengerührte Gerichte mit Huhn, Shrimps und Gemüse und ist auch als Dip zu Gemüse lecker. Sie lässt sich prima portionsweise einfrieren.

# Tomatenkonfitüre

In selbst gemachter Tomatenkonfitüre sind weder raffinierter Zucker noch Konservierungsmittel oder künstliche Farbstoffe – und sie schmeckt so viel besser! Aus diesem einfachen Rezept entsteht eine Würzsauce, die reich an Lycopin ist, einem sehr wirksamen Antioxidans aus Tomaten, das unter anderem das Risiko von Prostatakrebs reduziert.

**Für 2 Tassen  • geht schnell**
⊘ 15 Min.

2 mittelgroße Tomaten • 1 kleine Knoblauchzehe • 1 kleines Stück frischer Ingwer • 1 kleine rote Chilischote • 1 frische Ananas • 1 EL fein gehackte Korianderwurzel (alternativ: fein gehackte Korianderblättchen) • ¼ TL Senfsamen • 2 EL Ahornsirup • ½ Zimtstange • 1 Pr. gemahlener Kreuzkümmel • 1 Pr. getrockneter Koriander • Salz • schwarzer Pfeffer (frisch gemahlen)

● Tomaten grob hacken, Knoblauch fein hacken. Ingwer schälen und reiben, 1 TL abmessen. Chilischote entkernen und fein hacken. Ananas-Fruchtfleisch in Stücke schneiden, ¼ Tasse wird verwendet.

● Alle Zutaten in einen mittelgroßen Topf geben und zum Kochen bringen. Die Hitze reduzieren und 5 Min. köcheln lassen, bis die Konfitüre andickt. Die Zimtstange vor dem Servieren oder Lagern herausnehmen.

**Tipp**  Verwenden Sie die übrige Ananas für ein tropisches Ananas-Chutney (Seite 138), eine leckere alkoholfreie Piña Colada (Seite 54) oder einen Obstsalat mit Omega-Fettsäuren-Schokosauce (Seite 154).

❯ Tomatenkonfitüre

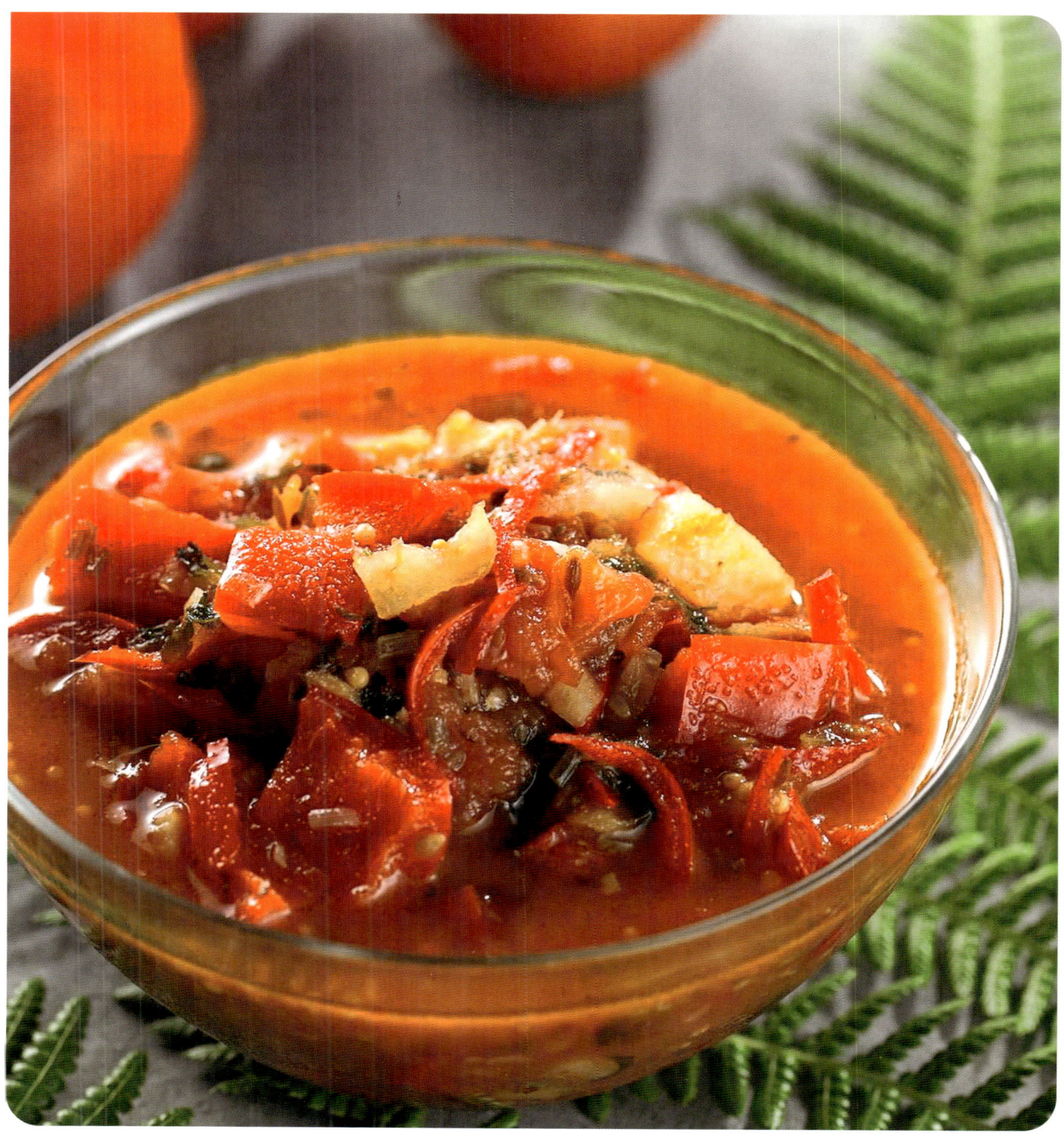

# Rote-Bete-Hummus

Die Rote Bete verleiht dem Hummus nicht nur die aufregende Farbe, sondern unterstützt auch die Leber beim Entgiftungsprozess. Auch Knoblauch hat diese Funktion und die gekeimten Kichererbsen stecken voller Ballaststoffe.

**Für 3 Tassen • gelingt leicht**
⏱ 15 Min.

2 Tassen gekeimte Kichererbsen • 2 Rote Bete • 1 große Knoblauchzehe • 2 ½ TL gemahlener Kreuzkümmel • 2 TL Tahin (möglichst aus ungeschältem Sesam) • Saft von 1 Zitrone • ½ Tasse Olivenöl • Salz • schwarzer Pfeffer (frisch gemahlen)

● Rote Bete weich kochen, dann schälen und hacken.

● Knoblauch schälen und hacken.

● Kichererbsen und gekochte Rote Bete in die Schüssel der Küchenmaschine oder den Mixer geben und pulsierend mixen, bis die Kichererbsen fein vermahlen sind und die Rote Bete gut eingearbeitet ist.

● Knoblauch, Kreuzkümmel, Tahin und Zitronensaft zugeben. Bei laufendem Motor das Olivenöl langsam einlaufen lassen, bis alles gut miteinander vermischt ist.

● Mit Salz und Pfeffer würzen.

**Tipp**   Toll als Dip für rohe Gemüsesticks aus Möhren, Sellerie und Zucchini. Oder Sie füllen den Hummus in Avocadohälften und bestreuen ihn dann mit einer Samenmischung, zum Beispiel aus Sesam, Mohn, Kürbis- und Sonnenblumenkernen.

# Tropisches Ananas-Chutney

Dieser karibisch inspirierte Begleiter ist eine wunderbare Vitamin-C-Quelle, die nicht nur den Nährstoffgehalt einer Mahlzeit erhöht, sondern auch eine herrliche Frische beisteuert. Ananas besitzt verdauungsfördernde Enzyme, während Ingwer und Kreuzkümmel den Verdauungsprozess zusätzlich unterstützen.

**Für 2 Tassen • exotische Zutaten**
⏱ 15 Min.

6 Medjool-Datteln • ¼ Tasse frischer Zitronensaft • ¼ Tasse Wasser • 1 frische Ananas • ½ Tasse Kokosraspel • ¼ Tasse Korinthen • 1 rote Zwiebel • 1 kleine grüne Chilischote • 1 kleines Stück frischer Ingwer • ¼ Tasse frischer gehackter Koriander • 1 TL gemahlener Kreuzkümmel • 1 Pr. Salz

● Entsteinte Datteln grob hacken. Ananas-Fruchtfleisch fein würfeln. Zwiebel schälen und fein hacken, 1 EL wird benötigt. Chilischote entkernen und fein hacken, 1 TL abmessen. Ingwer schälen und reiben, ½ TL wird verwendet.

● Datteln, Zitronensaft und Wasser in die Schüssel der Küchenmaschine oder den Mixer geben. Zu einer homogenen Masse mixen.

● Die restlichen Zutaten hineingeben und pulsierend mixen, bis alle Zutaten vermischt, aber nicht püriert sind.

**Tipp**   Die Sauce zu gegrilltem oder gedämpftem Hähnchenfleisch oder Weißfisch servieren. Zusammen mit einem grünen Salat wird daraus eine komplette und nahrhafte Mahlzeit. Die restliche Ananas können Sie prima für Piña Colada (Seite 54), Obstsalat mit Schokosauce (Seite 154) **oder Tomatenkonfitre (Seite 136) verwenden.**

❯ Rote-Bete-Hummus

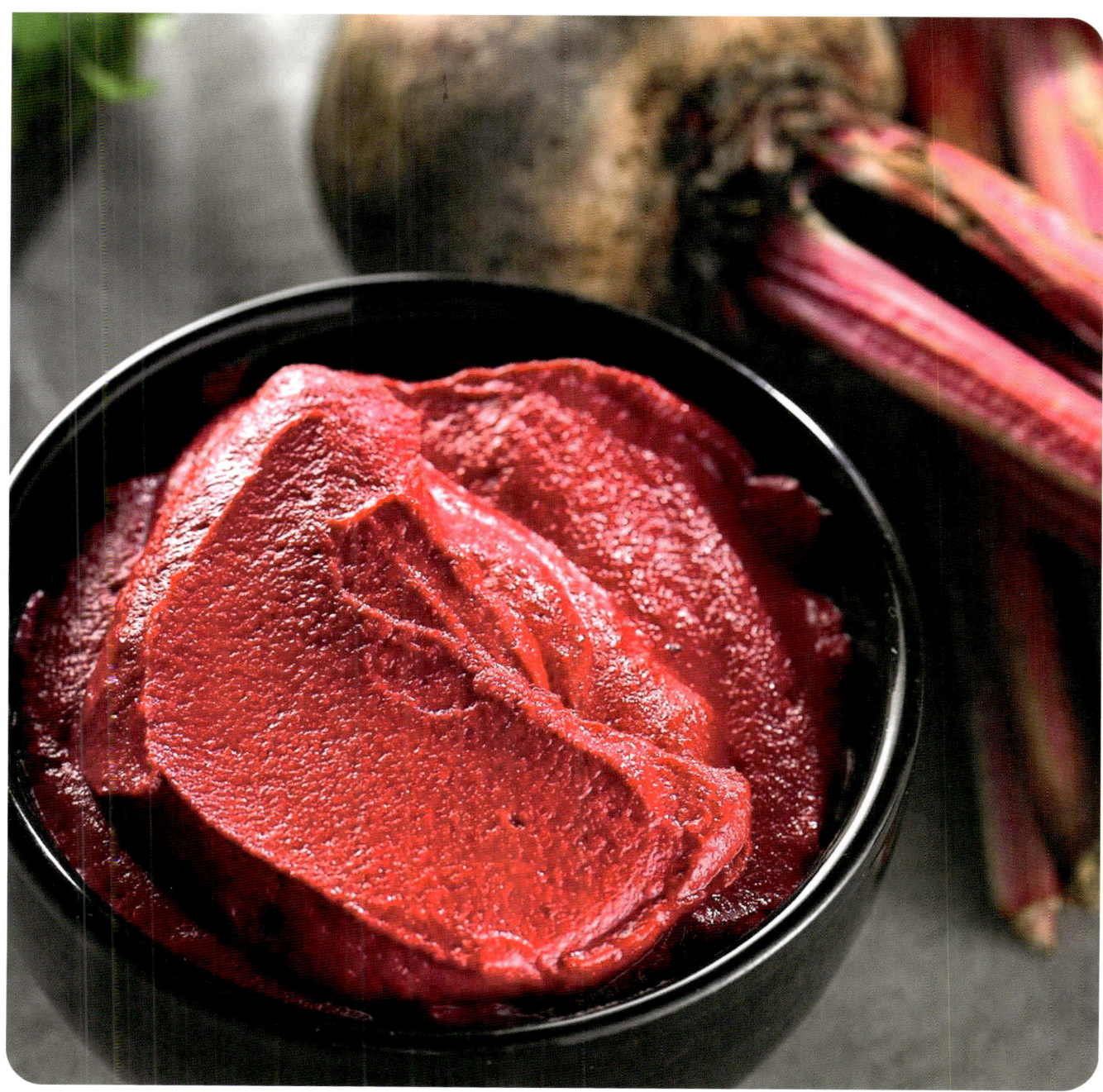

# Kokos-Minz-Koriander-Raita

Das Fruchtfleisch junger Kokosnüsse ist ein guter Lieferant für Ballaststoffe, elementar für die Darmgesundheit. Cashewkerne steuern wichtige Mineralstoffe wie Kalzium und Magnesium bei. Gurke und Minze sorgen für die kühlende Eigenschaft dieses gluten- und milchfreien Raita, das bestens zu würzig-scharfen Gerichten wie Currys passt.

**Für 2 Tassen • exotische Zutaten**
⊘ 15 Min.

Fruchtfleisch von 1 jungen Kokosnuss • 1 Tasse Cashewkerne • ¼ Tasse Kokoswasser • ¼ Tasse Wasser • 4 EL frischer Zitronensaft • 2 EL frischer Limettensaft • 1 kleine Salatgurke • 1 Tasse Minzblättchen • 1 Tasse frischer gehackter Koriander • 1 Bio-Zitrone • Salz • schwarzer Pfeffer (frisch gemahlen)

● Salatgurke schälen und fein würfeln, 1 Tasse abmessen. Minzblättchen fein hacken. Schale der Zitrone abreiben, 1 EL abmessen.

● Kokosfruchtfleisch, Cashewkerne, Wasser und Kokoswasser sowie Zitronen- und Limettensaft in den Mixer geben und zu einer cremigen Masse mixen.

● Gurke, Minze, Koriander und Zitronenschale zugeben, salzen und pfeffern. Nicht mehr mixen, die Raita soll leicht stückig sein.

● Bis zur Verwendung abgedeckt und kühl lagern.

**Tipp** Falls Sie keine junge grüne Kokosnuss bekommen, können Sie auch das Fruchtfleisch einer reifen braunen Nuss verwenden. Reines Kokoswasser finden Sie fertig verpackt in jedem gut sortierten Supermarkt (s. a. Glossar).

# Rote Sauce

Ihre lebhafte Farbe erhält diese Sauce von frischer Paprika und Chili. Paprikafrüchte enthalten viel Vitamin C und Beta-Carotin, beide Stoffe können den Alterungsprozess von innen bremsen. Die Cashewkerne steuern Mineralstoffe und eine angenehme Konsistenz bei.

**Für 1 Tasse • gelingt leicht**
⊘ 15 Min.

1 Tasse Cashewkerne • 2 Medjool-Datteln • 1 mittelgroße rote Paprika • 1 kleine rote Chilischote • Saft von 1½ Zitronen • ⅓ Tasse Olivenöl

● Paprika und Chilischote entkernen und fein hacken.

● Entsteinte Datteln grob hacken.

● Cashewkerne und Datteln in den Mixer geben und mixen, bis beides recht gut vermahlen ist.

● Paprika, Chili und Zitronensaft zugeben und pulsierend mixen, bis alle Zutaten gründlich vermischt sind.

● Bei laufendem Motor das Olivenöl einlaufen lassen. Bis zur Verwendung abgedeckt und kühl lagern.

**Tipp** Die Sauce passt gut zu gedämpften Garnelen und gegrilltem Fisch. Auch Omeletts und Eiergerichten gibt sie einen Kick. Generell ist sie eine perfekte Alternative zu Cocktailsauce und Thousand-Island-Dressing.

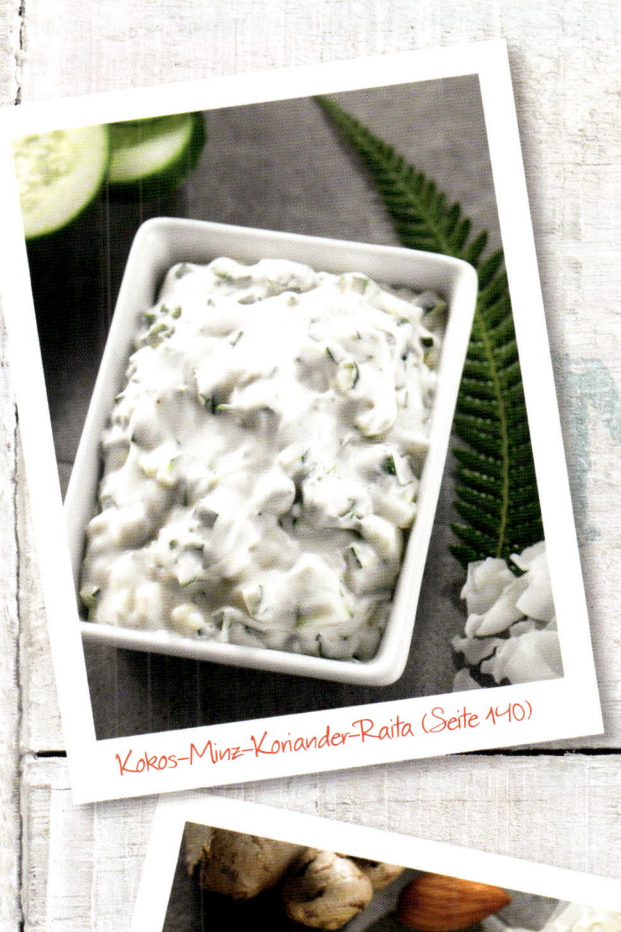
Kokos-Minz-Koriander-Raita (Seite 140)

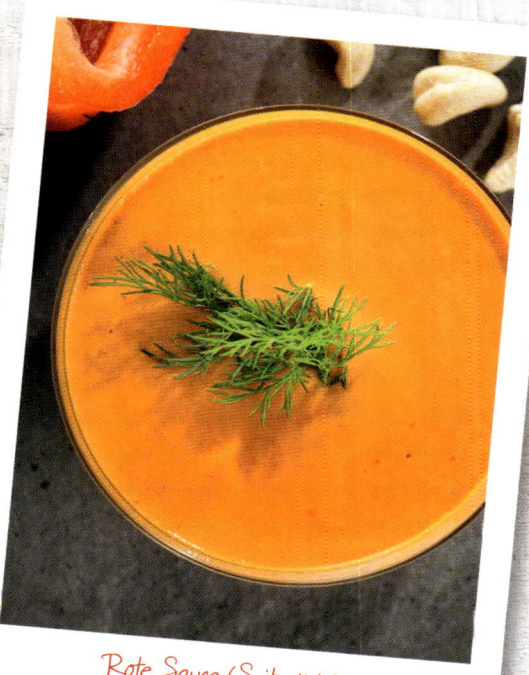
Rote Sauce (Seite 140)

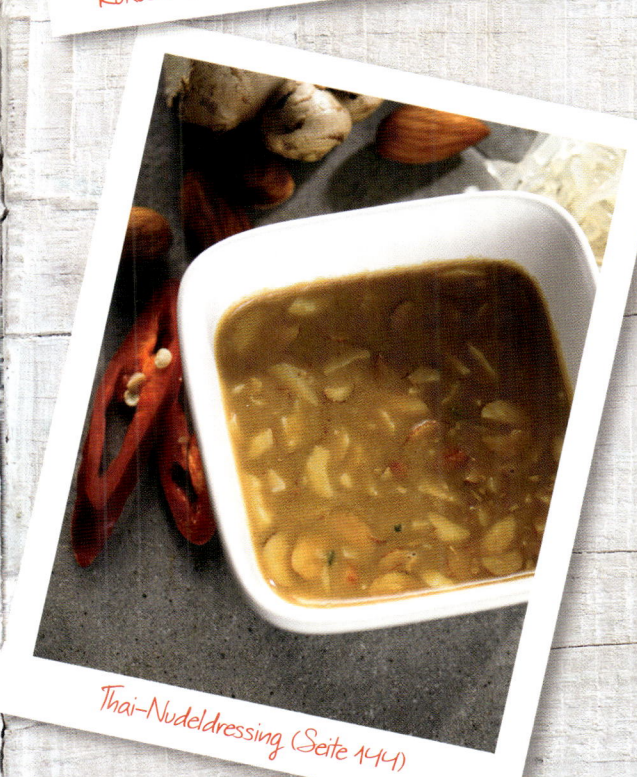
Thai-Nudeldressing (Seite 144)

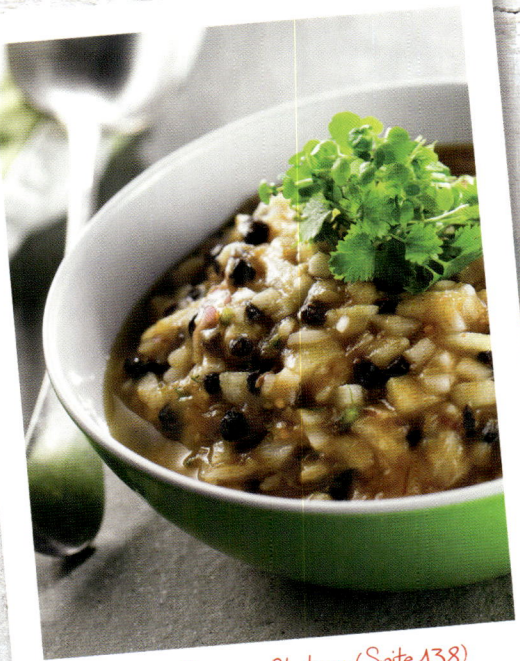
Tropisches Ananas-Chutney (Seite 138)

# Mayonnaise

Mayonnaise gehört traditionell zu den stark verarbeiteten Würzsaucen. Hier eine gesunde Version ganz ohne Konservierungsstoffe, Süßungsmittel oder schlechte Fette. Eier sind ein guter Lieferant für die Vitamine A, D und E und eine Reihe von B-Vitaminen.

**Für 1 Tasse • preisgünstig**
🕒 15 Min.

4 Eier (Größe L) • 1 Eigelb • 1 EL Apfelessig • 1 EL Worcestershire-Sauce • 1 EL Ahornsirup • 1 EL scharfer Senf • 1 EL Dijon-Senf • 2½ – 3½ Tassen Olivenöl

● Die Eier etwa 1½ Min. sanft pochieren.

● Die pochierten Eier zusammen mit dem rohen Eigelb in die Küchenmaschine geben.

● Apfelessig, Worcestershire-Sauce, Ahornsirup und Senf zugeben.

● In der Küchenmaschine mixen, dabei das Öl portionsweise einfließen lassen.

**Tipp** Mit Dill, Minze und Kapern können Sie die Mayo ganz einfach zu einer Kräuter-Würzsauce abwandeln.

# Sushi-Dressing

Die unverwechselbaren Aromen dieser Sauce stammen aus Tahin und Ingwer. Tahin ist eine gute Quelle für B-Vitamine, die für den Energiestoffwechsel und gesunde rote Blutkörperchen essentiell sind. Sein Kalzium- und Magnesiumgehalt ist gut für das Nervensystem und die Muskelkontraktion.

**Für ½ Tasse • geht schnell**
🕒 15 Min.

1 Stück frischer Ingwer • 1 EL Tahin (möglichst aus ungeschältem Sesam) • 1 EL Reiswein- oder Apfelessig • 1½ TL Ahornsirup • Saft von ½ Zitrone

● Ingwer schälen und reiben, 1 EL abmessen.

● Alle Zutaten in einen gut verschließbaren Behälter geben und schütteln, bis alles gut vermischt ist oder in einer Schüssel miteinander verquirlen.

● Das Dressing bis zur Verwendung abgedeckt kühl stellen.

**Tipp** Verwenden Sie diese leichte und aromatische Sauce als Dip für Sushi, zu Salaten oder anderen asiatischen Gerichten.

# Macadamiapesto

Dieses vielseitige Pesto ist die schnellste und leckerste Würzsauce der Welt! Das Pesto ohne zugesetztes Öl punktet mit den herzschützenden Fähigkeiten der Macadamianüsse ebenso wie mit den herrlichen Aromen von frischem Basilikum und Zitronensaft.

**Für 2 Tassen • gelingt leicht**
🕒 15 Min.

2 Tassen Basilikumblättchen • 1 Tasse Macadamianüsse • Saft von 1 Zitrone • Salz • schwarzer Pfeffer (frisch gemahlen) • ½ Tasse Wasser

● Basilikum und Macadamianüsse in die Schüssel der Küchenmaschine oder den Mixer geben. Pulsierend mixen, bis die Nüsse fein gemahlen sind und das Basilikum gut eingearbeitet ist.

● Bei laufendem Motor Zitronensaft, Salz, Pfeffer und so viel Wasser zugeben, dass die Masse cremig wird.

↔ Macadamiapesto

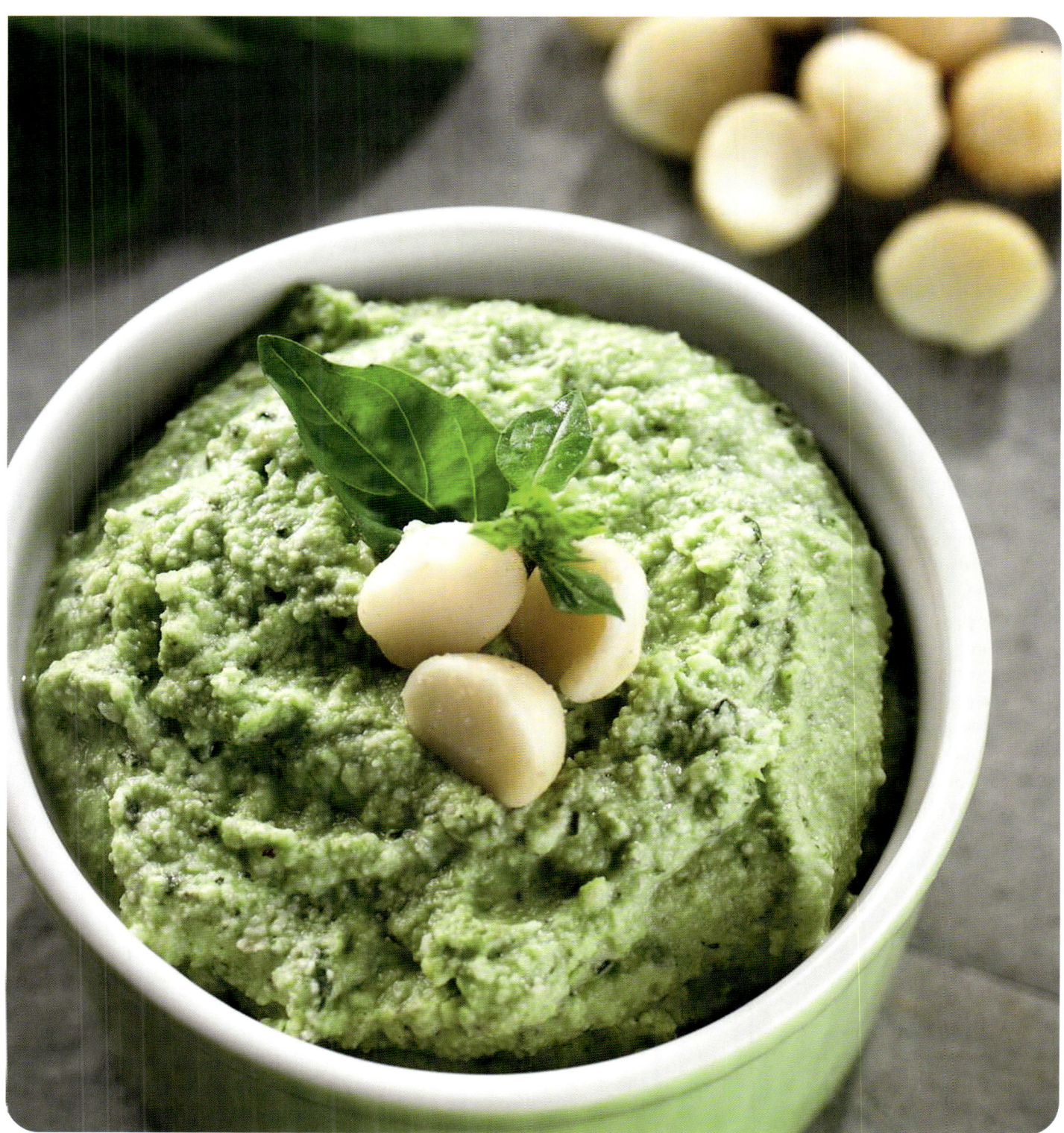

# Hummus

Durch das Keimen erhöht sich der Nährwert von Samen und Hülsenfrüchten. Kichererbsen sind eine wunderbare Quelle für Ballast- und Mineralstoffe. Tahin enthält viel Kalzium und Magnesium und das Olivenöl trägt mit ein-fach ungesättigten Fettsäuren zu einem gesunden Her-zen bei. Diese Hummus-Basis können Sie mit Kräutern oder Gewürzen nach Ihrem Geschmack verfeinern. Es ist eine Bereicherung für jede Lunchbox und eignet sich sowohl als Aufstrich als auch als Dip oder zusätzliche Proteinquelle.

**Für 1½ Tassen • gelingt leicht**
⊘ 15 Min.

2 Tassen gekeimte Kichererbsen • 1 große Knoblauchzehe • 2½ TL gemahlener Kreuzkümmel • 2 TL Tahin (möglichst aus ungeschältem Sesam) • ½ Tasse Olivenöl • Saft von 1 Zitrone • Salz • schwarzer Pfeffer (frisch gemahlen)

● Kichererbsen und gehackte Knoblauchzehe in die Schüssel der Küchenmaschine oder den Mixer geben. Einige Sekunden pulsierend mixen, bis die Kichererbsen fein vermahlen sind.

● Kreuzkümmel und Tahin zugeben und wieder pulsie-rend mixen, bis die Zutaten gründlich vermischt sind.

● Bei langsam laufendem Motor das Olivenöl vorsichtig einfließen lassen. Wenn das Öl gut untergemengt ist, auch den Zitronensaft hinzufügen.

● Mit Salz und Pfeffer würzen.

# Thai-Nudeldressing

Um raffinierten Zucker und unnatürliche Zusätze, wie sie so oft in Fertigsaucen vorkommen, zu meiden, machen Sie Ihre Saucen und Dressings am besten selbst. In dieser Sauce sind all die herrlichen Aromen versammelt, die charakteristisch für die asiatische Küche sind. Tahin liefert dazu noch Kalzium und Magnesium, Mandeln und Ahornsirup ebenso.

**Für ½ Tasse • gelingt leicht**
⊘ 15 Min.

1 kleines Stück frischer Ingwer • 1 kleine frische grüne Chili-schote • 1 TL Tahin (möglichst aus ungeschältem Sesam) • 1¼ TL Ahornsirup • Saft von 1 Limette • ¼ TL Tamari- oder Shoyu-Sojasauce • ¼ Tasse gehackte Mandeln

● Hinweis: Die Mandeln müssen über Nacht eingeweicht werden, dann gut abtropfen lassen und hacken.

● Ingwer schälen und reiben, 1 TL davon abmessen. Chili entkernen und fein hacken, 1 TL davon abmessen.

● Alle Zutaten in einen gut verschließbaren Behälter geben und schütteln, bis alles gut vermischt ist, oder in einer Schüssel miteinander verquirlen.

● Das Dressing bis zur Verwendung abgedeckt kühl stellen.

❯❯ Hummus

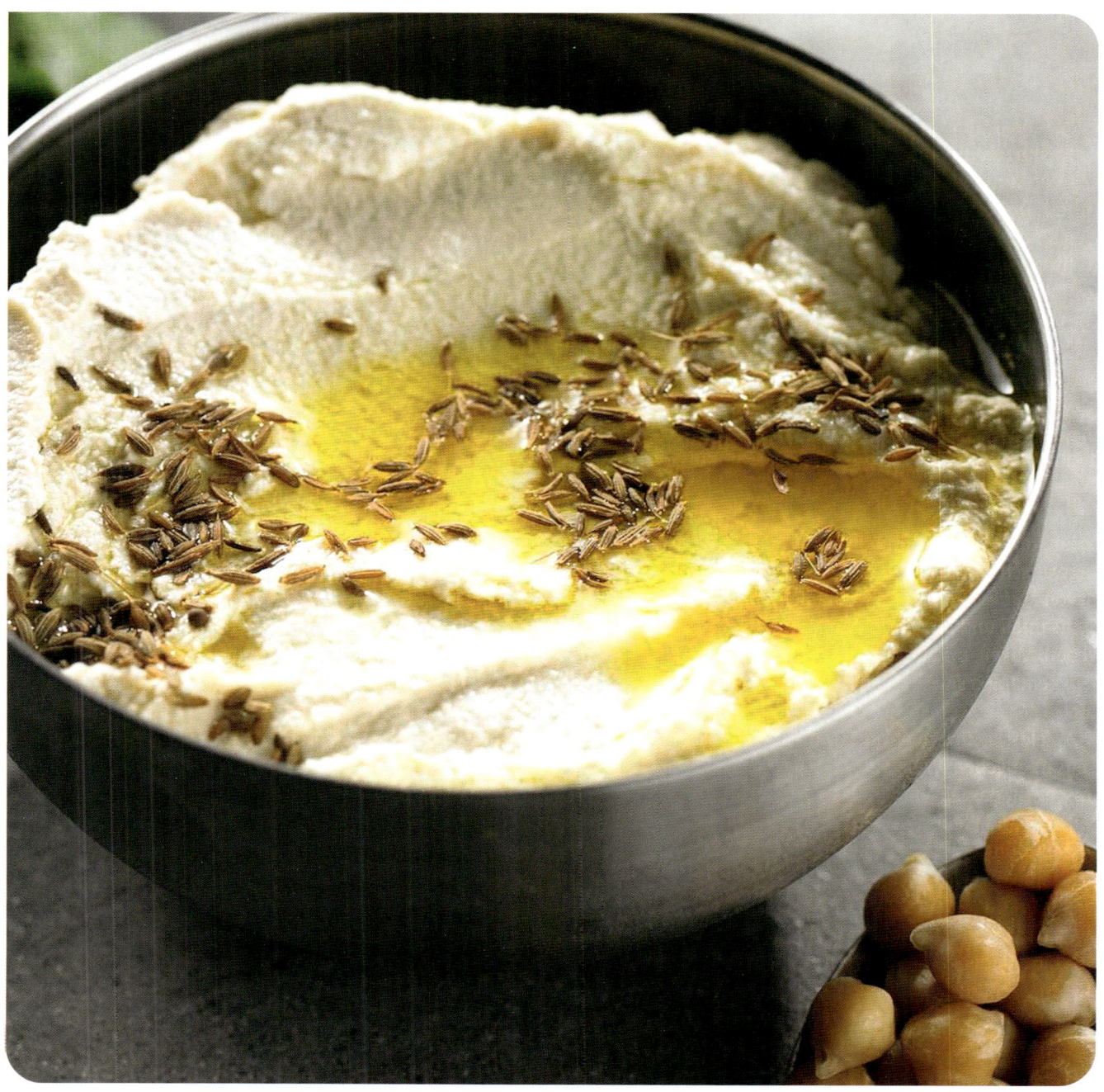

# Süßsaures Salatdressing

Zitronensaft, Ingwer und Apfelessig unterstützen die Magensäure und die Verdauungsenzyme bei ihrer Arbeit. Die Vitamin-C-reichen Zitronen sind für das Immunsystem wichtig.

**Für ½ Tasse • gelingt leicht**
⊘ 15 Min.

2 Medjool-Datteln • 2 TL gemahlene Senfsamen • 1 kleines Stück frischer Ingwer • 1 TL Apfelessig • Saft von 1 Zitrone • Saft von 1 Orange • 2 EL Olivenöl • Salz • schwarzer Pfeffer

● Entsteinte Datteln grob hacken. Ingwer schälen und reiben, 2 TL davon abmessen. Datteln, gemahlene Senfsamen und Ingwer in den Mixer geben. Mixen, bis alle Zutaten recht fein gemahlen sind.

● Apfelessig, Zitronen- und Orangensaft zugeben. Wenn alles gut vermischt ist, das Olivenöl dazugießen. Mit Salz und Pfeffer würzen. Bis zur Verwendung abgedeckt und kühl lagern.

**Tipp** Das Dressing passt zu jedem Salat, besonders zu solchen mit Äpfeln oder Zitrusfrüchten.

# Cashew-Sour-Cream

In dieser erfrischenden Würzsauce stecken alle Aromen aus der klassischen Sour Cream, aber dafür keine ungesunden Fette. Die Sauce ist reich an herzschützenden einfach ungesättigten Fettsäuren und über den Zitronensaft freut sich die Leber. Verwenden Sie sie genauso, wie Sie auch Sour Cream verwenden würden, mit der Gewissheit, dass hier viele Mineralstoffe, darunter Kalzium und Magnesium, enthalten sind.

**Für 2 Tassen • gelingt leicht**
⊘ 15 Min.

1½ Tassen Cashewkerne • Saft von 1 Zitrone • Saft von 1 Limette • ¾ Tasse Wasser • 1 Pr. Salz

● Nüsse im Mixer fein hacken. Zitronen- und Limettensaft zugeben und salzen. Bei laufendem Motor das Wasser einlaufen lassen, bis die Masse weich und cremig ist.

# Cashewkäse-Sauce

Als perfekter Begleiter von gedämpftem Blumenkohl oder anderem Gemüse ist diese herzfreundliche Creme eine gute Alternative zu klassischer Käsesauce. Die Hefeflocken liefern B-Vitamine, die für die Energieumwandlung aus der Nahrung wichtig sind und den Entgiftungsprozess der Leber unterstützen.

**Für 2 Tassen • gelingt leicht**
⊘ 15 Min.

2 Tassen Cashewkerne • 1½ Tassen Wasser • 2 TL Dijon-Senf • 2 EL Hefeflocken • 1 Pr. Kurkuma • 1 Pr. Salz

● Cashewkerne und Wasser in die Schüssel der Küchenmaschine geben. Pulsierend mixen, bis die Nüsse fein vermahlen sind.

● Senf, Hefeflocken, Kurkuma und Salz zugeben. Zu einer homogenen Creme mixen.

❯ Süßsaures Salatdressing

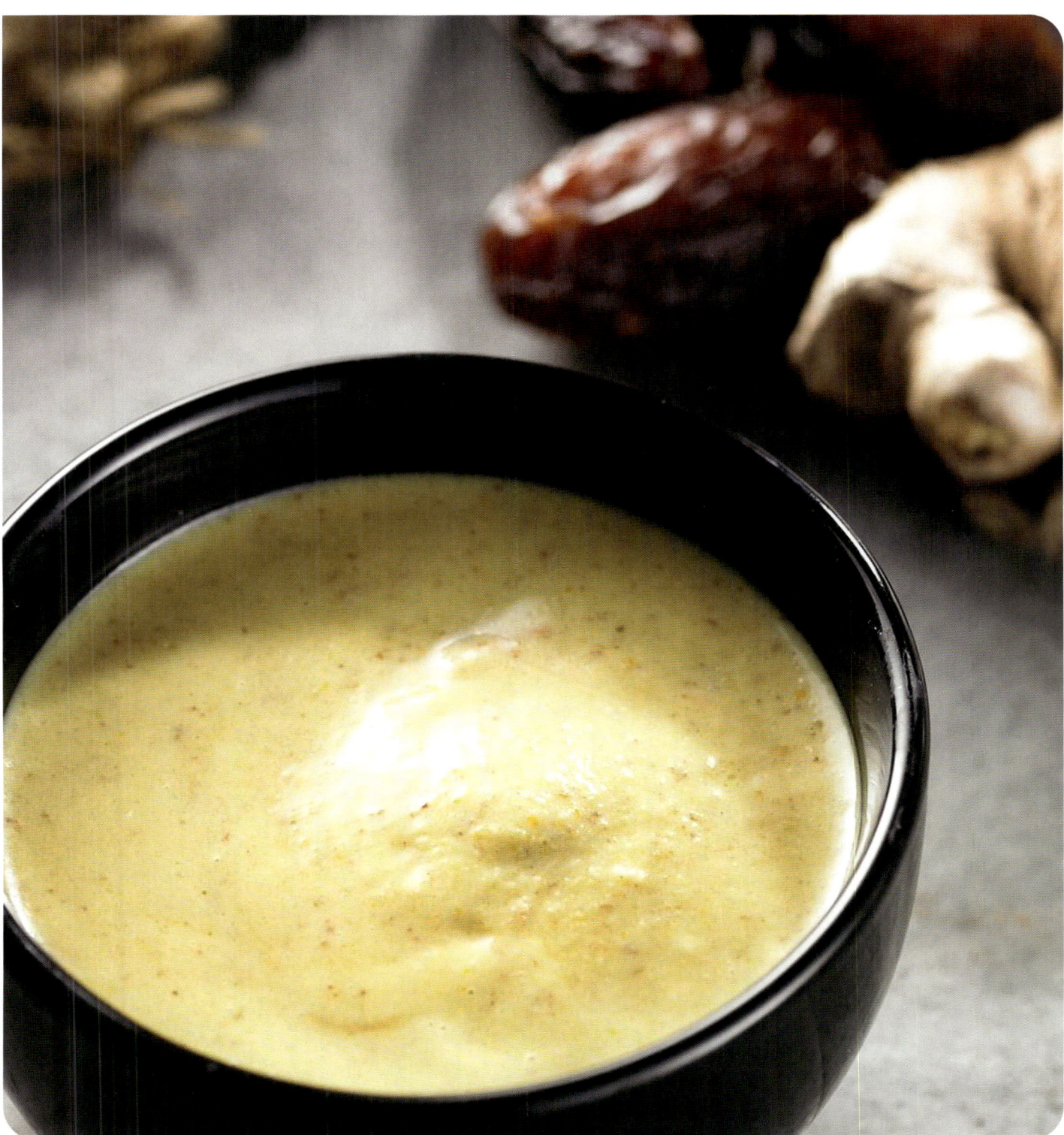

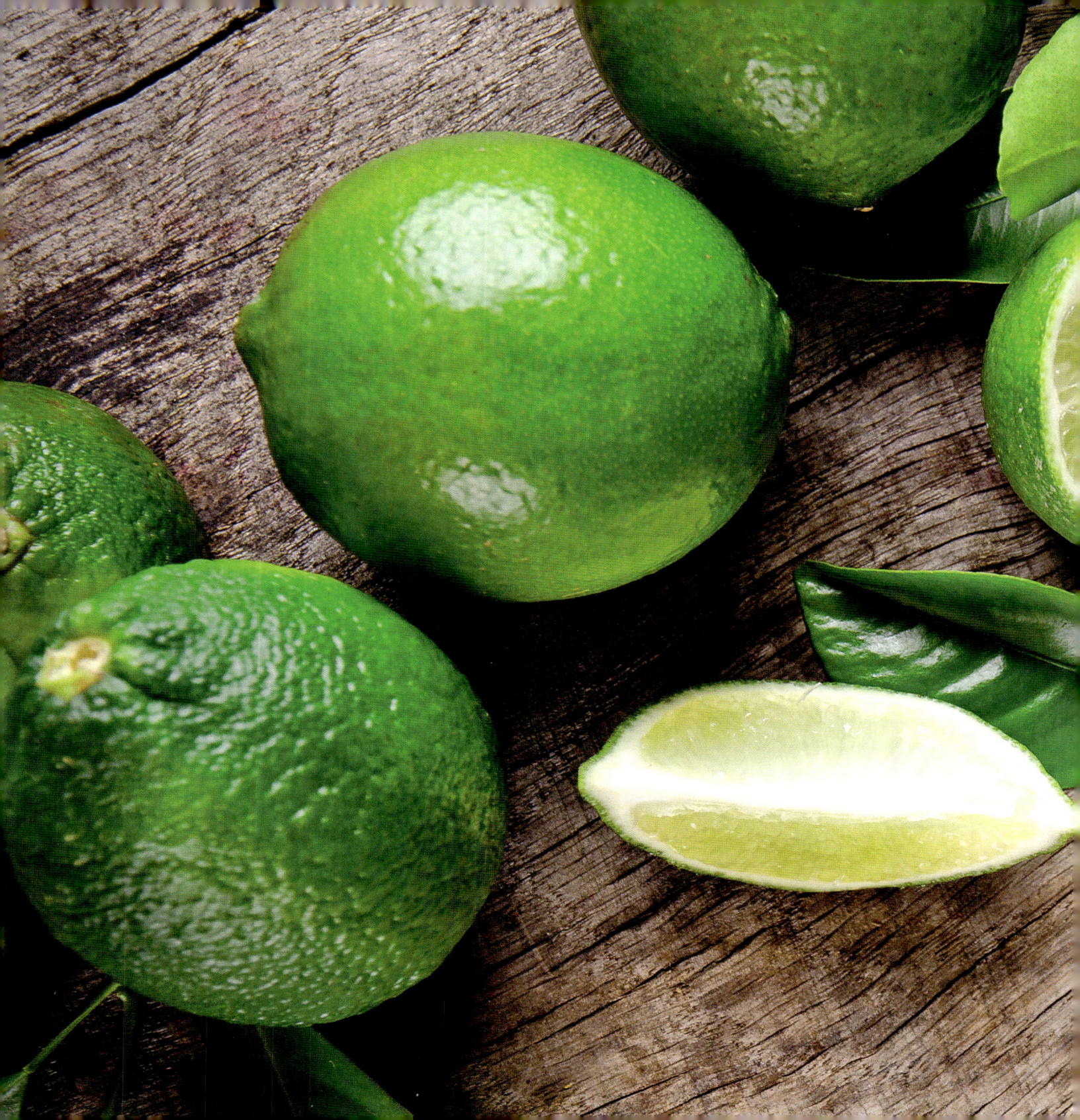

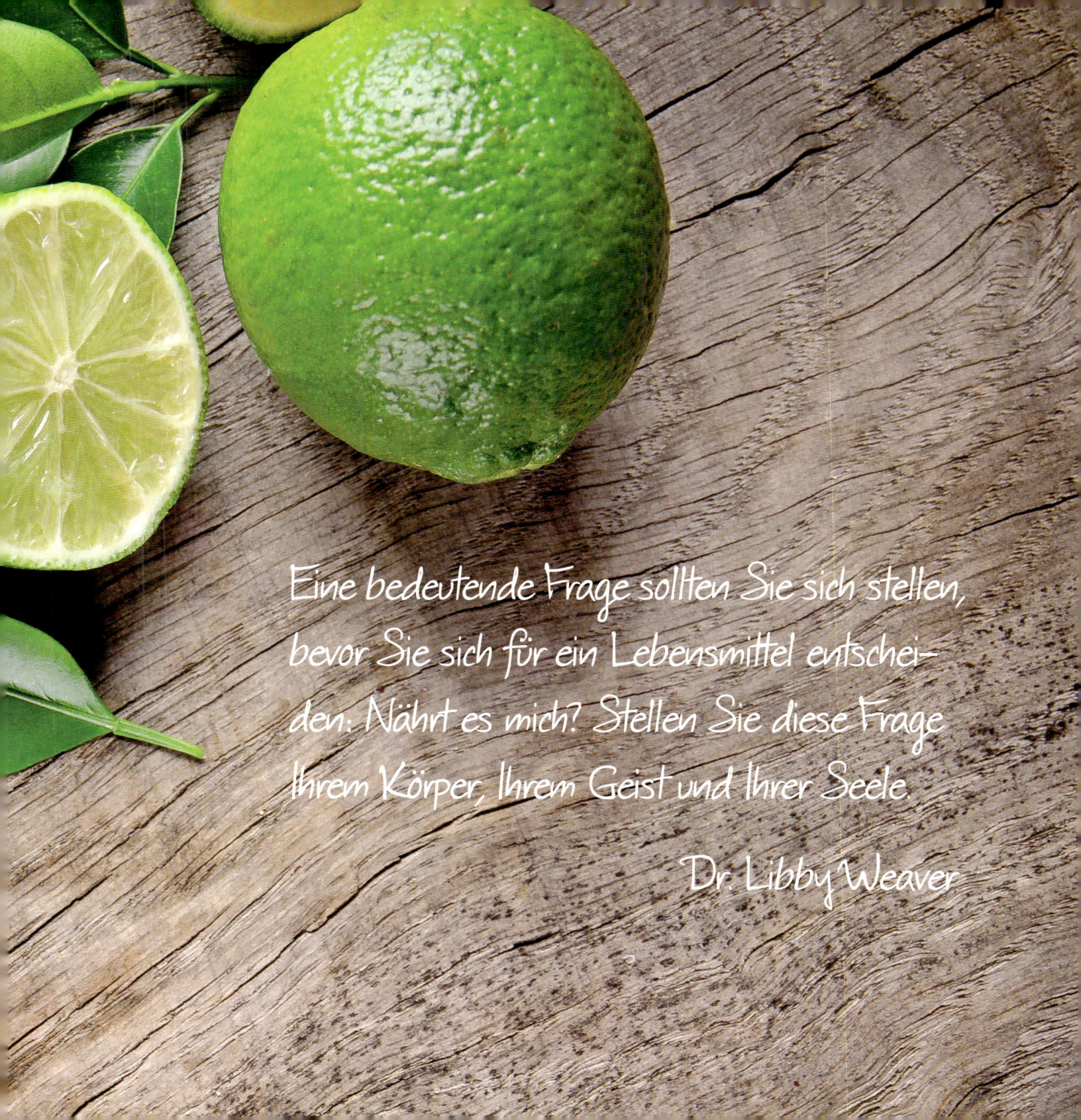

Eine bedeutende Frage sollten Sie sich stellen, bevor Sie sich für ein Lebensmittel entscheiden: Nährt es mich? Stellen Sie diese Frage Ihrem Körper, Ihrem Geist und Ihrer Seele.

Dr. Libby Weaver

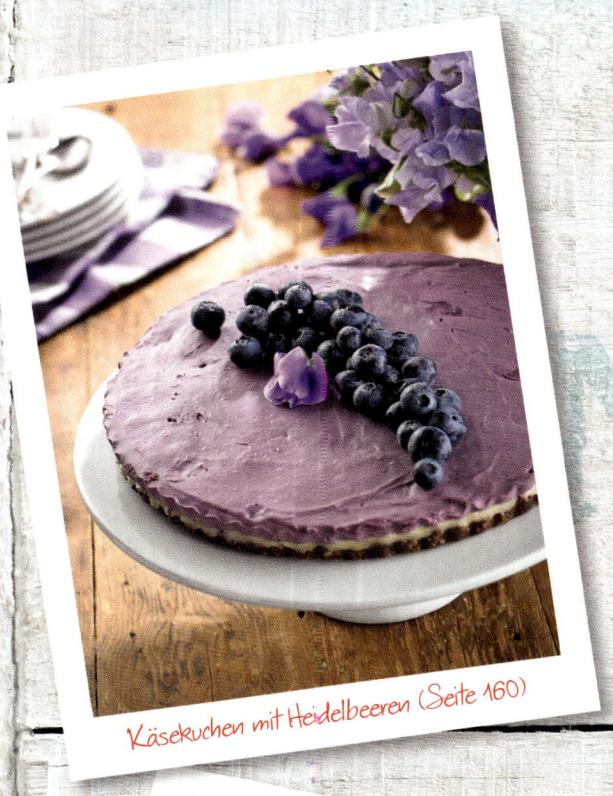
Käsekuchen mit Heidelbeeren (Seite 160)

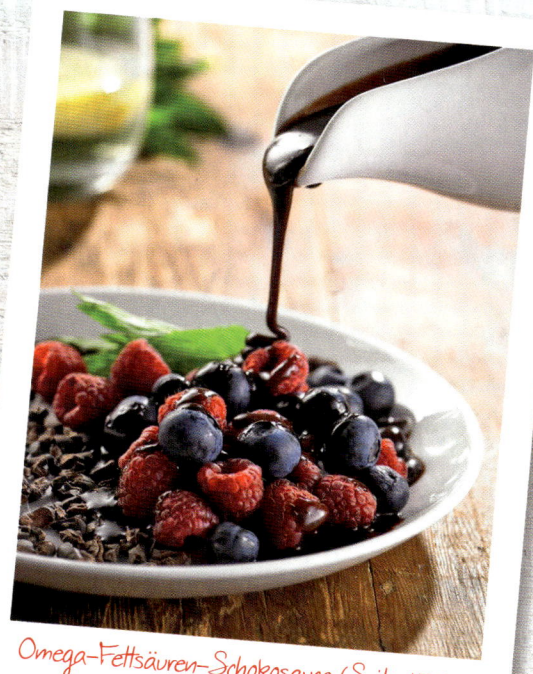
Omega-Fettsäuren-Schokosauce (Seite 152)

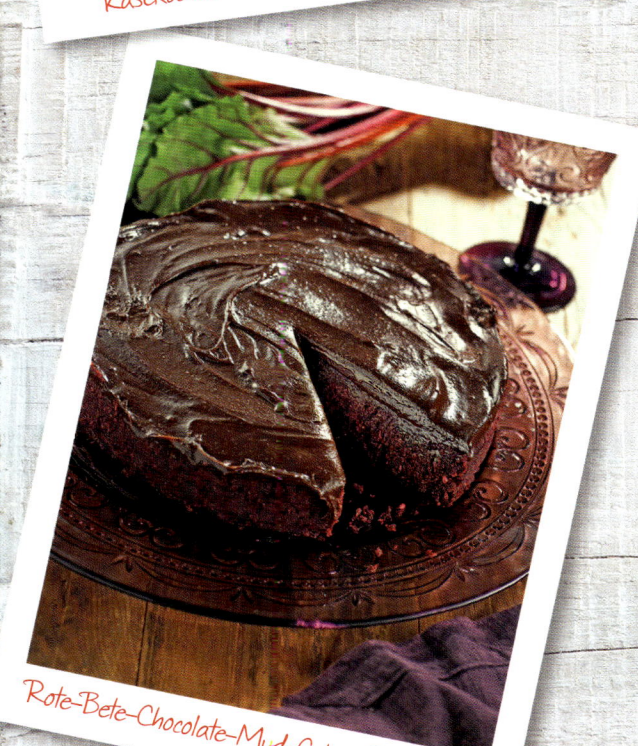
Rote-Bete-Chocolate-Mud-Cake (Seite 156)

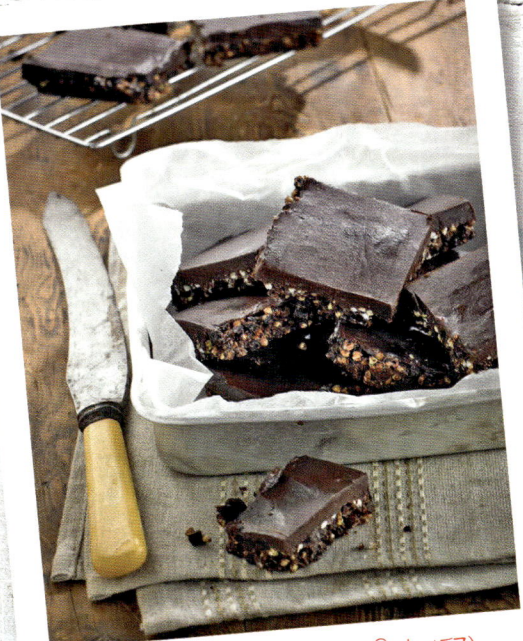
Schoko-Knusper-Stückchen (Seite 157)

# Desserts

Ich habe lange darüber nachgedacht, ob ich ein Dessert-Kapitel in mein Kochbuch aufnehmen soll. Schließlich lautet mein Credo, den Gehalt pflanzlicher Lebensmittel zu erhöhen und raffinierten Zucker so weit wie möglich zu vermeiden. Ich arbeite viel mit Menschen daran, ihre Zuckerabhängigkeit zu reduzieren, ob sie nun emotional bedingt oder rein physiologisch ist. In meiner Praxis als Ernährungsberaterin beobachte ich ein steigendes Verlangen nach Zucker und Süßem, oft eine Nebenwirkung von zu viel Stress im Alltag.

In meinen Büchern beschäftige ich mich ausführlich mit der Tatsache, dass es den Menschen immer dann, wenn sie sich überessen, nicht etwa um gutes, gesundes Essen, sondern um Seelenfutter geht. Daher frage ich mich, was genau sie von diesem Essen für ihr Wohlbefinden erwarten. Leider kann Essen diese Erwartungen niemals erfüllen. Werden Sie sich besser über das »Warum« Ihrer Essensauswahl bewusst.

Mein Wunsch war es, ein Kapitel mit einer Auswahl verblüffender Desserts aufzunehmen, die der Gesundheit förderlich sind – und nicht hinderlich, wie es sonst meistens der Fall ist. Dabei habe ich auch berücksichtigt, dass Desserts oft zu festlichen Anlässen serviert werden.

Wenn Sie ein Dessert genießen wollen, warum dann nicht die besten, nährstoffreichsten Zutaten dafür verwenden, die Ihnen guttun, statt sie träge und müde zu machen? Warum nicht zelebrieren und wirklich alles geben, um etwas ganz Besonderes für einen Geburtstag oder eine abendliche Esseneinladung zu schaffen? Diese Desserts hauen mich jedes Mal wieder um, schon wenn ich sie ansehe, deshalb möchte ich die Rezepte unbedingt mit Ihnen teilen.

Die Rezepte sind mit größter Sorgfalt erstellt; bei der Qualität der Zutaten wurden keinerlei Abstriche gemacht. Wir haben zum Süßen reinen Ahornsirup verwendet, der für Veganer geeignet ist, einen geringeren Fruktosegehalt als andere Süßungsmittel aufweist und Kalzium, Magnesium und Mangan enthält. Butter haben wir durch Kakaobutter ersetzt (obwohl ich ein Fan von Bio-Butter bin) und statt herkömmlichem Kakao rohes Kakaopulver verwendet. Roher Kakao durchläuft nicht den konventionellen Verarbeitungsprozess und enthält dadurch noch alle guten Nährstoffe aus der Bohne. Wenn Sie kein rohes Kakaopulver bekommen, können sie auch qualitativ hochwertigen »normalen« Kakao verwenden, auch wenn er sich geschmacklich etwas unterscheidet.

Der Großteil der Desserts basiert auf Beeren, Vanille oder Schokolade mit natürlichen Aromen. Die Natur braucht keine Hilfsmittel!

Bedenken Sie die Portionsgröße jeder Mahlzeit, nach der Sie ein solches üppiges, wenn auch gesundes Dessert genießen möchten. Obwohl alle Zutaten nährstoffreich sind, könnten Sie sie als sehr sättigend empfinden, also hören Sie auf das Sättigungsgefühl, das die Mahlzeit bei Ihnen auslöst. Nehmen Sie sich nur ein kleines Stück und genießen Sie jeden Bissen. Haben Sie Freude an den Rezepten, genießen Sie ihre Zubereitung. Manche Käsekuchen sehen in ihren Förmchen einfach entzückend aus oder überraschen Sie zum krönenden Abschluss eines Abendessens mit einem spektakulären Trüffelturm. Beenden Sie Ihr Event auf hohem Niveau!

# Himbeer-Macadamia-Torte mit Schokoladenganache

Antioxidanzien im Überfluss, Kalzium, Magnesium, Zink – die Liste der Wohltäter ist endlos! Stellen Sie sich eine Torte vor, deren Nährwert genauso hoch ist wie der Lecker-Faktor! Genießen Sie dieses dekadente Dessert zu einer ganz besonderen Gelegenheit.

**Für 10 – 12 Personen • braucht etwas mehr Zeit**
⏱ 55 Min.

**Für den Teig:**
- 400 g Macadamianüsse
- 200 g Sonnenblumenkerne
- 10 Medjool-Datteln
- ¾ Tasse rohes Kakaopulver
- ¾ Tasse Kokosraspel
- 2 EL Wasser

**Für die Ganache-Himbeer-Füllung:**
- 2 große Avocados
- 10 Medjool-Datteln
- ¾ Tasse rohes Kakaopulver
- 1 Pr. Salz
- 3 Tassen Himbeeren (frisch oder tiefgekühlt)

● Entsteinte Datteln grob hacken.

● Alle trockenen Teigzutaten in der Küchenmaschine bei hoher Geschwindigkeit gründlich verarbeiten, bis die Mischung bindet. Das Wasser zugeben und einarbeiten, bis ein homogener Teig entsteht. Der Teig sollte klebrig sein und beim Zusammendrücken mit den Händen seine Form bewahren.

● Den Teig in 3 Portionen à 300 g teilen.

● Die Teigportionen zu Kugeln formen und auf Backpapier flach ausrollen. Der Teig darf beim Ausrollen nicht krümeln. Falls er krümelt, noch einmal in die Küchenmaschine geben und schrittweise 1 EL Wasser zugeben, bis sich ein zusammenhängender Teig formt.

● Den Teig etwa 1 cm dick rund oder rechteckig ausrollen. Eventuell eine 21-cm-Tarteform als Schablone zu Hilfe nehmen, um einen perfekten Kreis zu erhalten. Die abgeschnittenen Teigreste beiseitelegen. Den Teig bis zur Weiterverarbeitung etwa 20 Min. einfrieren, damit er bei der Fertigstellung noch zusammenhält. Währenddessen die Ganache fertigstellen.

● Avocados, Datteln, Kakao und Salz in der Küchenmaschine dick-cremig mixen. Zwischendurch die Küchenmaschine stoppen und die Masse vom Schüsselrand schaben, dann weitermixen, bis sich eine homogene Masse bildet.

● Den ersten gefrorenen Teigboden auf eine Kuchenplatte legen. Ein Drittel der Ganache darauf verstreichen, dann 1 Tasse Himbeeren darauf verteilen. Das Ganze noch zweimal mit den anderen Teigböden und den restlichen Zutaten wiederholen. Die Ganache dabei immer sehr vorsichtig auftragen, damit die Torte nicht einstürzt.

**Tipp** Der übriggebliebene Teig kann zu Nusströffeln oder Energiebällchen verarbeitet werden. Dafür einfach zu Kugeln rollen und für später einfrieren. Die Fertigstellung der Torte ist eine Frage des persönlichen Geschmacks: Man kann ebenso ein Sandwich oder ein flaches Gebäckstück herstellen, indem man den Teig in zwei Portionen teilt und mit Ganache und gefrorenen Himbeeren füllt.

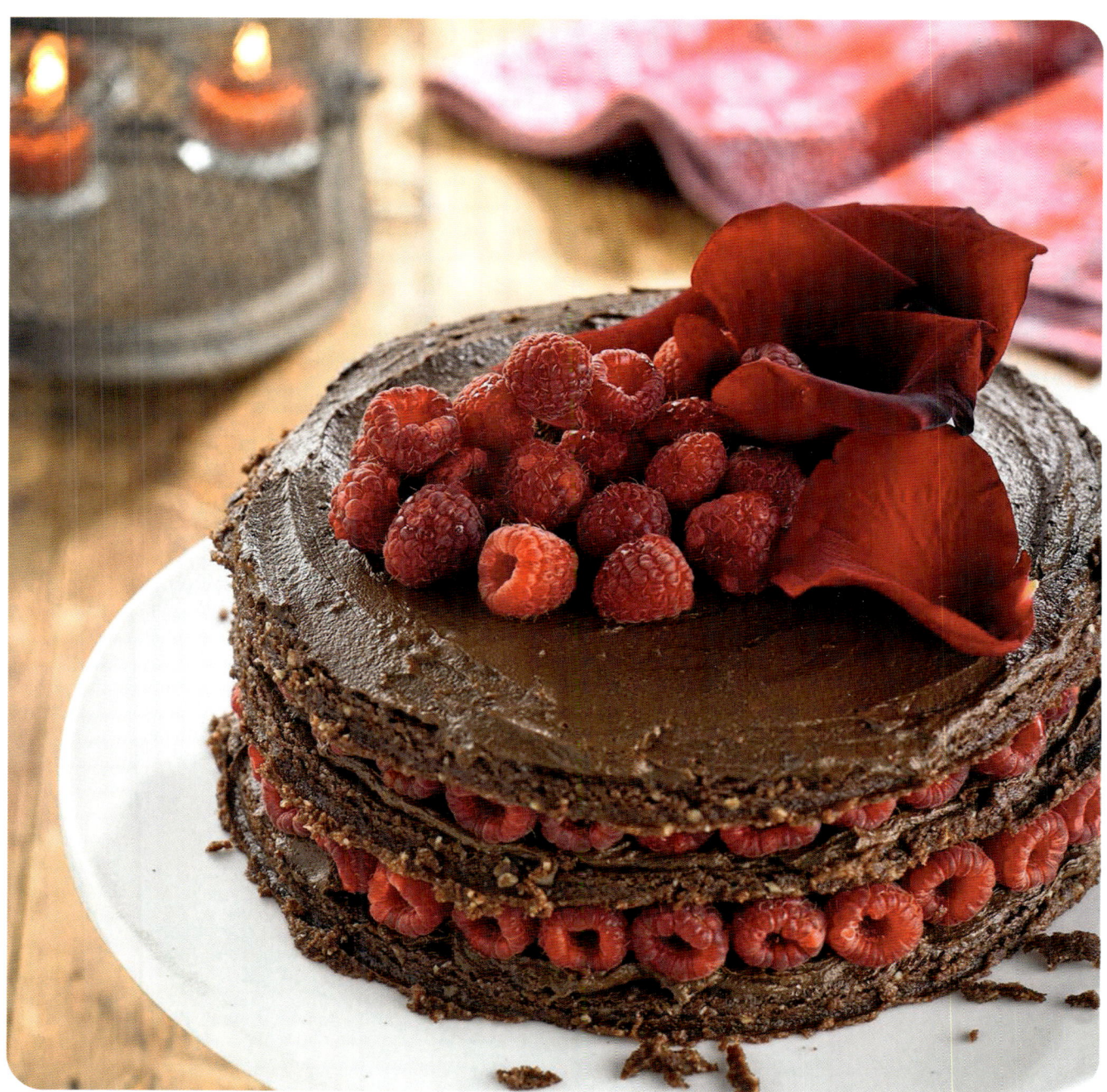

# Selbst gemachte Schokolade

Hier werden keine geschmacklichen Kompromisse gemacht. Diese selbst gemachte Schokolade kommt ohne Milch, raffinierten Zucker oder künstliche Zusätze aus und ist dabei reich an Antioxidanzien und Magnesium. Schon der erste Bissen wird den größten Schokoholic glücklich machen! Achten Sie beim Pfefferminzöl darauf, dass es für Lebensmittel geeignet ist!

Für 10 – 12 Stück • geht schnell
⊘ 15 Min.

100 g Kakaobutter • ¼ Tasse Ahornsirup • ½ Tasse rohes Kakaopulver • 10 Tropfen Bio-Pfefferminzöl (optional) • ¼ Tasse Kakao-Nibs für den Crunch (optional)

● Kakaobutter in einem kleinen Topf bei schwacher Hitze schmelzen und anschließend abkühlen lassen.

● Ahornsirup zu der abgekühlten Kakaobutter geben, dann das Kakaopulver einrühren und gründlich vermischen.

● Nun das Pfefferminzöl einrühren, falls verwendet.

● Die Masse in Eiswürfelbehälter füllen und nach Belieben mit den Kakao-Nibs bestreuen. Einfrieren, bis die Schokolade fest ist, dann aus den Formen lösen.

# Omega-Fettsäuren-Schokosauce

Kinder ausreichend mit Omega-3-Fettsäuren zu versorgen ist nicht einfach – es sei denn, sie sind in einer samtigen Schokosauce versteckt. Als eine sehr leckere Art, Udo's Öl (siehe auch Glossar) aufzunehmen, oder einfach als Alternative zu stark verarbeiteten Produkten ist diese Sauce wunderbar zu einer faustgroßen Portion frischer Beeren oder anderer Früchte.

Für 1½ Tassen • geht schnell
⊘ 15 Min.

½ Tasse Macadamiaöl (alternativ: Udo's Öl oder Leinöl guter Qualität) • ½ TL Vanilleextrakt • 1 Tasse Ahornsirup • 1 Tasse rohes Kakaopulver • 1 Pr. Salz

● Alle Zutaten in einem Mixer cremig mixen.

● Auf Beeren, frischer Ananas, Bananen oder Kokosnuss servieren.

❯ Selbst gemachte Schokolade

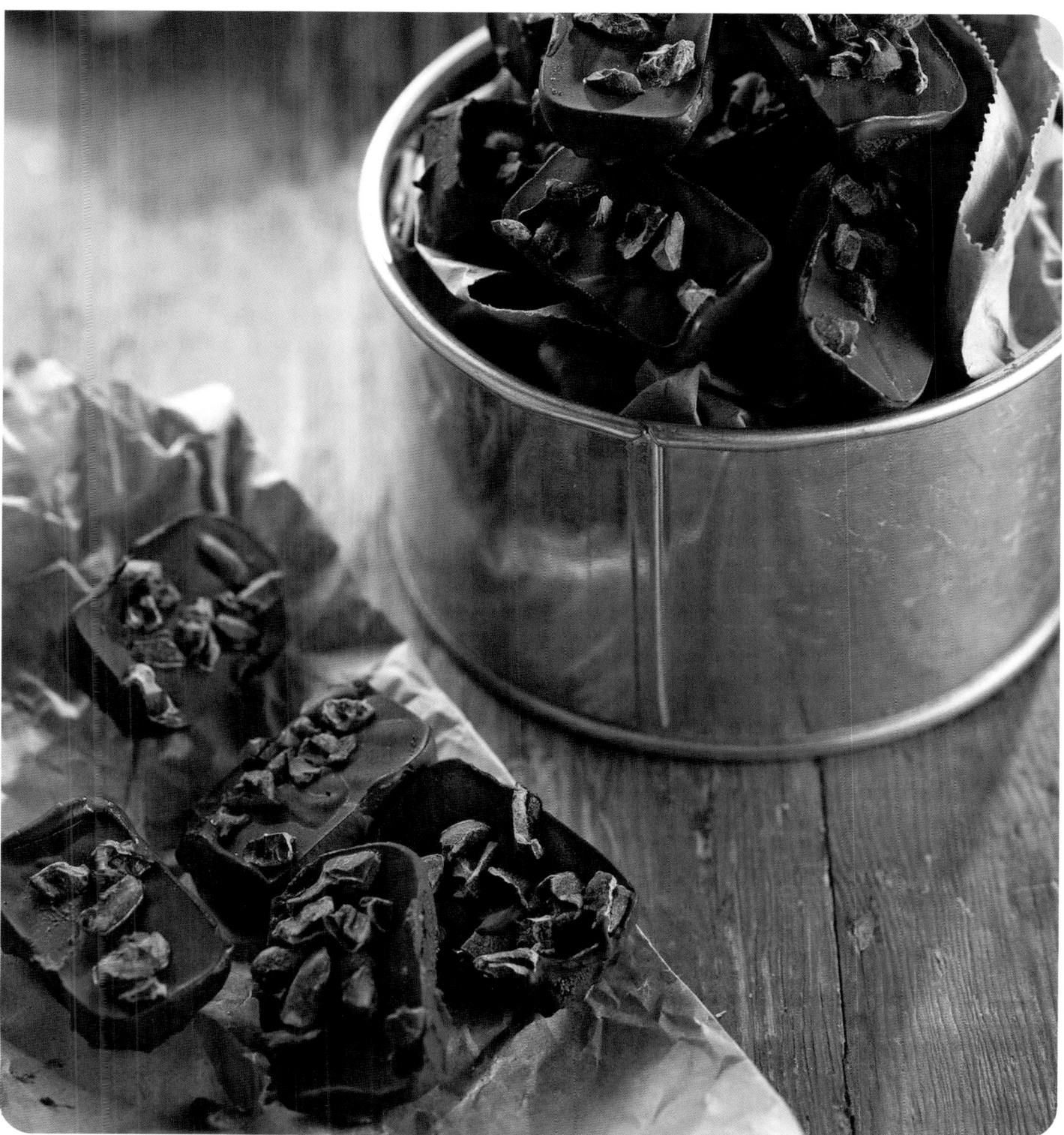

# Rote Bete-Chocolate-Mud-Cake

In diesem Kuchen stecken all die herrlichen Aromen eines klassischen Schokoladenkuchens, doch für Ihre Gesundheit ist er so viel besser. Die Rote Bete unterstützt den Entgiftungsprozess der Leber, die Flohsamen sind ein hervorragender Ballaststofflieferant und das Selen aus den Nüssen ein wirksames Antioxidans und wichtig für die Schilddrüsenfunktion. In kleinen Portionen genießen, denn diese Kraftpaket-Zutaten fördern die Ausscheidung.

Für 10 – 12 Personen • gelingt leicht
⏱ 45 Min.

**Für den Teig:**
• 2 Tassen Paranüsse
• 4 Medjool-Datteln
• ½ Tasse Korinthen
• ¼ Tasse Ahornsirup
• 3 mittelgroße Rote Bete
• 2 Tassen Kokosraspel
• ½ Tasse rohes Kakaopulver
• 2 EL gemahlene Flohsamenhüllen

**Für die Glasur:**
• 100 g Kakaobutter
• 1 Tasse Cashewkerne
• ½ Tasse rohes Kakaopulver
• ½ Tasse Ahornsirup
• 1 TL frischer Zitronensaft
• 1 TL Tamari-Sojasauce

● Rote Bete schälen und fein reiben. Entsteinte Datteln grob hacken.

● Paranüsse in der Küchenmaschine mahlen, dann in einer Schüssel beiseitestellen.

● Datteln, Korinthen und Ahornsirup in der Schüssel der Küchenmaschine mixen, bis die Masse weich ist.

● Die Dattelmasse in einer großen Schüssel mit den gemahlenen Nüssen und der geriebenen Roten Bete vermischen.

● Kokosraspel, Kakaopulver und Flohsamenhüllen in die Schüssel geben und mit den Datteln und den Nüssen gründlich verrühren.

● Die Masse zurück in die Schüssel der Küchenmaschine füllen und pulsierend mixen, bis alle Zutaten fein gemahlen und gut miteinander verbunden sind.

● Eine Kuchenform mit Backpapier auslegen und den Teig gleichmäßig darin verteilen. Etwa 15 Min. einfrieren, bis die Masse sich auf Druck fest anfühlt.

● In der Zwischenzeit die Glasur zubereiten. Kakaobutter in einem kleinen Topf vorsichtig schmelzen und anschließend abkühlen lassen.

● Cashewkerne, Kakaopulver, Ahornsirup, Zitronensaft und Tamari in der Schüssel der Küchenmaschine vermischen, bis die Nüsse fein gemahlen sind.

● Bei laufendem Motor die geschmolzene Kakaobutter einfließen lassen und mixen, bis eine weiche, homogene Masse entstanden ist.

● Die Glasur auf dem Kuchen verstreichen und nochmals etwa 15 Min. einfrieren, bis die Glasur fest ist.

# Schoko-Knusper-Stückchen

Der Genuss von Buchweizen gilt als cholesterinsenkend. Buchweizen enthält Tryptophan, die Aminosäurenvorstufe des Glückshormons Serotonin. Reich an Magnesium und Antioxidanzien, ist dieses köstliche Dessert gluten- und milchfrei und in kleinen Häppchen einfach perfekt.

**Für 10 – 12 Stück • geht schnell**
🕐 25 Min. + 1 Std. Trocknungszeit

**Für die Knuspermasse:**
- 1 Tasse Buchweizengrütze
- ¾ Tasse rohes Kakaopulver
- 1 Tasse Kokosraspel
- 1½ Tassen Korinthen
- ¾ Tasse Kokosöl
- 3 EL Ahornsirup

**Für das Toffee-Topping:**
- 8 Medjool-Datteln
- ½ Tasse Mandelmehl
- ¼ Tasse Kokosöl
- 6 EL rohes Kakaopulver

● Buchweizengrütze zum Trocknen auf einem Backblech verteilen und den Backofen auf niedrigste Hitze schalten. Das Getreide etwa 1 Std. backen, bis es sich trocken und knusprig anfühlt.

● Getrocknete Buchweizengrütze, Kakaopulver, Kokosraspel und Korinthen in eine große Schüssel geben und gut miteinander vermischen.

● Das Kokosöl in einem kleinen Topf vorsichtig erhitzen, bis es schmilzt. Öl und Ahornsirup zu den trockenen Zutaten in die Schüssel geben und unterrühren.

● Die Masse in eine mit Backpapier oder Frischhaltefolie ausgelegte 31-cm-Backform drücken. Einfrieren, bis sie fest geworden ist.

● In der Zwischenzeit das Toffee-Topping zubereiten: Entsteinte Datteln grob hacken, zusammen mit Mandelmehl in die Schüssel der Küchenmaschine geben und pulsierend mixen, bis die Datteln fein gehackt sind.

● Das Kokosöl bei schwacher Hitze schmelzen und anschließend abkühlen lassen. Dattel-Mandel-Masse in eine Schüssel geben, Kakaopulver und Kokosöl dazugeben. Mit den Händen verarbeiten, bis sich die Zutaten verbinden.

● Die Glasur auf die gefrorene Knuspermasse drücken. Mit den Händen und Fingern glätten. Wieder in den Gefrierschrank stellen, bis das Topping fest ist.

# Zitronen-Limetten-Tarte

Die Tarte ist nicht nur cremig und leicht, sondern durch den Zitronensaft auch eine hervorragende Vitamin-C-Quelle mit antimikrobiellen und leberentgiftenden Eigenschaften. Eine gesunde Alternative zu herkömmlichem Teig. Reste können zu Bällchen geformt als Snack genossen werden.

**Für 6 – 8 Personen • gelingt leicht**
⊘ 45 Min.

**Für die Zitronen-Limetten-Füllung:**
- ¾ Tasse Kokosöl
- 2½ Tassen Cashewkerne
- Saft von 1 Zitrone
- Saft von 1 Limette
- abgeriebene Schale von 2 Bio-Limetten

**Für den Teig:**
- 6 getrocknete Aprikosen
- abgeriebene Schale von 1 Bio-Limette
- ½ Tasse eingeweichte Mandeln
- ½ Tasse Kokosraspel
- ¼ Tasse Kürbiskerne
- ¼ Tasse weißer Sesam
- ¼ Tasse Sonnenblumenkerne
- ¼ Tasse Tahin (möglichst aus ungeschältem Sesam)
- ½ EL Wasser

● Hinweis: Die Mandeln müssen über Nacht eingeweicht werden, anschließend gut abtropfen lassen.

● Kokosöl in einem kleinen Topf schmelzen und anschließend abkühlen lassen.

● Cashewkerne, Zitronen- und Limettensaft sowie Limettenschale in die Schüssel der Küchenmaschine oder den Mixer geben und pulsierend mixen, bis die Nüsse fein vermahlen sind.

● Bei laufendem Motor das Kokosöl einlaufen lassen, bis die Mischung cremig ist.

● Aprikosen hacken und zusammen mit Limettenschale, Mandeln, Kokosraspel, Samen, Tahin und Wasser in die Schüssel der Küchenmaschine geben. Zu einer krümeligen Masse mixen. Sie ist fertig, wenn sie mit den Händen zusammengedrückt ihre Form hält. Andernfalls noch etwas Wasser zugeben.

● Den Teig gleichmäßig in eine 20-cm-Tarteform drücken. Eine Springform mit abnehmbarem Rand ist am besten geeignet.

● Die Zitronen-Limetten-Füllung darauf verteilen und 15 – 20 Min. einfrieren, bis die Füllung bei Berührung fest wirkt. Den Springformrand, falls verwendet, vor dem Servieren entfernen.

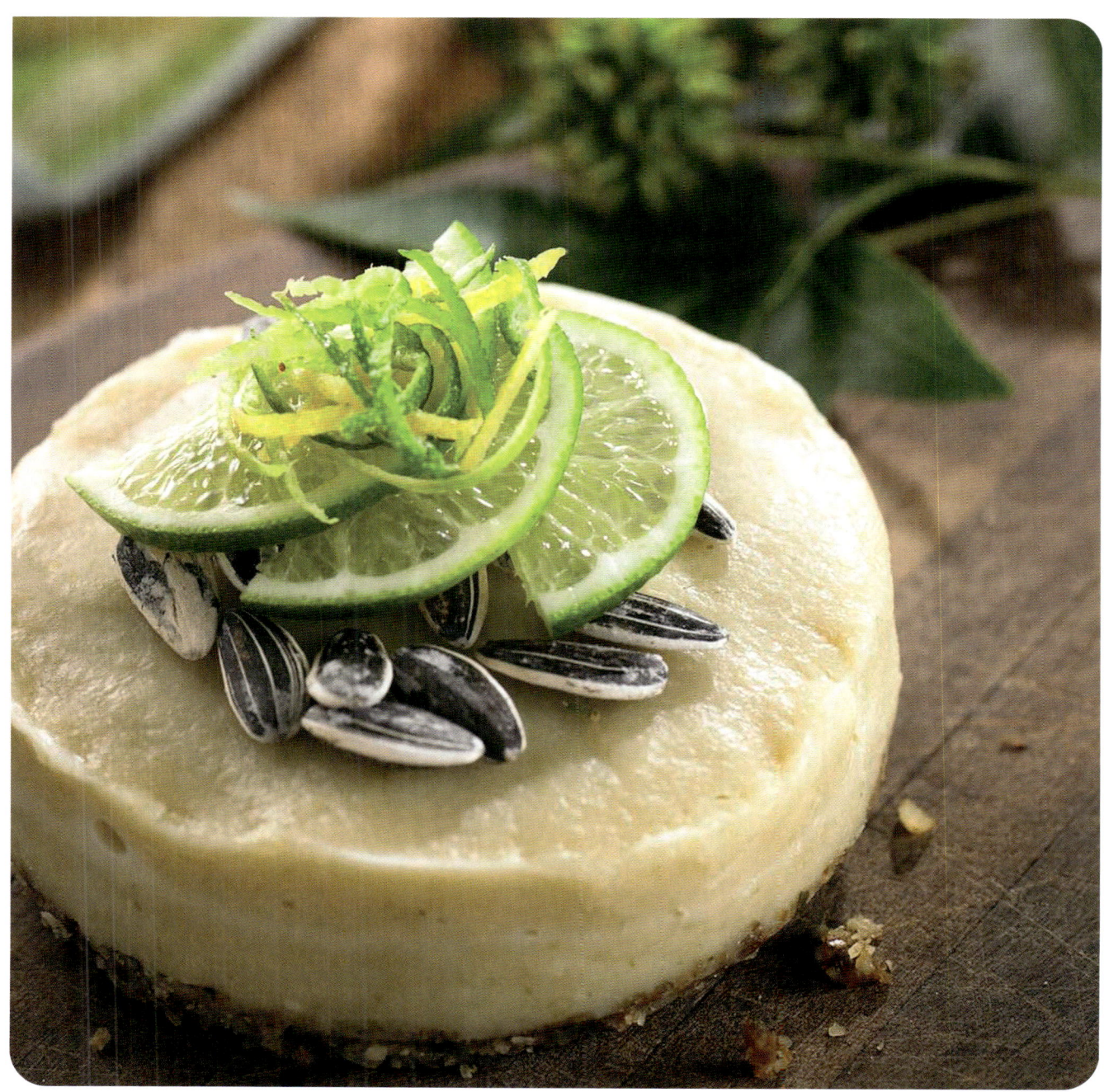

# Käsekuchen mit Heidelbeeren und weißer Schokolade

Der Kuchen ist eine herrliche Alternative zum herkömmlichen Cheesecake. Nüsse und Samen steuern Vitamin E und Zink, Kalzium und Magnesium bei, die Heidelbeeren liefern verblüffende Mengen an Antioxidanzien. Sehr sättigend, am besten in schmalen Stücken servieren.

**Für 12 – 14 Personen • gelingt leicht**
⏱ 45 Min.

**Für den Teig:**
• ¼ Tasse Kürbiskerne
• 1 Tasse eingeweichte Mandeln
• 6 Medjool-Datteln
• ¼ Tasse Sonnenblumenkerne
• ¼ Tasse Sesam
• ½ Tasse Kokosraspel
• ⅓ Tasse Tahin (möglichst aus ungeschältem Sesam)
• ¼ Tasse Kakao-Nibs
• 1 EL rohes Kakaopulver
• 1 EL Wasser

**Für die weiße Schokoladen-Füllung:**
• 100 g Kakaobutter
• ½ Vanilleschote
• 1 Tasse Cashewkerne
• ¼ Tasse Ahornsirup
• Saft von ½ Zitrone

**Für die Heidelbeerfüllung:**
• 100 g Kakaobutter
• 1½ Tassen Cashewkerne
• 2 Schälchen frische Heidelbeeren
• ¼ Tasse Ahornsirup
• Saft von 1 Limette

● Hinweis: Die Mandeln müssen über Nacht eingeweicht werden, anschließend gut abtropfen lassen.

● Teig zubereiten: Kürbiskerne, Mandeln und entsteinte und gehackte Datteln so lange mixen, bis alles fein gemahlen ist. Sonnenblumenkerne und Sesam, Kokosraspel, Tahin, Kakao-Nibs und Kakaopulver zugeben und pulsierend mixen, dabei das Wasser zugeben, bis alles gründlich verrührt ist.

● Halbe Vanilleschote längs aufschlitzen und Mark auskratzen. Kakaobutter in einem kleinen Topf bei schwacher Hitze schmelzen. Wenn die Butter schmilzt, Vanilleschote und -mark zugeben. Abkühlen lassen. Cashewkerne, Ahornsirup und Zitronensaft in den Mixer geben. Pulsierend mixen, bis die Nüsse fein gemahlen sind.

● Die Vanilleschote entfernen. Die geschmolzene Kakaobutter mit dem Vanillemark zu der Cashewmasse geben und cremig mixen. Aus dem Mixer nehmen und beiseitestellen. Wenn die Mischung nicht zusammenhält, noch etwas Wasser zugeben und wieder mixen.

● Die Kakaobutter in einem kleinen Topf bei schwacher Hitze schmelzen und anschließend abkühlen lassen. Cashewkerne und Heidelbeeren in den Mixer geben und pulsierend mixen, bis die Nüsse gemahlen und die Heidelbeeren gut damit verbunden sind. Ahornsirup und Limettensaft zugeben und gründlich mixen. Die geschmolzene Kakaobutter zugeben und alles cremig mixen.

● Den Teig gleichmäßig in eine 20-cm-Tarte- oder Springform drücken. Die weiße Schokoladen-Füllung darauf gleichmäßig verteilen. Dabei darauf achten, dass sich die Füllung nicht in den Teig drückt. 10 – 15 Min. einfrieren, bis die Füllung fest ist. Dann die Heidelbeerfüllung darauf verteilen. Wieder einfrieren, bis die Heidelbeerfüllung fest ist. Den Springformrand, falls verwendet, vor dem Servieren entfernen.

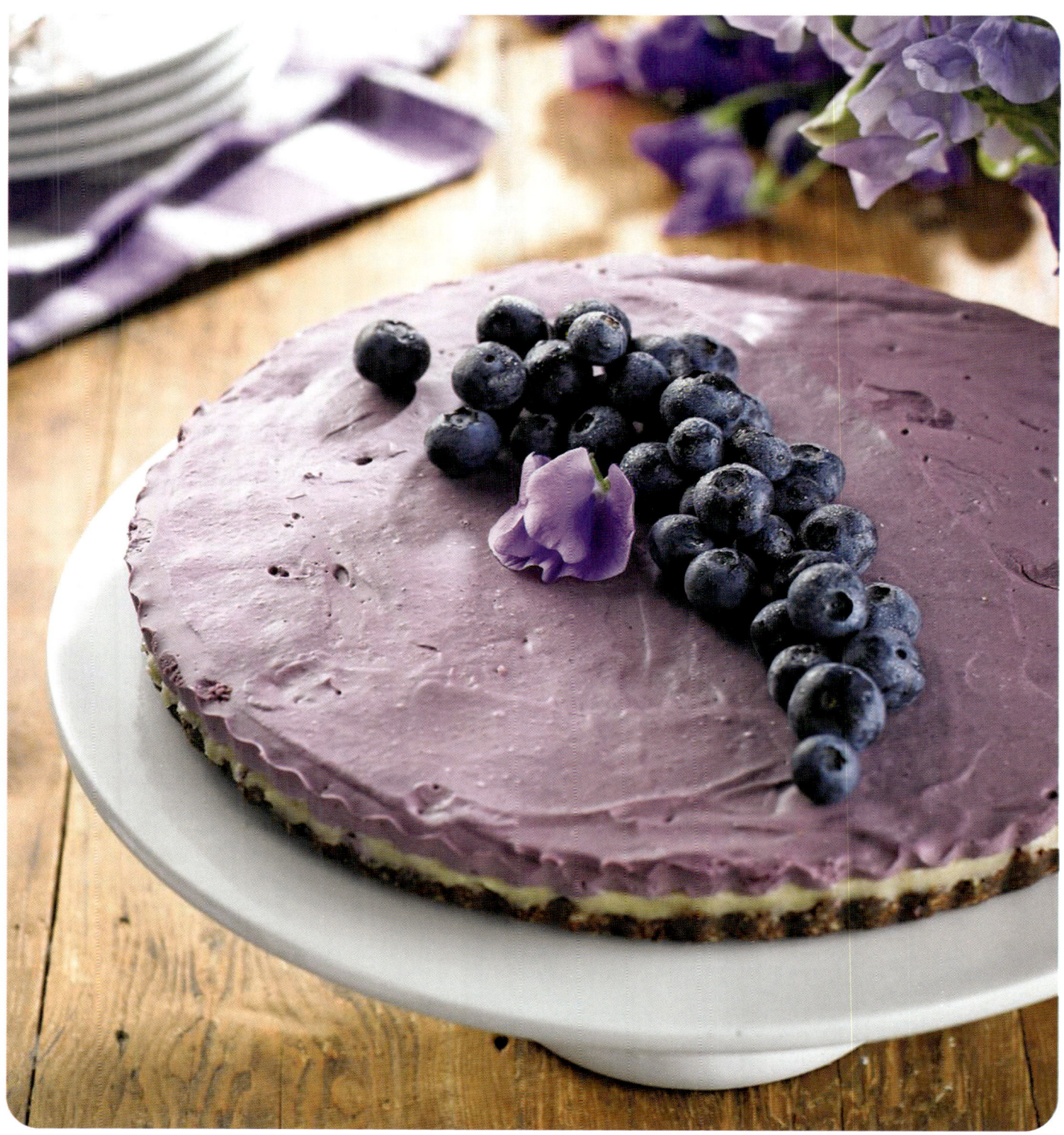

# Schokoladen-Minz-Riegel

Mandeln, Kakao, Kokosnuss, Cashewnüsse, Tahin, Spirulina wow! Was für ein Mix an nährstoffreichen Zutaten in diesem Dessert! Es sieht nicht nur hübsch aus, Ihre Geschmacksknospen und Ihr ganzer Körper werden Ihnen auch danken, dass Sie dieses Dessert zubereitet haben. Durch den hohen Gehalt an gesundem Fett machen schon kleine Mengen satt und zufrieden.

**Für 10 – 12 Riegel • gut vorzubereiten**
⊘ 30 Min.

**Für den Teig:**
- 2 Tassen eingeweichte Mandeln
- 6 Medjool-Datteln
- 1 Tasse rohes Kakaopulver
- ½ Tasse Kokosraspel
- 1 – 2 EL Tahin (möglichst aus ungeschältem Sesam)
- 2 EL Wasser

**Für die Minz-Schoko-Schicht:**
- 1 EL Spirulinapulver (oder Green powder)
- 10 Tropfen Pfefferminzöl
- 2 Tassen Cashewkerne
- ½ Tasse Wasser
- ¼ Tasse Ahornsirup

**Für die Glasur:**
- 100 g Kakaobutter
- 2 Tassen Cashewkerne
- ½ Tasse Ahornsirup
- ¾ Tasse rohes Kakaopulver
- ½ Tasse Wasser
- ¼ TL Tamari-Sojasauce

● Die in Wasser eingeweichten Mandeln abgießen und gut abtropfen lassen. Entsteinte Datteln grob hacken.

● Alle Teigzutaten in die Küchenmaschine geben und gründlich vermischen. Teig gleichmäßig in eine flache, 25 × 35 cm große Kuchenform drücken. 10 – 15 Min. einfrieren, bis der Teig fest ist.

● Alle Zutaten für die Minz-Schoko-Schicht in einem Mixer cremig mixen.

● Kakaobutter in einem kleinen Topf bei schwacher Hitze schmelzen, dann abkühlen lassen. Zusammen mit den restlichen Zutaten für die Glasur im Mixer cremig mixen.

● Die Minz-Schoko-Schicht gleichmäßig auf dem gefrorenen Teig verteilen. Wenn alles glatt gestrichen ist, die Masse im Gefrierfach fest werden lassen.

● Wenn die Minz-Schoko-Schicht fest ist, die Schokoladenglasur darauf verteilen und wieder ins Gefrierfach stellen, bis sich auch die Glasur auf Druck fest anfühlt.

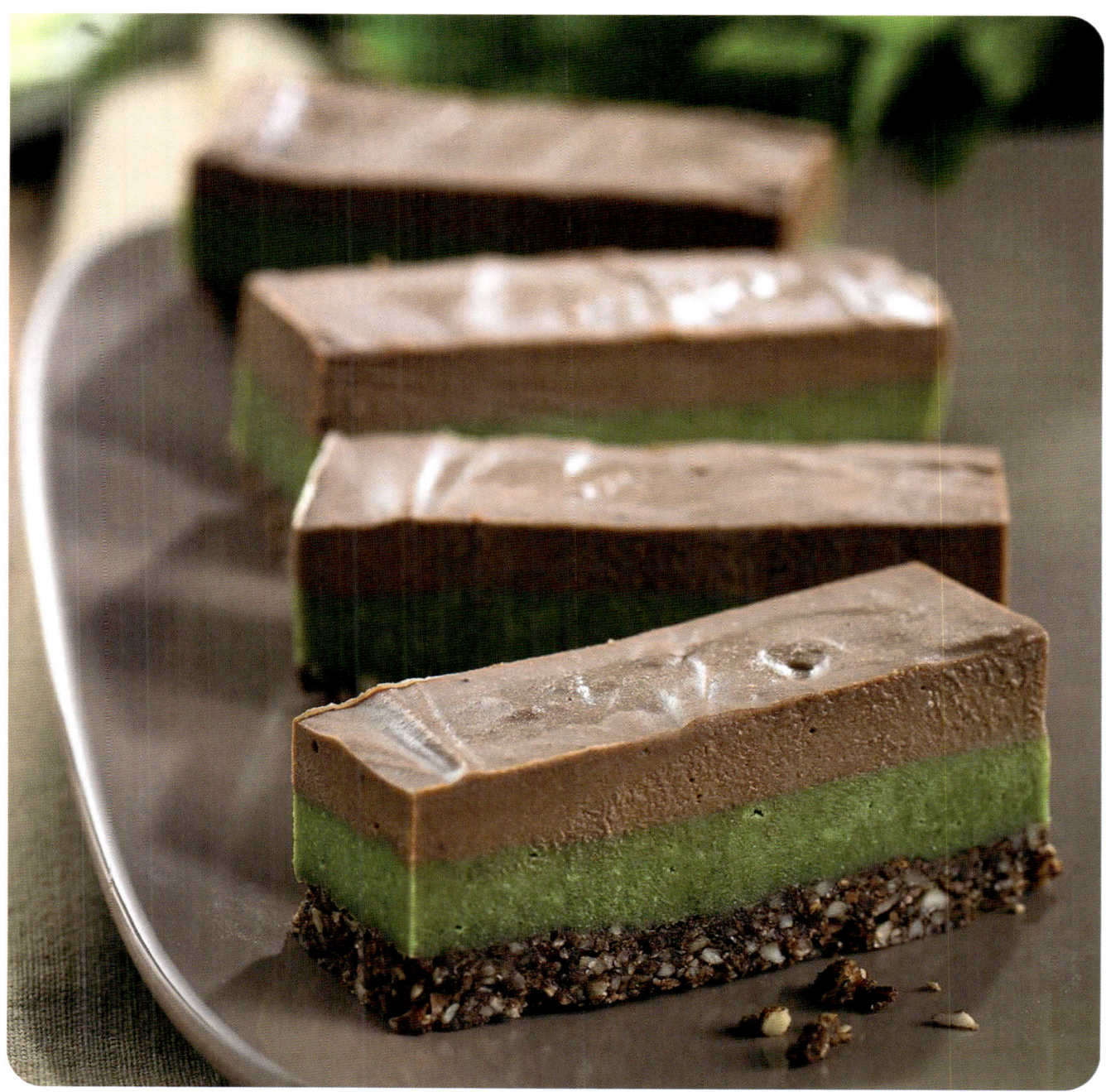

# Erdbeer-Creme-Kuchen

Diese leckere Erdbeerzubereitung ist eine gluten- und milchfreie Alternative zu Erdbeer-Käsekuchen. Ist die Farbe nicht prachtvoll? Frische Erdbeeren haben in der Saison einen hohen Vitamin-C-Gehalt, dazu eine Menge an Nährstoffen, die gut für das Gehirn sind. Wenn Sie allergisch gegen Erdbeeren sind, können Sie stattdessen Heidelbeeren verwenden. In kleinen Stücken servieren und jeden Bissen so richtig genießen.

Für 8 – 10 Personen • gelingt leicht
⏱ 40 Min.

**Für den Teig:**
- abgeriebene Schale von 1 Bio-Limette
- 6 getrocknete Aprikosen
- ¼ Tasse Sonnenblumenkerne
- ¼ Tasse Kürbiskerne
- ¼ Tasse Sesam
- ½ Tasse eingeweichte Mandeln
- ½ Tasse Kokosraspel
- ¼ Tasse Tahin (möglichst aus ungeschältem Sesam)
- ½ EL Wasser

**Für die Erdbeer-Creme:**
- 100 g Kakaobutter
- 2½ Tassen Cashewkerne
- 2½ cm von 1 Vanilleschote
- ½ Tasse Ahornsirup
- Saft von 1 Limette
- 2 Schälchen frische Erdbeeren

● Hinweis: Die Mandeln müssen über Nacht eingeweicht werden, anschließend gut abtropfen lassen.

● Aprikosen hacken. Alle Teigzutaten in die Küchenmaschine geben und zu einer krümeligen Masse mixen. Durch Druck zwischen den Fingern prüfen, ob der Teig zusammenhält.

● Teig gleichmäßig in eine 20-cm-Tarteform drücken.

● Kakaobutter in einem kleinen Topf schmelzen und anschließend abkühlen lassen. Dann zusammen mit Cashewkernen, Vanilleschote, Ahornsirup, Limettensaft und Erdbeeren zu einer cremigen Masse mixen.

● Erdbeermasse auf den Teigboden gießen. Mithilfe eines Pfannenwenders gleichmäßig verteilen.

● Einfrieren, bis sich die Oberfläche auf Druck fest anfühlt.

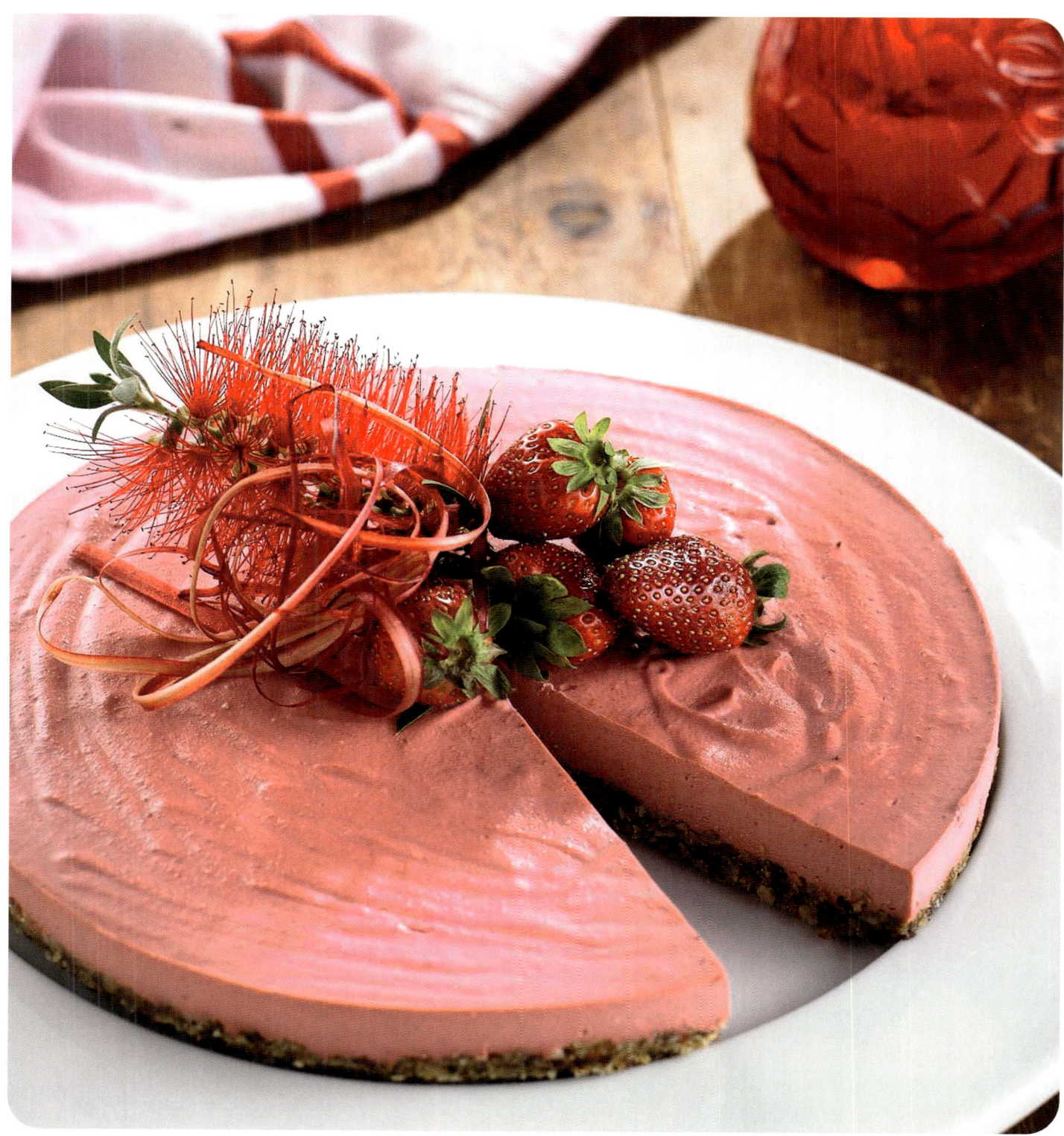

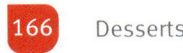 

# Schoko-Orangen-Tarte

Diese nährstoffreiche Tarte hat das Zeug zum Lieblingskuchen. Dass ein Kuchen viele Omega-3-Fettsäuren, Magnesium und Kalzium enthält, hat Seltenheitswert. Genießen Sie ein kleines Stück mit der Gewissheit, Ihrem Körper damit einen großen Gefallen zu tun!

**Für 8 – 10 Personen • braucht etwas mehr Zeit**
⏱ 45 Min.

**Für den Teig:**
- 1 Tasse Walnüsse
- ½ Tasse Kokosraspel
- ¼ Tasse rohes Kakaopulver
- ¼ Tasse Kakao-Nibs

- 5 Medjool-Datteln
- 1 EL Tahin (möglichst aus ungeschältem Sesam)
- ½ EL Wasser

**Für die Schoko-Orangen-Füllung:**
- 100 g Kakaobutter
- 2½ Tassen Cashewkerne
- 2 Bio-Orangen (Schale und Saft)
- ½ Tasse Ahornsirup
- ¾ Tasse rohes Kakaopulver

🔴 Entsteinte Datteln grob hacken.

🔴 Alle Teigzutaten krümelig mixen. Masse gleichmäßig in eine kleine Tarteform (23 cm Durchmesser) oder eine flache Kuchenform (18 × 28 cm) drücken.

🔴 Kakaobutter in einem kleinen Topf schmelzen und anschließend abkühlen lassen. Zusammen mit den restlichen Zutaten für die Füllung in einen kleinen Topf geben und zu einer cremigen Masse mixen.

🔴 Die Schoko-Orangen-Masse auf dem Teig verteilen, mit einem Spatel glatt streichen.

🔴 Einfrieren, bis sich die Oberfläche auf Druck fest anfühlt.

**Tipp** Mit diesem Rezept können Sie auch Schoko-Orangen-Schnitten machen. Drücken Sie den Teig einfach in eine flache rechteckige Kuchenform und verteilen Sie die Schoko-Orangen-Mischung darauf. Dann in längliche Stücke schneiden. Ohne den Teig können Sie aus der Schoko-Orangen-Masse auch Schokolade formen.

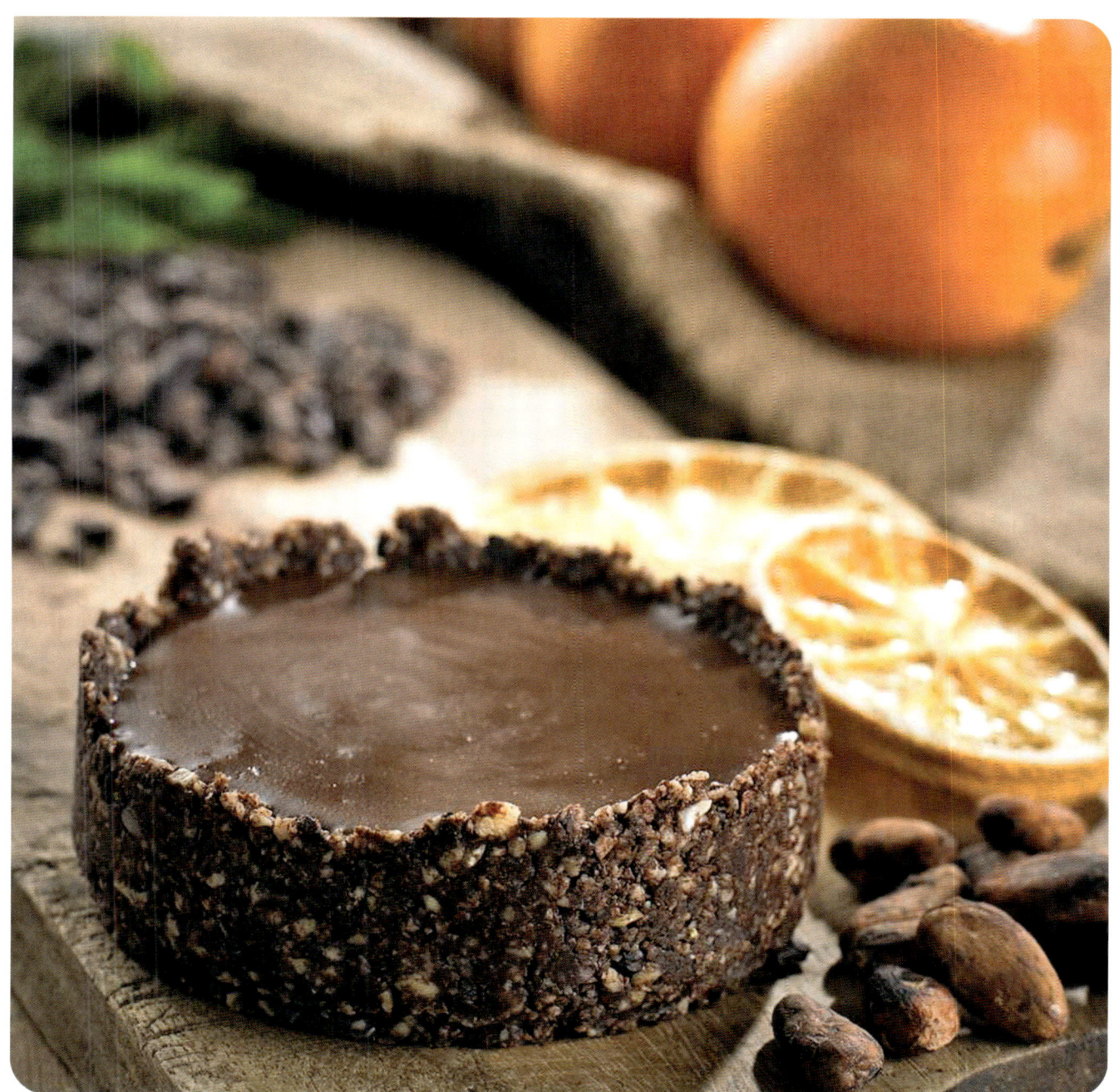

# Speisekammer-Grundausstattung

**Nüsse:**
- Cashewkerne
- Erdnussbutter
- Macadamianüsse
- Mandelmus
- Mandeln
- Paranüsse
- Walnüsse

**Samen:**
- Kürbiskerne
- Leinsamen
- schwarzer Sesam
- Sonnenblumenkerne
- weißer Sesam

**Getreide, Linsen und Hülsenfrüchte:**
- braune Linsen
- grüne Schälerbsen
- Kichererbsen
- Mungbohnen
- Naturreis
- Puy-Linsen
- Quinoa – schwarz, rot und weiß
- rote Linsen
- roter Reis
- Schwarzaugenbohnen
- schwarzer Reis

**Mehl:**
- Amaranthmehl
- Buchweizenmehl
- Dinkelmehl
- Quinoamehl

**Gewürze und Salz (Meersalz oder Himalayasalz):**
- Cayennepfeffer
- Curry
- schwarze Pfefferkörner
- Garam Masala
- Kardamom
- Koriandersamen
- Kreuzkümmelsamen
- Kümmel
- Muskatnuss
- Paprikapulver, edelsüß
- Pfefferminzöl
- Safran
- Selleriesamen
- Senfsamen
- Sternanis
- Vanilleextrakt guter Qualität
- Vanilleschoten
- Zimt

**Süßungsmittel (ohne Konservierungsstoffe):**
- Aprikosen
- Korinthen
- Medjool-Datteln
- Pflaumen
- reiner Ahornsirup
- Sultaninen
- Trockenfrüchte

**Öle/Fette:**
- Avocadoöl
- Bio-Butter
- Kakaobutter
- Kokosöl
- Leinöl
- Macadamiaöl
- natives Olivenöl extra

**Verpacktes:**
- Apfelessig
- Balsamico-Essig
- Dijon-Senf
- Kokosmilch
- Kokosnusscreme
- scharfer Senf
- Tomaten
- Tomatenmark
- Weißweinessig

**Sonstiges:**
- Backpulver (ohne Aluminium)
- Backnatron (ohne Aluminium)
- getrockneter Buchweizen
- Kakao-Nips
- Kokoschips oder -flocken
- Kokosraspel (ohne Konservierungsstoffe)
- rohes Kakaopulver

**Gemüse:**
- Brokkoli
- frischer Ingwer
- frischer Knoblauch
- Grünkohl
- Kartoffeln
- Kürbis
- Mais
- Mangold
- Möhren
- Paprika (alle Farben)
- rote Zwiebeln
- Salatgurken
- Spinat
- Süßkartoffeln
- Zwiebeln

**Frische Kräuter:**
- Basilikum
- Chilischoten
- glatte Petersilie
- Koriander
- Minze
- Thymian
- Zitronengras

**Früchte:**
- Avocados
- Bananen
- Heidelbeeren
- Himbeeren
- Mangos (in der Saison)
- Maracujas
- Tomaten

# Hinweise zur Lagerung

Nahrung aus natürlichen Zutaten besitzt keine Konservierungsstoffe, die sie frisch hält. »Echte« Lebensmittel zersetzen sich, und das sollen sie auch. Hier ein paar Tipps zur Lagerung von Nahrungsmitteln.

**Getränke:** Alle Getränke sollten möglichst am Tag der Zubereitung genossen werden. Nussmilch und Getränke auf Nussmilchbasis halten sich im Kühlschrank zwei bis drei Tage. Wegen des Nährstoffgehaltes sollten Säfte und Smoothies möglichst sofort nach der Zubereitung getrunken werden. Sie verderben aber nicht im Laufe eines Tages und können auch später noch genossen werden.

**Saucen:** Alle Saucen halten sich im Kühlschrank fünf bis sieben Tage, im Tiefkühlfach drei bis vier Monate.

**Rohe Snacks und Desserts** aus frischen Früchten können im Kühlschrank vier bis sechs Tage aufbewahrt oder drei bis vier Monate eingefroren werden.

**Gebackene Snacks und Desserts** sind in einem luftdicht verschlossenen Behälter drei bis vier Tage haltbar, tiefgefroren drei bis vier Monate.

# Glossar

**Ahornsirup:** Als Süßungsmittel guter Ersatz für raffinierten Zucker. Besitzt geringe Mengen an Kalzium, Magnesium und Mangan.

**Amaranthmehl:** Mit seinem hohen Gehalt an der Aminosäure Lysin verleiht der zu Mehl vermahlene glutenfreie Amaranth Backwaren Süße und Saftigkeit.

**Apfelessig** kann statt jedem anderen Essig verwendet werden. Unterstützt die Magensäureproduktion.

**Avocadoöl:** Reines Avocadoöl hat einen hohen Rauchpunkt, kann also hoch erhitzt werden, und ist ein guter Lieferant für einfach ungesättigte Fettsäuren.

**Cashewkerne:** Mit ihrem hohen Anteil an Magnesium und gesunden Fetten sind Cashewkerne eine willkommene Zutat in Saucen und Milchprodukt-Alternativen. Sie verleihen Gerichten eine herrliche Cremigkeit. Für viele Rezepte eignet sich auch Cashew-Bruch, der deutlich günstiger ist.

**Dinkelmehl:** Als alte Getreidesorte ist Dinkel näher an der ursprünglichen Form des Weizens, wie er früher konsumiert wurde. Manche Menschen, die Weizen nicht vertragen, kommen mit Dinkel zurecht. Wegen seines Glutengehalts nicht bei Zöliakie oder Gluten-Unverträglichkeit geeignet.

**Dreifarbige Quinoa:** Rote, schwarze und weiße Quinoa in getrockneter Form. Sieht toll aus und wird gerne in Salaten verwendet. Kann durch einfarbige Quinoa ersetzt werden.

**Essener Brot:** Dieses spezielle Brot hat einen nussig-süßlichen Geschmack. Weil es aus gekeimtem Weizen hergestellt wird, ist es besser verdaulich als solches mit ungekeimtem Weizen und hat dabei einen höheren Nährwert. Es gibt kein einheitliches Herstellungsverfahren, doch meist ist das Brot frei von Hefe, Süßungsmitteln, Mehl, Öl oder Konservierungsstoffen. Im Internet findet man Bestellmöglichkeiten oder Rezepte zum Selberbacken. Wenn Sie kein Essener Brot bekommen, halten Sie nach Broten oder Brötchen Ausschau, die mit lebenden Sprossen gemacht sind, manchmal unter dem Begriff »rohes Brot« oder »Rohkostbrot« erhältlich.

**Galgant** gehört zur Ingwerfamilie und ist in Asia-Läden erhältlich. Mit seinem ausgeprägten Aroma ist er eine wichtige Komponente vieler thailändischer Gerichte.

**Grünkohl:** Als Angehöriger der Brassica-Familie liefert das Blattgemüse krebsschützendes Sulforaphan. Kann statt oder zusammen mit Mangold oder Spinat verwendet werden.

**Hefeflocken:** Der käseartige, nussige Geschmack ergibt sich aus der Kombination von inaktiver Hefe und Vitaminen. Nicht zu verwechseln mit Backhefe!

**Kakaobutter:** Das Fett der Kakaobohne sorgt für das schmelzende Mundgefühl. Veganer Fettlieferant.

**Kakao-Nibs:** Gute Quelle für Mineralstoffe wie Magnesium und Eisen sowie für Antioxidanzien. Kakao-Nibs sind geröstete, geschälte und gebrochene Kakaobohnen, sie verleihen Gebackenem Struktur.

**Kelp-Nudeln:** Hergestellt aus der Braunalge Kelp (Seetang), sind diese Nudeln gluten- und milchfrei und dabei eine gute Jodquelle. Aufgrund der hohen Nährstoffdichte gute Alternative zu herkömmlichen Nudeln. Zählt zu den Rohkost-Lebensmitteln.

**Kichererbsen:** Diese Hülsenfrucht muss vor dem Kochen in Wasser eingeweicht werden. Gute Quelle für Protein und Ballaststoffe. Dient als Basis für Hummus, ist aber auch eine nährstoffreiche Beilage zu vielen Gerichten und Salaten.

**Kokosnuss:** Man unterscheidet junge, grüne und reife, braune Kokosnüsse. Die junge Kokosnuss wird früher geerntet, sie wird auch Trink-Kokosnuss genannt. Sie enthält ca. 250 – 450 ml schmackhaftes Kokoswasser. Das Fruchtfleisch ist im Gegensatz zur reifen Kokosnuss weich und dünn. Junge Kokosnüsse erhält man im Asia-Markt oder im Internet-Handel. Reines Kokoswasser findet man fertig abgepackt in jedem gut sortierten Supermarkt oder Bio-Laden. Das kalorienarme klare Kokoswasser ist nicht zu verwechseln mit der fettreichen milchig-weißen Kokosmilch, die aus dem Fruchtfleisch reifer Kokosnüsse hergestellt wird.

**Kokosöl** ist reich an kurz- und mittelkettigen Fettsäuren, darunter Laurinsäure, die auch in der Muttermilch vorhanden ist. Das native Bio-Kokosöl hat ein mildes Kokosaroma, das bei Gebackenem durchschmeckt. Bei Zimmertemperatur ist es fest, es ist beim Kochen sehr hitzebeständig und hat eine lange Haltbarkeit. Auch als Feuchtigkeitspflege für die Haut geeignet.

**Leinöl:** Gute Quelle für entzündungshemmende Omega-3-Fettsäuren, damit besonders für Veganer und Vegetarier relevant. Leinöl nicht erhitzen. Über Salate oder Gemüse träufeln oder aber in Smoothies rühren. Wählen Sie eine gute Marke und brauchen Sie die Flasche innerhalb von sechs Wochen auf. Das Öl oxidiert sehr schnell (es wird ranzig) und sollte möglichst zusammen mit einer Vitamin-C- oder -E-Quelle konsumiert werden.

**Mandelmus:** Aus ganzen rohen Mandeln hergestellt, die mit oder ohne Salz zu einer Paste fein vermahlen wurden. Wird u. a. für den nussigen Geschmack in unserer Satay-Sauce verwendet.

**Meersalz** stammt aus dem Meer und ist weniger stark raffiniert als Tafelsalz. Es hat einen hohen Gehalt an Spurenelementen und ist frei von jeglichen Chemikalien. Viele Produkte sind mit Jod angereichert.

**Naturreis** ist ein glutenfreies Vollkornprodukt. Der unpolierte Naturreis hat einen höheren Gehalt an Mineralstoffen und Protein sowie mehr Aroma als weißer Reis.

**Macadamiaöl:** Mit seinem hohen Rauchpunkt ist es sowohl zum Braten als auch für rohe Zubereitungen geeignet. Es ist mild-nussig im Geschmack und ein guter Lieferant für einfach ungesättigte Fettsäuren.

**Medjool-Datteln** verleihen vieler unserer Rezepte Süße und Saftigkeit. Sie haben einen hohen Gehalt an

Ballaststoffen und Kalium und sind eine gute Eisenquelle. Häufig bei frischem Obst und Gemüse in Supermärkten und Bioläden zu finden.

**Mungbohnen:** Wir verwenden sie statt Linsen in unserem Dal, auch gekeimt für Salate geeignet.

**Quinoa:** Die kleinen Samen werden aufgrund der ähnlichen Zusammensetzung oft zum Getreide gezählt. Quinoa hat einen mild-nussigen Geschmack und ist glutenfrei. Es ist eins der wenigen pflanzlichen Lebensmittel, das alle essentiellen Aminosäuren enthält.

**Rohes Kakaopulver:** Schokolade in ihrer unverarbeitetsten Form. Enthält damit noch alle Nährstoffe, die durch den konventionellen Herstellungsprozess verloren gehen. Mit seinem hohen Tryptophangehalt kann es für gute Laune sorgen. Wenn Sie kein rohes Kakaopulver bekommen, können Sie es durch ein herkömmliches reines Kakaopulver von guter Qualität ersetzen.

**Rote Linsen:** Gute Protein- und Ballaststoffquelle, für Suppen und Dals verwendet.

**Sprossen:** Samen und Körner können in gekeimter Form mit ihrem hohen Gehalt an Enzymen, Vitaminen und Mineralstoffen Snacks, Salate oder andere Mahlzeiten bereichern.

**Tahin** ist ein aus Sesam hergestelltes Mus. Mit seinem markanten Sesamaroma ist es eine tolle Bereicherung für Dressings, Gebäck und andere Gerichte. Es enthält viel Kalzium.

**Tamari-Sojasauce:** Traditionell hergestellte Sojasauce. Die meisten Produkte sind frei von Weizen, doch achten Sie auf die Deklarierung auf dem Etikett.

**Tamarindenpaste:** Süßsaurer Geschmack, erhältlich in Asia-Läden und Reformhäusern. Das ausgeprägte Aroma der Tamarinde nutzen wir in unserer Pad-Thai-Sauce.

**Udo's Öl:** Diese Öle, nach Dr. Udo Erasmus benannt, sind besonders reich an Omega-3-Fettsäuren und werden aus pflanzlichen Rohstoffen hergestellt. Erhältlich im Internet-Handel. Nähere Informationen u. a. auf folgenden Homepages: www.zentrum-der-gesundheit.de/omega-3-oel.html, www.omega3-oel.de, www.feine-algen.de

**Zitronengras:** Sein dezentes Zitrusaroma wird stärker durch das Anquetschen vor der Verwendung. Ihm wird eine fungizide Wirkung zugesprochen.

# Danksagung

Dieses Kochbuch ist als echtes Team-Projekt entstanden. Zuallererst mit der unglaublich talentierten und leidenschaftlichen Chefköchin Cynthia Louise. Zusammen entwickelten wir die Ernährungsempfehlungen und Gerichte nach Dr. Libbys Stoffwechsel-Prinzip. Essen, das nicht nur aus unverarbeiteten, natürlichen Lebensmitteln hergestellt wird, sondern auch einfach in der Zubereitung ist und dabei der ganzen Familie schmeckt. Danke für die Mengenangaben in Tassen (!), sodass wir aus deinen Kreationen Rezepte entwickeln konnten, mehr aber noch für die Liebe und Sorgfalt, die deine Mahlzeiten ausstrahlen.

Großen Dank an Nicole Rayment, unsere großartige Projektmanagerin, für deine akribische Aufmerksamkeit für die Details und ganz besonders den Zeitplan. Danke, Nic. Dank an Gavin Johns für die hervorragenden Fotos und deinen Humor, auch an das Team des Red Rocket Studios, Sydney, für die Nutzung eurer herrlichen Räumlichkeiten. An Sven Lowe für dein außergewöhnliches Talent und dein kreatives Gespür.

An Kate. Eine von Herzen kommende Dankbarkeit deinem Engagement und deiner Begeisterung dem Projekt gegenüber. Danke dafür, dass du die Rezepte nicht nur erfasst, sondern auch ihr Wesen erkannt hast. Danke auch für deine Ernährungskenntnisse, für das Testen aller Rezepte und deine Leidenschaft für Dr. Libbys Stoffwechsel-Kost. Danke an Imogen für deine Hilfe bei der Verbreitung unserer Botschaft und an Jenny, die die Power einer herausragenden Ernährungsweise durch individuelle Beratung verbreitet und durch ihre große Hilfsbereitschaft.

Danke an Joan McKenzie für Rat und Anleitung. An Stasia ein großes Dankeschön für dein Layout, dein gestalterisches Können und deine entspannte Arbeitsweise. Danke an Phil und das Team beim Image Centre für eure Kenntnisse und euren Rat aus der Welt des Buchdrucks.

Großen Dank an Brent und Wendy für euren Beitrag im letzten Manuskriptstadium, an Garry Kewish für stetigen Einblick und Unterstützung.

An meine liebe Mama und meinen lieben Papa. Danke dafür, wie ihr mich großgezogen habt und für eure bedingungslose Liebe. Mum, danke, dass du die freundlichste Lady auf diesem Planeten bist, und dafür, mir so viel über gute Ernährung beigebracht zu haben. Dad, danke dafür, dass ich im Hinterhof Hühner halten und Petersilie anbauen durfte.

An alle Landwirte für ihre harte Arbeit und Sorgfalt beim Anbau von Bio-Produkten. An die unabhängigen Produzenten, die so motiviert sind, natürliche Lebensmittel in bester Qualität zu liefern. Meine Hoffnung ist, dass mehr Menschen euch unterstützen werden und die Erzeuger damit ermutigen, genau darüber nachzudenken, womit sie ihre Produkte herstellen.

Und nun, ganz wichtig, meinem liebsten Chris. Ohne dich hätte das ganze Projekt nie entstehen können. Mein tiefster Dank an deinen unerschütterlichen Glauben und deine Beratung und dafür, uns Mädels daran erinnert zu haben, was »echte« Menschen von einem Rezept erwarten, und deine Versicherung, dass die Kartoffelpuffer wirklich durch sind. You rock my world!

*Dr. Libby Weaver*

# Mehr über die Autorinnen

**Dr. Libby Weaver** studierte Ernährungswissenschaften und Biochemie. Sie gehört in Australien zu den führenden Ernährungsspezialisten, Autoren und Referenten. Mit ihrer außergewöhnlichen Fähigkeit, sich in alle Altersgruppen und sozialen Schichten einzufühlen, ist Dr. Libby eine dynamische und sehr erfahrene Moderatorin, die neun Menschen in einem Sitzungsraum ebenso unterrichten kann wie neuntausend gemeinsam mit dem US-amerikanischen Dr. Oz auf einer Bühne.

Ihre Bücher »Accidentally Overweight« (im Deutschen »Stoffwechsel-Geheimnis«), »Rushing Woman's Syndrome«, »Real Food Chef«, »Beauty from the Inside Out«, »Real Food Kitchen«, »The Calorie Fallacy« und »Sweet Food Story« führten bereits siebenmal die Bestsellerlisten an.

Durch ihre biochemische Ausbildung und ihre Fähigkeit, selbst die kompliziertesten Vorgänge für den Laien verständlich aufzubereiten, sind ihre Gesundheitsbotschaften weltweit von Bedeutung. Mit ihrem ganzheitlichen Ansatz und ihrer einmaligen Schulungsweise genießt sie bei ihrem Publikum rund um den Globus große Anerkennung.

Gewappnet mit einem tief greifenden Wissen, mit wissenschaftlichen Rechercheergebnissen und dem echten Wunsch, Menschen wieder mit ihrem eigenen fantastischen Selbst in Kontakt zu bringen, gelingt es Dr. Libby, Menschen davon zu überzeugen, Verantwortung für ihre Gesundheit und ihr eigenes Glück zu übernehmen. Ihr Wissen und Ihre Ernährungsphilosophie erwachen in ihren Sach- und Kochbüchern zum Leben.

**Cynthia Louise** schloss ihre Kochausbildung in einem der führenden Gesundheitszentren im Hinterland der australischen Goldküste ab. Sie legt ihren Fokus auf echte, vollwertige Lebensmittel, wie sie von der Natur geschaffen sind, um sie zu Mahlzeiten zu verarbeiten, die jedem schmecken. Ihre Berufung fand sie in der individuellen Beratung und nun hilft sie Menschen dabei, einfache Gerichte für die ganze Familie zu entwickeln.

An Dr. Libbys Seite arbeitet sie schon seit einigen Jahren und teilt mit ihr den Wunsch, zu lehren und zu inspirieren sowie Menschen zu unterstützen, die mit Nahrungsmitteleinschränkungen leben müssen, ob wegen eines Krebsleidens oder einer Allergie. Ihre Leidenschaft ist es, Menschen bei der Entwicklung stressfreier, einfacher Gerichte zu helfen, die nicht nur köstlich schmecken, sondern auch den gesamten Körper versorgen.

Als Chefköchin führte sie ein veganes Vollwert-Restaurant mit einer Küche frei von Gluten, Koffein und raffiniertem Zucker. Hier begann sie auch mit dem Unterrichten, leitete Kochkurse, beriet Restaurants und bot Coachings an für Einzelpersonen, die Unterstützung bei ihrer Ernährungsumstellung benötigten. Sie reiste als spezialisierte Gesundheitsköchin um die Welt und nutzte diese Reisen dafür, von den dortigen Küchen zu lernen. Heute lebt Cynthia Louise auf Bali. Ihre leckeren Gerichte machen es einem leicht, die optimale Gesundheit zu erreichen. Ihre Mission ist es, das Feuer der Leidenschaft wie auch die Geschmacksknospen anzufachen und den Menschen die Zubereitung vollwertiger Mahlzeiten nahezubringen.

## Rezeptverzeichnis

**Bibliografische Information der Deutschen Nationalbibliothek**
Die Deutsche Nationalbibliothek verzeichnet diese Publikation in der Deutschen Nationalbibliografie; detaillierte bibliografische Daten sind im Internet über http://dnb.d-nb.de abrufbar.

Programmplanung: Uta Spieldiener

Redaktion: Isabel Lück, Bayreuth
Bildredaktion: Isabel Lück, Bayreuth

Übersetzung aus dem Englischen:
Bettina Snowdon

Umschlaggestaltung und Layout:
CYCLUS Visuelle Kommunikation, Stuttgart

Coverfoto: Stockfood (Hintergrund) und Anke Schütz, Buxtehude (Foto)
Fotos im Innenteil: Alle Rezeptbilder: Gavin Johns, Sydney; Stockfood/Harry Bischof: S. 4/5; Anke Schütz, Buxtehude: S. 10/11, 28/29. Hintergrundbilder: 32, 40, 48, 53, 58, 73, 90, 102, 117, 134, 141, 150; Shutterstock: S. 16, 30/31, 46/47, 56/57, 88/89, 100/101, 132/133, 148/149

Die neuseeländische Originalausgabe erschien 2012 unter dem Titel »Dr. Libby's Real Food Chef« bei Little Green Frog Publishing Ltd.
© 2012 by Dr. Libby Weaver

1. Auflage 2016

© 2016 TRIAS Verlag in
Georg Thieme Verlag KG
Rüdigerstraße 14, 70469 Stuttgart
www.trias-verlag.de

Printed in Germany

Satz und Repro: Ziegler und Müller, Kirchentellinsfurt
gesetzt in: APP/3B2, Version 9.1 Unicode
Druck: AZ Druck und Datentechnik GmbH, Kempten

Gedruckt auf chlorfrei gebleichtem Papier

ISBN 978-3-432-10018-0

Auch erhältlich als E-Book:
eISBN (ePUB) 978-3-432-10016-6
eISBN (PDF)  978-3-432-10017-3

1  2  3  4  5  6

Liebe Leserin, lieber Leser,

hat Ihnen dieses Buch weitergeholfen? Für Anregungen, Kritik, aber auch für Lob sind wir offen. So können wir in Zukunft noch besser auf Ihre Wünsche eingehen.

Schreiben Sie uns, denn Ihre Meinung zählt!

Ihr TRIAS Verlag

E-Mail-Leserservice:
kundenservice@trias-verlag.de

Adresse:
Lektorat TRIAS Verlag
Postfach 30 05 04
70445 Stuttgart
Fax: 0711-89 31-748

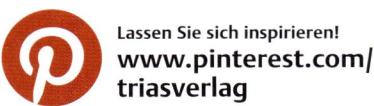
Lassen Sie sich inspirieren!
www.pinterest.com/triasverlag

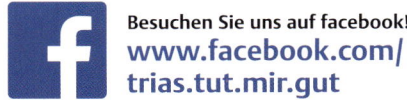
Besuchen Sie uns auf facebook!
www.facebook.com/trias.tut.mir.gut